口腔细胞实验操作技术

U0251695

主　编：郭维华　李中瀚

副主编：周陈晨　谢　静

编　委：（按音序排名，不分先后）

陈国庆（电子科技大学医学院）

陈　杰（四川大学华西口腔医学院）

高林波（四川大学华西临床医学院）

盖　阔（四川大学华西口腔医学院）

郭维华（四川大学华西口腔医学院）

黄一冰（四川大学华西口腔医学院）

胡　红（四川大学生命科学学院）

李中瀚（四川大学生命科学学院）

李　敬（口腔疾病研究国家重点实验室）

谢　静（口腔疾病研究国家重点实验室）

熊静远（四川大学华西公共卫生学院）

周蓉卉（口腔疾病研究国家重点实验室）

周陈晨（四川大学华西口腔医学院）

张　壮（四川大学华西口腔医学院）

张　陶（口腔疾病研究国家重点实验室）

四川大学出版社
SICHUAN UNIVERSITY PRESS

项目策划：曾益峰
责任编辑：许　奕
责任校对：周　艳
封面设计：胜翔设计
责任印制：王　炜

图书在版编目（CIP）数据

口腔细胞实验操作技术 / 郭维华，李中瀚主编．—
成都：四川大学出版社，2021.3
ISBN 978-7-5690-4505-5

Ⅰ．①口… Ⅱ．①郭… ②李… Ⅲ．①口腔科学—细
胞学—实验 Ⅳ．① R780.2-33

中国版本图书馆 CIP 数据核字（2021）第 012576 号

书名　口腔细胞实验操作技术
KOUQIANG XIBAO SHIYAN CAOZUO JISHU

主　　编	郭维华　李中瀚
出　　版	四川大学出版社
地　　址	成都市一环路南一段 24 号（610065）
发　　行	四川大学出版社
书　　号	ISBN 978-7-5690-4505-5
印前制作	四川胜翔数码印务设计有限公司
印　　刷	郫县犀浦印刷厂
成品尺寸	185mm×260mm
插　　页	6
印　　张	14.75
字　　数	379 千字
版　　次	2021 年 6 月第 1 版
印　　次	2021 年 6 月第 1 次印刷
定　　价	76.00 元

版权所有 ◈ 侵权必究

四川大学出版社
微信公众号

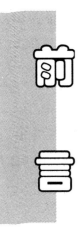

前言

本书是为口腔医学研究学者和口腔医学专业研究生量身打造的口腔细胞实验操作指南，旨在突出实用性，为口腔医学基础研究中的细胞操作提供全面的、详细的、易于操作的实验指导。

本书涵盖了口腔细胞实验操作的整个流程。在细胞实验前的准备中，本书从零起步，介绍了实验室细胞操作间建设和细胞培养涉及的基本材料，以及细胞培养中的各种操作规范。在第三章中，系统介绍了常规细胞培养方法，阐述了细胞的冻存与复苏、细胞传代、细胞种板、细胞计数和细胞常规培养方法等。后面进一步从不同角度覆盖了细胞组分分离鉴定（第四章）、细胞形态学检测（第五章）、细胞生物学行为检测（第六章）、细胞分子生物学分析（第七章），以及口腔细胞培养鉴定（第八章）。在第八章里，我们还详细介绍了口腔细胞生物学研究所涉及的牙源或与口腔组织密切相关的非牙源多种细胞的培养方法。最后三章分别从口腔细胞共培养技术、口腔细胞注射技术和口腔细胞 3D 打印技术三方面，阐述了口腔细胞生物学研究的前沿技术。

本书编委均来自一直活跃在口腔研究领域的资深专家团队，准确把握细胞学研究的前沿，精于细胞实验的具体实践。本书编委力争用体系完备、质量过硬、直击前沿的定位思路，以统一并规范口腔专业研究者的实验操作为目标，为口腔医学的细胞基础研究奠定坚实的实验操作指导基础，希望推动国内乃至国际口腔基础医学的发展。

郭维华

2020 年 12 月

目　录

第一章　细胞操作间的建设和配置

细胞生物学研究在生命科学、基础医学等领域的研究中占有重要地位。细胞操作间的建设要求保证无菌环境，适当的温度、湿度以及合理的功能分区，保证细胞培养操作的无污染，并同时为操作人员安全提供必要的保护。

细胞操作间的建设必须遵循功能分区、人流物流分离的基本原则。物流通常采用传递窗的形式。需要注意的是，洁净物品和培养废弃物或污物也需分离。按功能，细胞操作间通常可以分成无菌操作区、细胞培养区、配液区、清洗区和消毒灭菌区以及储藏区。

第一节　细胞操作间分区

一、无菌操作区

无菌操作区仅用于对细胞的直接操作或处理及其他相关的无菌操作，设计和建设时需保证与其他区域隔离。无菌操作区通常包括更衣室、缓冲间、无菌操作间三个部分。

更衣室：用于更换隔离服、鞋子及穿戴帽子和口罩，必要时可增加设计一更、二更以及退更。

缓冲间：位于更衣间与操作间之间的区域，以保证操作间的无菌环境。缓冲间可放置某些必需的小型仪器。

无菌操作间：专用于无菌操作、细胞培养。其大小要适当，室内空气灭菌通常以紫外线灭菌为主，为保证紫外线的有效灭菌效果，其层高通常不宜超过 2.5 米；也可在出风口加装臭氧生成器；为保证操作人员安全，紫外线消毒或臭氧消毒后应至少保证通风半小时。墙壁材料采用表面光滑的防火材料，以利于清洁和消毒，室内墙角全部为弧形结构。无菌操作间的设备包括生物安全柜或超净工作台、倒置显微镜（可根据需要选配荧光倒置显微镜）、离心机、金属浴、移液枪（可根据需要选配电动移液枪）等。

无菌操作区需安装空气净化设备，其中无菌操作间通常需要 C 级及以上的洁净标准，局部细胞操作的生物安全柜或超净工作台则需达到 A 级洁净标准。各级洁净级别的悬浮粒子技术参数见表 1-1。各级洁净级别的微生物技术参数表 1-2。

表 1-1 各级洁净级别的悬浮粒子技术参数

洁净度级别	悬浮粒子最大允许数/m^3			
	静态		动态	
	$\geq 0.5\mu m$	$\geq 5.0\mu m$	$\geq 0.5\mu m$	$\geq 5.0\mu m$
A 级	3520	20	3520	20
B 级	3520	29	352000	2900
C 级	352000	2900	3520000	29000
D 级	3520000	29000	不做规定	不做规定

表 1-2 各级洁净级别的微生物技术参数

洁净度级别	浮游菌 (cfu/m^3)	沉降菌（$\phi 90mm$）(cfu/4 小时)	表面微生物	
			接触（$\phi 55mm$）(cfu/碟)	五指手套 (cfu/手套)
A 级	<1	<1	<1	<1
B 级	10	5	5	5
C 级	100	50	25	—
D 级	200	100	50	—

无菌操作间、生物安全柜或超净工作台应定期请检测机构检查其洁净度。根据实际情况定期检查，及时维护过滤设备，并在必要时对设备进行更新。

二、细胞培养区

细胞培养区相对于无菌操作区，其洁净程度的要求可相对降低，但仍需清洁无尘，通常可以和无菌操作区的缓冲间合并，或单独规划设计，但不应离无菌操作区过远。细胞培养区的设备主要包括细胞培养箱、CO_2 气瓶（也可根据实验室实际情况设计气瓶室集中供气，通过 CO_2 管道输送 CO_2 气体到细胞培养区）。

三、配液区

配液区通常用来配置细胞培养相关的缓冲液等。配液后通常以高压灭菌或者超滤灭菌。

四、清洗区和消毒灭菌区

清洗区和消毒灭菌区应与其他区域分开，主要进行所有细胞培养器皿的清洗、准备、消毒以及细胞培养污物等的灭菌工作。通常按需要配置超声波清洗器、干燥箱、湿热高压灭菌锅等。

五、储藏区

储藏区主要用于存放各类冰箱、程序冻存仪、干燥箱、液氮罐、无菌培养液、培养瓶等。储藏区也需要清洁无尘。通常按需要配置超净工作台、搅拌器等。

第二节　细胞操作间常用设备的功能及管理规范

一、生物安全柜

生物安全柜分为三个级别。一级生物安全柜可为实验室人员和环境提供显著水平的保护，但不能保护样品或培养物，其设计和气流特性与化学通风柜类似，与之不同之处在于一级生物安全柜在其排气口通常安装有高效空气过滤器 [HEPA（High Efficiency Particulate Air Filter）过滤器]，其可将外排气流过滤进而防止微生物气溶胶扩散造成污染。由于一级生物安全柜不能保护柜内样品，目前已较少使用。二级生物安全柜用于涉及 BSL-1、BSL-2 和 BSL-3 材料的工作（Biosafety Level，BSL），提供细胞培养实验所必需的无菌环境。如灵长类衍生的培养物、病毒感染的培养物、放射性同位素、致癌或有毒试剂应使用二级生物安全柜。二级生物安全柜是目前应用最为广泛的生物安全柜。按照《中华人民共和国医药行业标准：生物安全柜》（YY 0569—2005）的规定，二级生物安全柜依照入口气流风速、排气方式和循环方式可分为 4 型：A1 型、A2 型、B1 型、B2 型。所有的二级生物安全柜都可提供对工作人员、环境和样品的保护。A1 型生物安全柜前窗气流速度最小量或测量平均值应至少为 0.38m/s，70％的气体通过 HEPA 过滤器再循环至工作区，30％的气体通过排气口过滤排出；A2 型生物安全柜前窗气流速度最小量或测量平均值应至少为 0.5m/s，70％的气体通过 HEPA 过滤器再循环至工作区，30％的气体通过排气口过滤排出；二级 B 型生物安全柜均为连接排气系统的生物安全柜。连接生物安全柜排气导管的风机连接紧急供应电源，目的是在断电时仍可保持生物安全柜内负压，以免危险气体泄漏。其前窗气流速度最小量或测量平均值应至少为 0.5m/s。B1 型生物安全柜 70％的气体通过排气口 HEPA 过滤器排出，30％的气体通过供气口 HEPA 过滤器再循环至工作区；B2 型生物安全柜为 100％全排型生物安全柜，无内部循环气流，可同时提供生物性和化学性的安全控制，可以操作挥发性化学品和挥发性核放射物作为添加剂的微生物实验。三级生物安全柜是气密的，为人员和环境提供了最高水平的保护。涉及已知人类病原体和其他 BSL-4 材料的工作需要三级生物安全柜。层流罩通过在工作区域保持恒定单向的 HEPA 过滤器过滤空气流，保护工作环境免受灰尘和其他空气污染物的影响。根据空气流动方向，三级生物安全柜可以分为两种。①水平流罩：平行于工作台表面吹动。根据其设计，如果空气流向使用者，则可以保护培养物；如果通过内部负压从机柜前部吸入空气，则可以保护使用者。②垂直流罩：从机柜顶部吹到工作台表面上，为使用者和细胞培养提供了重要保护。生物安全柜是进行无菌操作的平台，是一个循环的系统，应减少里面不必要物品的堆放。

二、细胞培养箱

细胞培养需要严格控制的生长环境。使用专业培养箱以可控且稳定的方式提供适宜的生长条件，温度设置为 37℃，CO_2 浓度为 5％，水盘里的水可以保持培养箱的湿度。

虽然紫外线辐照水盘降低了细菌和真菌生长的风险，但是定期换水和清理培养箱是十分必要的。

三、离心机

离心机用于去除细胞悬液中的上清液等。使用离心机的时候要注意配平。必须有具备资质的技术工程师对设备进行定期检查，以确认离心机处于良好工作状态。

四、冰箱

具备保持 4℃ 与 −20℃ 功能的冰箱用于盛放培养细胞的试剂、培养基等。具备保持 −80℃ 功能的冰箱可以用于细胞等的暂时储存。必须要保持冰箱清洁。

五、金属浴

金属浴用于预热培养基，以及在复苏细胞时使用。

六、倒置显微镜

倒置显微镜用于观察细胞的状态。根据需要可配备荧光倒置显微镜等。

七、真空泵

真空泵用于储存一段时间内的废液。废液缸里应倒入 NaClO，避免细菌繁殖。废液需统一处理。

八、液氮罐

液氮罐用于长期保存细胞。使用时应避免长时间与液氮接触，以免冻伤。

以上内容为细胞操作间的建设和配置的基本内容，在实际建设过程中，需要根据实际需求调整，如预算经费、实验室空间、细胞培养的规模、参与实验的人数等。若涉及不同类型的细胞，则需设计多个细胞操作间，以确保不同类型细胞之间不会交叉污染；若涉及病毒的操作，则需单独设计和建设病毒操作间；若涉及细胞的分子生物学实验，则需建设配套的分子生物学实验室等。

参考资料:

[1] MANEESHA S INAMDAR, LYN HEALY, ABHISHEK SINHA, et al. Global solutions to the challenges of setting up and managing a stem cell laboratory [J]. Stem Cell Reviews and Reports, 2012, 8 (3): 830−843.

[2] JULIO E CELIS. Cell Biology [M]. 3rd ed. New York: Academic Press, 2006.

[3] 苟俊. 高等医学院校大型细胞培养室的建设与管理 [J]. 局解手术学杂志, 2004, 1 (3): 49−50.

[4] 刘水平, 罗志勇. 细胞培养室空气消毒效果的检测 [J]. 生物医学工程研究, 2006, 25: 53−55.

[5] 陈功星，王世贵. 普通细胞培养室的建设与管理 [J]. 实验室研究与探索，2011，30 (11)：152－154.

（李中瀚　陈国庆）

第二章　细胞实验前准备

细胞培养指将细胞从自然环境中移出，在合适的条件下进行体外培养。进行细胞培养要求实验者在培养细胞前需要做好相应的准备。本章通过介绍细胞培养材料和细胞培养规范，帮助实验者了解细胞实验前的准备工作。

第一节　细胞培养材料

细胞培养材料主要包括细胞培养器材和培养基。在进行细胞培养前可通过 https://www.atcc.org 网站查找该细胞的培养条件，如该细胞所用的培养基配方、细胞传代的时间和细胞冻存液配方。不论是细胞培养器材还是培养基，都要求是无菌的。细胞培养器材的无菌处理方式通常是高压蒸汽灭菌，而培养基通常使用过滤和添加抗生素的方式。

一、细胞培养器材

（一）移液器械与耗材

移液枪：移液枪的量程包括 $100\sim1000\mu L$、$20\sim200\mu L$、$1\sim20\mu L$、$1\sim10\mu L$ 和 $0.1\sim2.0\mu L$，用于转移微量液体。

电动助吸器：用于转移大量液体。

枪头：$1mL$、$200\mu L$、$10\mu L$ 等。

移液管：$5mL$、$10mL$、$25mL$ 等。

（二）离心器材

锥形离心管：$15mL$、$50mL$。

Eppendorf 离心管（EP 管）：$1.5mL$、$2mL$。

（三）细胞培养耗材

细胞培养板：6 孔板、24 孔板、96 孔板等。

细胞培养皿：$35mm$、$60mm$、$100mm$ 等。

注：聚丙乙烯培养板表面必须进行亲水改性处理，玻璃器皿则不需要。

（四）无菌过滤耗材

500mL 滤瓶及滤杯：用于过滤大体积液体。

针筒过滤器：孔径为 $0.22\mu m$、$0.45\mu m$。

一次性注射器：10mL、20mL、50mL。

二、培养基

细胞生长需要特定的环境，其基本环境要求适当的温度、细胞附着基质、生长培养基以及适宜的 pH 值和渗透压。其中最重要和最关键的是选择合适的培养基进行体外培养。典型的培养基包含氨基酸、维生素、无机盐、葡萄糖和血清等。除了提供营养物质，培养基也有助于维持 pH 值和渗透压。

培养基通常可分为两类：天然培养基和人工合成培养基。天然培养基来源于生物个体，如牛血清，被广泛运用于细胞培养，但由于天然培养基中的分子组分存在明显的个体差异，对实验的重复性有较大的影响。人工合成培养基则由组分明确的化合物配制而成，可分为含血清培养基、无血清培养基、完全成分培养基、无蛋白培养基等。人工合成培养基根据不同的细胞培养用途，又可以分为上皮培养基、间充质培养基、特殊培养基等。

（一）上皮培养基

常见的牙源性上皮包括牙板上皮、成釉上皮、HERS 细胞、牙龈上皮细胞、Malassez 上皮剩余。常用的培养基有 EpiCM（ScienCell）上皮培养基，其包含基础培养基、2％上皮生长因子、2％胎牛血清、100U/mL 青霉素以及 100μg/mL 链霉素。

（二）间充质培养基

牙周膜细胞、牙囊细胞常用培养基：Alpha－MEM 培养基，以及 15％牛血清、2mmol/L 谷氨酰胺、100U/mL 青霉素、100μg/mL 链霉素。

牙乳头细胞、牙髓细胞常用培养基：DMEM 培养基，以及 15％牛血清、100U/mL 青霉素、100μg/mL 链霉素。

人脱落牙乳头培养基：Eagle 培养基（Alpha Modification of Eagle Medium），以及 20％牛血清、100mol/L L－抗坏血酸－2－磷酸酯（L－Ascorbic Acid －2－Phosphate）、2mmol/L L－谷氨酰胺（L－Glutamine）、100U/mL 青霉素、100μg/mL 链霉素。

（三）特殊培养基

成牙本质细胞常用培养基：Alpha－MEM 培养基，以及 15％牛血清、100U/mL 青霉素、100μg/mL 链霉素、50mg/mL 谷氨酰胺和 50mg/mL 抗坏血酸。

成骨细胞常用培养基：Alpha－MEM 培养基，以及 10％牛血清、100U/mL 青霉素、100μg/mL 链霉素。

软骨细胞常用培养基：DMEM 培养基，以及 15％牛血清、100U/mL 青霉素、100μg/mL 链霉素。

破骨细胞常用培养基：Alpha－MEM 培养基，以及 15％牛血清、2mmol/L 谷氨酰胺、100U/mL 青霉素、100μg/mL 链霉素。

黏膜基底膜细胞培养基：Keratinocyte－SFM 培养基（也有人使用 MCDB153 完全培养基），以及 50pM 三碘甲腺原氨酸（Triiodothyronine，T3）、10ng/mL β－神经生长因子（Beta Nerve Growth Factor）、200ng/mL 氢化可的松（Hydrocortisone）、

5ng/mL上皮生长因子（Epithelial Growth Factor）、5％胰岛素转铁蛋白亚硒酸钠（Insulin Transferrin Selenium，ITS）和5％FBS。

口腔黏膜上皮细胞培养基：Keratinocyte－SFM培养基。

（四）诱导类培养基

小鼠骨髓间充质干细胞（mBMSCs）成软骨细胞诱导培养基：DMEM培养基以及20ng/mL TGF－β_3、1％（vol/vol）胰岛素转铁蛋白亚硒酸钠（ITS）、10^{-7}M 地塞米松（Dexamethasone）、50μg/mL（wt/vol）脯氨酸（Proline）、1mM 丙酮酸钠（Sodium Pyruvate）、50μM L－抗坏血酸－2－磷酸酯。

小鼠骨髓间充质干细胞（mBMSCs）成骨细胞诱导培养基：Alpha－MEM培养基，以及10％胎牛血清、50μM L－抗坏血酸－2－磷酸酯、10mM β－磷酸甘油酯（β－Glycerol Phosphate）、10^{-7}M 地塞米松、1％抗生素。

小鼠骨髓间充质干细胞（mBMSCs）向脂肪诱导培养基：Alpha－MEM培养基，以及 10^{-6} M 地塞米松、0.5mM 异丁基甲基黄嘌呤（Isobutylmethylxanthine）、10ng/mL（wt/vol）胰岛素（Insulin）、10％（vol/vol）FBS、1％抗生素。

第一鳃弓间充质向骨诱导培养基：DMEM培养基，以及10％胎牛血清、50mM L－抗坏血酸－2－磷酸酯、10mM β－磷酸甘油酯、0.01M 1,25－二羟基维生素 D_3（1,25－Dihydroxyvitamin D_3）、1％抗生素。

第二节　细胞培养规范

细胞培养的关键原则是防止细胞污染，细胞培养规范有助于降低细胞污染的风险。注意三个方面：细胞培养间的污染控制、实验器械的污染控制、实验操作中的污染控制。

一、细胞培养间的污染控制

细胞培养间每天必须紫外线辐照至少30分钟。在做实验时，净化系统应处于开启状态。细胞培养间的地面需要定期用消毒液进行清洁。

细胞培养间的一切间接接触细胞的器材及设备都必须定期进行清洁保养与消毒。例如超净台、细胞培养箱、离心机等可用75％乙醇定期清洁；及时处理不需要的细胞，避免一直放置在细胞培养箱；细胞培养箱底部水盘必须定期清洗灭菌，其中所盛必须是灭菌后的水；水浴锅中的水应为灭菌水且定时更换。

培养皿、孔板、离心管等直接接触细胞的耗材尽量使用已经过无菌处理的商品化一次性耗材，取出所需耗材后必须封好包装袋，减少灰尘或其他空气颗粒物沉积。

二、实验器械的污染控制

实验所用的移液枪头、EP管等必须高压灭菌后再使用；实验所用的手术器械应高压灭菌后再使用；不能灭菌的物品先用75％乙醇表面消毒，然后紫外线辐照30分钟再使用。

三、实验操作中的污染控制

细胞培养人员进入细胞操作间前必须更换拖鞋或带上鞋套并穿戴好实验专用衣物，之后方可进入细胞操作间。顺序：细胞实验服→帽子→口罩→丁腈手套。

物品均通过传递窗口进入细胞操作间。能紫外线辐照的物品通过紫外线杀菌方式灭菌，不能紫外线辐照的物品用75％乙醇进行表面消毒。

生物安全柜打开紫外灯照射15~30分钟。开启生物安全柜后，先用75％乙醇对台面进行消毒。一切实验所需物品放入生物安全柜前，均须用75％乙醇对其进行表面消毒。

在实验过程中，生物安全柜台面分为3个区。①污物区：实验过程中所用过的枪头、废液等的收集区；②操作区：进行实验的区域；③物品区：将需要的物品摆放整齐，留出足够的空间进行实验操作。

用移液枪吸取液体时，切勿垂直吸液。应避免移液枪和枪头与器皿内壁接触。

在实验过程中，每次离开再重新回到生物安全柜操作前，必须重新对手套进行表面消毒。

在培养细胞时，加抗生素能有效降低细胞污染的风险。尤其是在分离原代细胞时，在培养基中补充一定量抗生素能有效降低污染的风险。

参考资料：

[1] DENG M J, JIN Y, SHI J N. Multilineage differentiation of ectomesenchymal cells isolated from the first branchial arch [J]. Tissue Engineering, 2004, 10 (9-10): 1597.

[2] BAE W J, PARK J, KANG S K, et al. Effects of melatonin and its underlying mechanism on ethanol-stimulated senescence and osteoclastic differentiation in human periodontal ligament cells and cementoblasts [J]. International Journal of Molecular Sciences, 2018, 19: 1742-1763.

[3] GUO L, LI J, QIAO X, et al. Comparison of odontogenic differentiation of human dental follicle cells and human dental papilla cells [J]. PloS ONE, 2013, 8: e62332.

[4] WANG H, ZHONG Q, YANG T, et al. Comparative characterization of SHED and DPSCs during extended cultivation vitro [J]. Molecular Medicine Reports, 2018, 17: 6551-6559.

[5] WU Y, FENG G, SONG J, et al. Amplification of human dental follicle cells by piggybac transposon-mediated reversible immortalization system [J]. PloS ONE, 2015, 10: e0130937.

[6] ZHENG Y, CAI J, HUTCHINS A P, et al. Remission for loss of odontogenic potential in a new micromilieu in vitro [J]. PLoS ONE, 2016, 11: e0152893.

[7] ZHENG Y, HOU J, PENG L, et al. The pro-apoptotic and pro-inflammatory

effects of calprotectin on human periodontal ligament cells ［J］. PLoS ONE, 2014，9：e110421.

［8］ GUO Y，GUO W，CHEN J，et al. Comparative study on differentiation of cervical-loop cells and hertwig's epithelial root sheath cells under the induction of dental follicle cells in rat ［J］. Scientific Reports，2018，8：654.

［9］ ANGELOVA V A，KAWASAKI M，SHARPE P T. Adult human gingival epithelial cells as a source for whole－tooth bioengineering ［J］. Journal of Dental Research，2013，92：329－334.

［10］ 张秀敏，郭风，王净，等. 细胞培养常见问题分析及防控措施 ［J］. 医学信息，2011，24（23）：348－349.

［11］ 曾今诚. 细胞培养及常见污染防治技术进展 ［J］. 国际检验医学杂志，2012，3（20）：2522－2524.

（胡　红　李中瀚）

第三章　实验细胞培养

细胞培养是指在体外模拟细胞体内生存的真实环境（如适宜的温度、酸碱度、渗透压及生存所必需的营养物质等），通过人工培养，使细胞正常生长、增殖并维持其正常生理结构、生物学行为特性和功能的一种实验方法。细胞培养是进行细胞生物学研究的基础核心手段。通过体外培养，细胞可达到一定数量，从而方便后期进行细胞增殖、凋亡、信号通路传导检测等多种实验。本章将对细胞培养过程中涉及的重要实验技术进行介绍，包括细胞的冻存与复苏、细胞传代、细胞种板、细胞计数、二维和三维细胞培养技术等。

第一节　细胞的冻存与复苏

一、冻存与复苏的基本概念

细胞的冻存，即细胞的低温冷冻保存，是指将体外培养的细胞悬浮保存于含冷冻保护剂的溶液中，以一定的速率缓慢降温，直到温度降至零下超低温（一般是指-70℃以下的超低温，液氮可达-196℃），并在此环境中长期保存的过程。当暂时不用细胞或需要进行细胞保种时，可以采用低温冷冻的方法将细胞保存起来，需要使用时再进行细胞复苏。一般认为，在液氮中的保存时间可以无限长。该方法不仅可以减少频繁传代中细胞受污染的风险，同时还可降低细胞变异的概率，在复苏后仍可以保持原有细胞的生物学特性和功能。

细胞复苏是指以一定的复温速率将冻存于-70℃以下或液氮中的细胞解冻恢复到常温后，重新进行细胞培养的过程。当复苏到常温状态后，细胞的形态结构恢复正常，生物学特性一般不会发生明显变化。

二、冻存与复苏的基本原理

在细胞低温保存过程中，快速降温会使细胞内和细胞外环境中的水分结成冰晶，使细胞出现机械损伤、脱水、渗透压改变、蛋白质变性等一系列变化，最终导致细胞死亡。向培养基中加入冷冻保护剂如二甲基亚砜（DMSO）后，可使冰点降低，在缓慢降温的过程中，使细胞内的水分在冻结前透出到细胞外，从而减少对细胞的损伤。细胞冻存在-135℃以下的超低温环境中，能减少冰晶的形成。根据上述原理，为保证细胞的最大存活率，应遵循"慢冻速融"的原则。一般而言，细胞悬液的标准降温速度为

−2～−1℃/min，当温度达到−25℃时，降温速度可加快至−10～−5℃/min，到−70℃后可直接迅速放入液氮中保存。液氮温度可达−196℃，理论上细胞在液氮中的贮存时间是无限的。相反，融解细胞时，速度一定要快，迅速通过细胞最易受损的−5～0℃可减少对细胞活力的损害，使细胞仍能保持原有的生物学特性。复苏时，最好在30秒以内将细胞冻存管内的冻存液完全融化。细胞在冻存前的活性状态、细胞冻存的操作方法、冻存期间温度是否有明显变化以及复苏过程是否标准等因素，决定了细胞复苏后的活性状态。判断细胞复苏是否成功，一般依据细胞贴壁率和细胞存活率。

当前最常用的冷冻保护剂是甘油或DMSO，在低温冷冻环境下对细胞基本无毒性，它们的相对分子量较小、溶解度大，易穿透细胞，使用浓度范围为5％～15％，一般常使用10％的浓度冻存细胞。这两种物质均可使冰点下降，提高细胞膜对水的通透性，在缓慢冻存的过程中使细胞内的水分转移到细胞外，减少细胞内冰晶的形成，从而避免冰晶形成对细胞所造成的不可逆损伤。现在市面上有为细胞冻存设计的程序冻存仪及专用的细胞冻存盒等。

三、细胞冻存的方法

（一）实验用品

器材：液氮罐、无菌冻存管等。

试剂：冷冻保护剂（甘油或DMSO）、胎牛血清、0.25％胰蛋白酶消化液、细胞培养基等。

材料：所要冻存的处于对数生长期的细胞。

（二）方法与步骤

制备冻存液：用培养基制备含10％DMSO的冻存液，例如制备10mL冻存液，即取1mL DMSO、2mL血清和7mL细胞完全培养基（包括10％的血清和1％的青霉素－链霉素混合溶液），充分混匀后置于冰上备用。

消化细胞：取对数生长期的细胞，弃去原有的细胞培养基，加入适量0.25％胰蛋白酶消化液，将培养瓶放置于细胞培养箱内37℃条件下消化2～5分钟（图3−1）。

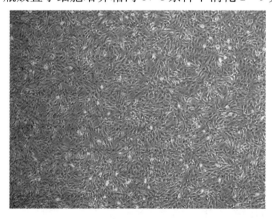

图3−1 正常小鼠成肌细胞系C2C12

观察消化效果：取出培养瓶后于倒置显微镜下观察细胞形态的变化，待大量细胞出现明显收缩，胞浆变亮，细胞间隙明显增大时即可终止消化（图3-2）。

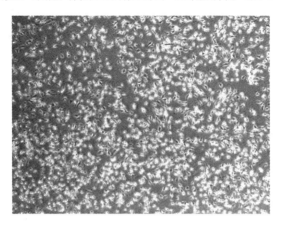

图3-2 细胞消化过程（细胞出现明显收缩，胞浆变亮，细胞间隙明显增大）

终止消化：向细胞培养瓶中加入等量含10%血清的完全培养基中和胰蛋白酶，使用移液枪轻轻吹打细胞，致使其完全脱落后混合均匀，制成细胞悬液，移入灭菌离心管中，于1000r/min离心5分钟，小心弃去上清液。吸取时动作轻柔，避免吸取到细胞团块，使用提前制备好的细胞冻存液重悬细胞团块，轻轻抽吸，混合均匀后制备成单细胞悬液，同时进行细胞计数，调整细胞密度至$1\times10^6\sim2\times10^6$/mL。

移入冻存管：将含冻存液的细胞悬液分装入新的冻存管中，每管1~1.5mL，旋紧管盖，并在冻存管上标注所冻存细胞的名称、细胞代数、冻存时间和冻存者姓名等信息。

冻存方法：进行冻存时可用冻存仪器自动控制，也可手动操作，具体方法如下：将冻存管放置于4℃冰箱中30分钟，然后移至-20℃低温放置2小时，然后放入-80℃冰箱保存过夜，第二天放入液氮中存放。也可采用多层棉花或纸巾包裹冻存管（2cm以上），直接放入-80℃冰箱过夜，于第二天转入液氮中。

细胞冻存示意图见图3-3。

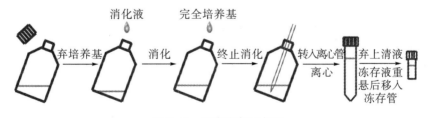

图3-3 细胞冻存示意图

【注意事项】

（1）所要冻存的细胞应选用对数生长期的细胞，因为已经长满的细胞其活性可能下降，易造成复苏后细胞生存率低。

（2）消化离心后，使用移液枪吸取上清液时动作一定要轻柔，避免力量过大吸到细胞团块。

（3）为方便后期查找和取用冻存的细胞，可对液氮罐内提篮进行定位、编号，存放细胞后做好详细记录。

四、细胞复苏的方法

（一）实验用品

器材：37~42℃水浴、细胞培养瓶、移液枪等。

试剂：细胞完全培养基等。

（二）方法与步骤

将细胞冻存管从-80℃冰箱或液氮中取出后，迅速放入37~42℃水浴中，不断轻轻摇晃，使细胞冻存液快速完全融化，尽量在30秒内完成。冻存管管口切勿浸入水浴中，以免造成污染。

将冻存管于1000r/min离心5分钟，用75%乙醇消毒擦拭管盖，在超净工作台内打开瓶盖，弃去上清液后，加入适量完全培养基，吹打混匀后移入新培养瓶中，添加完全培养基至4~5mL，轻微摇晃细胞培养瓶，使培养基完全浸没瓶底，随后放置于细胞培养箱培养，次日更换新的细胞培养液。也可以采取不离心的方法，直接将细胞悬液移入新的细胞培养瓶中，加入新鲜的培养基稀释即可，6~8小时待细胞贴壁后应及时更换新鲜培养基，以去除冻存液对细胞的损伤作用。

细胞复苏示意图见图3-4。

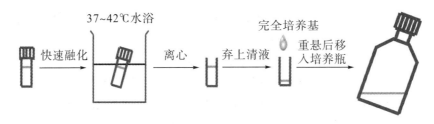

图3-4　细胞复苏示意图

【注意事项】

（1）冻存液的快速融化是复苏细胞成功的关键，可避免因缓慢融化使水分渗透进入细胞形成冰晶对细胞造成损伤，因此应控制好水浴的温度。根据所需复苏细胞的量和周围环境温度等条件，注意水温变化，及时调整。

（2）若采用直接法复苏细胞，应在细胞贴壁后及时更换细胞培养基，避免冻存液对细胞造成损伤。

五、细胞的运输

细胞的购买和交换是细胞实验中常会遇到的。在此过程中，一定要注意索取细胞的完整信息，包括细胞的基本信息、来源、细胞代数、生长特点、细胞性状、培养方式、培养基的选择和注意事项等。

细胞的运输方法一般有两种：一种是使用特殊容器盛放液氮或干冰进行冷冻储存运输。该方法较为复杂，运输时间不宜过长。另一种则是我们所常用的较为简单的充液法。本部分简要介绍充液法。

（一）实验用品

器材与用品：细胞培养瓶、封口胶、聚乙烯袋、泡沫盒等。

试剂和材料：细胞培养基等，以及所要运输的处于对数生长期的细胞。

（二）方法与步骤

选择生长状态良好的对数生长期细胞，根据运输时间确定好细胞接种密度，一般以细胞覆盖培养瓶底的 1/2～2/3 为宜。

吸去培养基，加入新鲜培养基至细胞培养瓶的颈部，保留少许空气，拧紧瓶盖，在瓶盖周围缠绕封口胶，避免污染，并做好细胞详细信息的记录。

将细胞培养瓶放入聚乙烯袋内，封口后放入泡沫盒中。选择快捷的运输方式，以最快速度到达目的地。

收到细胞培养瓶后，弃去多余的细胞培养液，将细胞放置于 37℃ 孵箱中静置 1 小时；观察细胞状态，待细胞状态较为稳定后，进行传代培养。

【注意事项】

（1）培养基一定要充足，以保证细胞在运输过程中不会变干死亡。

（2）收到细胞后，应先对细胞状态进行判定，评估细胞状态良好、无污染后，再进行换液等操作。

第二节　细胞传代

一、细胞传代的实验原理

当细胞增殖达到一定密度后，细胞的生长和分裂速度会逐渐减慢甚至停止（出现密度抑制现象），如不及时进行分离再培养（即细胞传代），细胞会因生存空间不足或密度过大产生营养障碍，触发接触抑制并最终影响正常生长，甚至出现衰老、死亡。将原培养瓶中的细胞以 1∶2 或其他比例稀释后接种到新的培养瓶中，进行细胞的扩大培养过程，称为传代培养。进行一次分离再培养的过程称为传一代。

细胞种类不同，细胞传代的间隔和传代的比例也不同，与细胞生长特点密切相关。一般而言，原代培养的细胞或传代数有限的细胞系，其生长速度相对较慢，传代间隔较长，通常需要 4～7 天，因此传代比例约为 1∶2，接种细胞较多；而无限传代的细胞系或肿瘤细胞系，因其生长速度较快，传代间隔相对较短，通常需要 2～4 天，故传代比例可达 1∶3、1∶4，甚至更高，接种细胞相对较少。

大多数细胞在体外培养时能贴附在支持物表面生长，称为贴壁生长型细胞（简称贴壁细胞）。少数种类的细胞在培养时不贴附于支持物上，而是呈现悬浮状态生长（如某些免疫系统细胞），称为悬浮生长型细胞（简称悬浮细胞）。在体外，这两种不同生长类型的细胞传代方式不同,贴壁细胞用胰蛋白酶消化法进行传代,而悬浮细胞可用直接法或离心法进行传代。

二、贴壁细胞的传代培养

（一）实验用品

器材：超净工作台、细胞培养箱、倒置显微镜、水浴箱、离心机、培养皿、培养瓶、离心管、移液枪、吸管、移液管、血细胞计数板、75％乙醇等。

试剂：培养基、胎牛血清、青霉素－链霉素混合溶液、0.25％胰蛋白酶消化液等。

材料：贴壁细胞系、悬浮细胞系。

（二）实验方法与步骤

对于贴壁很牢固的细胞,可采用消化法进行传代；对于部分贴壁生长但贴壁不牢固的细胞,可采用直接吹打使其脱落的方法。

1. 漂洗细胞

从细胞培养箱中小心取出生长密度达80％的细胞,旋下培养瓶瓶盖,倒去培养液或用移液枪吸净培养液,加入PBS,轻轻摇晃培养瓶,漂洗细胞后弃去,重复2～3次,以去除残留的血清和细胞碎屑等。

【注意事项】

（1）当细胞没有生长到细胞瓶瓶底的80％时,不要急于传代,否则可能造成细胞密度过低而影响细胞生长。

（2）取放过程中,避免倒立培养瓶,防止因此造成细胞的污染。

（3）向培养瓶中加入液体时,枪尖不要朝向细胞,避免因液体冲刷而导致细胞脱落；若采用组织块法培养原代细胞,在换液时,需先用PBS荡洗去除剩余的组织块,再进行消化处理。

2. 消化细胞

向培养瓶中加入适量胰蛋白酶消化液,轻轻摇晃使消化液完全浸湿所有细胞表面,加入量可参考表3－1或说明书。将培养瓶放入细胞培养箱消化2～5分钟,取出后于倒置显微镜下观察细胞形态的变化,待大量细胞出现明显收缩,胞浆变亮,细胞间隙明显增大（有时甚至可见个别细胞漂浮起来）时可终止消化。若培养瓶中细胞无明显脱落,可先吸出消化液,再加入含10％血清的完全培养基；若培养瓶中的细胞出现大面积脱落,则可直接向培养瓶中加入等量含10％血清的完全培养基中和胰蛋白酶,使用移液枪反复轻轻吹打仍然贴壁的细胞,致使其完全脱落后混合均匀,制成单细胞悬液。在细胞脱落后,也可采用离心法收集细胞,消除胰蛋白酶的作用,即1000r/min离心5分钟后弃去上清液进入下一步。

【注意事项】

（1）因细胞种类及所使用的胰蛋白酶是否含有EDTA等差异,胰蛋白酶的使用量和消化时间不尽相同,应根据具体情况而定。对于贴壁不牢,容易消化的细胞,消化液可少用些,可在室温下完成整个消化过程。若细胞不容易消化,则考虑稍增加消化液的量，同时延长在 37℃培养箱内的消化时间。在消化过程中，一定要避免消化过度，这样容易造成细胞损伤，影响细胞活性。

（2）对于部分贴壁生长但贴壁不牢固的细胞，可直接吹打使其脱落，混匀成单细胞悬液后接种到新培养瓶中。

（3）吹打过程应轻柔，避免产生气泡，不要对细胞造成损伤；同时吹打最好有顺序，从细胞培养瓶的一边吹打至另一边，确保绝大多数细胞脱落。

表 3-1 细胞培养相关参考数值

培养器皿类型		表面积大小（cm²）	接种密度（个）	完全融合时的细胞数（个）	培养基（mL）
培养瓶	25cm²	25.00	1.0×10^6	5.0×10^6	4.0~5.0
	75cm²	75.00	3.0×10^6	2.0×10^7	12.0~15.0
培养皿	35mm	8.00	0.3×10^6	1.2×10^6	2.0
	60mm	21.00	0.8×10^6	3.2×10^6	3.0
	100mm	55.00	2.2×10^6	8.8×10^6	10.0
培养板	96 孔	0.30	1.0×10^4	0.1×10^6	0.1~0.2
	24 孔	2.00	5.0×10^4	0.5×10^6	0.5~1.0
	12 孔	4.01	0.1×10^6	1.0×10^6	1.0~2.0
	6 孔	9.62	0.3×10^6	2.5×10^6	2.0~2.5

1. 本表数值以 HeLa 细胞作为参考。

2. 本表中细胞接种仅作参考，接种密度应与细胞种类、生长特点、具体实验内容等相关。

3. 接种细胞

在培养瓶中加入 2~3mL 含 10％血清的完全培养基，用移液枪将单细胞悬液混匀，按照 1∶2 或 1∶3，或特殊比例分配，接种到多个新的培养瓶中，再向各瓶中加入适量完全培养基至 4~5mL，混合均匀后放入细胞培养箱内。

【注意事项】

（1）传代密度可根据细胞种类、细胞生长情况和实验安排而定。

（2）必要时，可对原培养瓶中的细胞进行计数，完成后根据实际情况进行传代。若只是细胞保种，则消化后弃去 2/3~4/5 的细胞，留少量细胞即可。

4. 观察细胞

细胞传代后，应每天观察细胞生长情况，如细胞贴壁率、培养基颜色、是否发生污染等。若出现污染情况，确认后应弃去整个培养瓶，必要时需同时扔弃所使用过的培养基等，避免其他细胞再次受到污染。若在传代过程中没有弃去胰蛋白酶而采用的直接中和法，则应于传代后第二天换液，弃去胰蛋白酶而避免细胞生长受其影响。

【注意事项】

无论是传代有限还是无限的细胞系，均需要在传代后对细胞状态、形态等进行密切观察，若发现细胞形态或状态不佳，应考虑弃去，不应继续进行实验。

贴壁细胞传代示意图见图3-5。

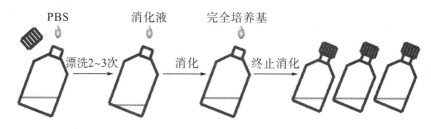

图3-5　贴壁细胞传代示意图

三、悬浮细胞的传代培养

（一）直接传代法

从细胞培养箱中小心取出悬浮细胞，旋下培养瓶瓶盖，待悬浮细胞慢慢沉淀在瓶底后，将上清液弃去1/2~2/3，然后采用移液枪直接吸取适量细胞悬液接种于新的培养瓶中，再向各瓶中加入适量完全培养基至4~5mL，混合均匀后放入细胞培养箱内。

悬浮细胞直接传代示意图见图3-6。

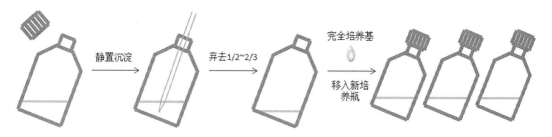

图3-6　悬浮细胞直接传代示意图

（二）离心传代法

混匀细胞悬液：使用移液枪轻轻吹打培养瓶中的细胞悬液，使部分半贴壁的细胞混合均匀后移入新的离心管中。

离心：旋紧离心管管盖，配平后放置于离心机中，1000r/min离心5分钟，底部白色团块即为细胞团。

制备新细胞悬液：完成后于超净工作台内旋开瓶盖，弃去上清液，加入适量新培养基，用移液枪吹打混匀成单细胞悬液。

按照不同比例将细胞悬液接种于多个新培养瓶中，加入新鲜完全培养基后吹打成均匀单细胞悬液，放入细胞培养箱中。

悬浮细胞离心传代示意图见图3-7。

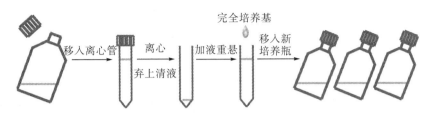

图 3-7 悬浮细胞离心传代示意图

第三节 细胞种板

一、细胞种板的概念

细胞种板是指根据实验需要，将状态良好的对数生长期的细胞接种到培养瓶、培养板或培养皿中进行下一步实验。种板的基本步骤和细胞传代相似。

二、细胞种板实验

（一）实验用品

器材：超净工作台、细胞培养箱、倒置显微镜、培养皿、培养瓶、离心管、移液枪、吸管、移液管、血细胞计数板、75％乙醇等。

试剂：细胞培养基、胎牛血清、青霉素－链霉素混合溶液、0.25％胰蛋白酶消化液。

材料：处于对数生长期的细胞。

（二）实验方法与步骤

制备单细胞悬液：与细胞传代相同。先用 PBS 漂洗细胞 2～3 次去除残留血清后，使用 0.25％胰蛋白酶消化细胞 2～5 分钟，加入等量完全培养基后吹打使细胞脱落，混合均匀，制成单细胞悬液。

细胞计数：细胞种板之前一定要进行细胞计数，不同实验对细胞的密度要求不同。

将适宜密度的细胞接种于培养板或培养皿中，最后加入适量完全培养基即可（不同培养耗材所需的培养基量不同，可参照表 3-1），并标记好细胞名称、接种时间、细胞密度及实验分组等。

细胞种板示意图见图 3-8。

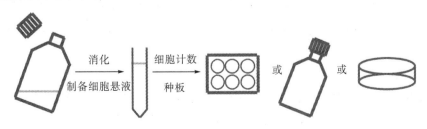

图 3-8 细胞种板示意图

第四节　细胞计数

在传代或种板之前，需要进行细胞计数，以确定细胞密度和接种量。一般采用血细胞计数板，也可以用细胞计数仪。目前市面上常用的细胞计数仪除可以计算细胞数量外，还可以进行细胞存活率、细胞体积等的计算。

一、血细胞计数板计数法

（一）实验用品

器材：除需要细胞传代、种板的器材，还需要血细胞计数板、盖玻片、移液枪、枪尖、滤纸等。

试剂：0.25%胰蛋白酶消化液、PBS、台盼蓝染色液等。

材料：单细胞悬液。

（二）实验方法与步骤

1. 计数准备

用无水乙醇清洁计数板及盖玻片，滤纸擦净，待自然吹干后将盖玻片轻放于计数板上备用。

2. 制备单细胞悬液

制备方法同细胞传代。

3. 加样

使用移液枪轻轻吹打细胞悬液，充分混匀后吸取约 $10\mu L$ 单细胞悬液，沿盖玻片的一侧边缘缓慢滴入，使细胞悬液充满盖玻片与计数板之间的空隙。

【注意事项】

（1）在加样的过程中，应避免产生气泡。若有气泡出现，应清理干净后重新加样，否则会影响计数。

（2）同样，加样过程中也不要过量，避免细胞悬液溢出盖玻片。若有溢出，可用滤纸轻轻吸去多余液体。

4. 镜检计数

将计数板放置于倒置显微镜低倍镜下进行计数，记录四角大方格中的细胞总数。当细胞压线时，只计方格上方和左侧线上的细胞数，下方和右侧线上的不计算，避免重复计算。

5. 细胞密度计算

将所得到的计数结果带入下列公式中，即可得到细胞密度。该密度为计数时细胞悬液的密度，若在此之前已稀释细胞悬液，则应在此基础上乘以稀释倍数，即为原始细胞悬液密度。

$$细胞密度（/mL）=（四大格细胞数之和/4）×10^4$$

【注意事项】

（1）制备单细胞悬液时，一定要尽量吹散细胞，避免存留过多细胞团块而影响计数结果。计数时如遇到 2 个以上细胞形成的细胞团块，应按照一个细胞进行计算。如果细胞团块占比超过计数量的 10%，则说明单细胞悬液制备不佳，应重新制备后再计数。

（2）镜检时可能出现细胞数量过少的情况，如细胞数量少于 $20/mm^2$，则说明细胞悬液过稀，应重新离心、重悬，制备更高密度的单细胞悬液后再进行计数；若镜检时出现细胞数量过多的情况，如细胞数量超过 $50/mm^2$，则说明细胞悬液过浓，应再次稀释细胞悬液后再进行计数。

二、细胞计数仪计数法

目前，市面上有多种细胞计数仪，有些可直接对细胞悬液进行计数，还有些需要加入台盼蓝染色后进行计数。

（一）直接加样测量法

制备单细胞悬液后，吸取 $10\mu L$ 直接加入加样槽内即可。

（二）染色测量法

（1）制备单细胞悬液后，可取 $10\mu L$ 单细胞悬液与 $10\mu L$ 台盼蓝染色剂混合均匀。

（2）取 $10\mu L$ 细胞混合液加载到专用载玻片上。

（3）将载玻片插入细胞计数器中，等待计数结果。

（4）读取计数结果，未进行台盼蓝染色者可计算细胞总数，加入台盼蓝染色者还可计算活细胞数。

第五节　细胞常规培养方法

细胞常规培养可分为二维培养（即细胞贴附于材料表面生长）和三维培养（即细胞被包裹在材料内部生长）两种方式。二维培养可采用培养瓶、培养板和培养皿等，但因其不能完全模拟人体内细胞生存的真实组织环境，因此在立体观察细胞动态、探究细胞外微环境如机械力学等对细胞生物学行为的影响及力学信号传导机制方面的研究中受到一定限制。近年来，三维支架培养材料的模型构建逐渐兴起，这种培养技术可有效模拟人体内细胞的三维生存环境。三维支架培养材料主要包括聚乙二醇水凝胶、透明质酸凝胶、胶原等。本节将对常规二维培养和三维培养技术进行简要介绍，在三维培养技术中还将对多细胞球培养技术进行阐述。

一、细胞二维培养

（一）细胞二维培养的原理

根据实验需要和细胞状态，可以采取全换液或半换液的方法。一般在细胞接种或传代的第二天，均需要更换细胞培养基，以去除培养基中残留的胰蛋白酶。当细胞增殖到一定数量时，产生的废物及衰老、坏死的细胞碎片会影响正常细胞的活性，因此需要更换新鲜培养基，补给细胞营养，以维持细胞在清洁环境中生存。可根据培养基的颜色判断是否需要更换培养基。若培养基颜色明显变黄，则需要更换新鲜培养基，必要时需进行细胞传代。一般情况下，细胞培养 2~3 天后需更换培养基。

（二）细胞二维培养实验

1. 实验用品

器材：超净工作台、细胞培养箱、倒置显微镜、水浴箱、离心机、培养皿、培养瓶、离心管、移液枪、吸管、移液管、75％乙醇等。

试剂：细胞培养基、胎牛血清、青霉素－链霉素混合溶液、PBS 等。

材料：培养的细胞系。

2. 实验方法与步骤

贴壁细胞与悬浮细胞的培养方法与细胞种板相同。

二、细胞三维培养

（一）多细胞球培养（Multicellular Spheroid）

多细胞球培养是指通过把疏水凝胶材料铺垫于培养皿的底部，让细胞无法正常黏附，而在材料上方悬浮，由单细胞自发聚集形成类似球状结构的细胞团块的培养技术。该方法多用于对肿瘤细胞的放射反应检测和化疗药物筛选。该多细胞球体具有类似肿瘤组织的特点，如细胞连接紧密、从球体表面到中心具有梯度低氧特点。

1. 实验用品

器材：超净工作台、细胞培养箱、倒置显微镜、离心机、96 孔板、离心管、移液枪、50mL 锥形瓶、剪刀、75％乙醇、微波炉等。

试剂：DMEM 高糖培养基、胎牛血清、青霉素－链霉素混合溶液、疏水琼脂糖、PBS 等。

材料：肿瘤细胞。

2. 实验方法与步骤

（1）琼脂糖凝胶的制备：使用 PBS 预润湿 96 孔板，弃去液体后静置。将适量琼脂糖和 PBS 混合后使用微波炉加热，至琼脂糖完全溶解，快速使用已剪头的 $200\mu L$ 枪尖吸取 $50\sim100\mu L$ 琼脂糖溶液加入 96 孔板中。该过程要求动作要快，否则琼脂糖很快凝固。待琼脂糖凝胶完全凝固后备用，20~30 分钟。

（2）上样：向孔板中加入单细胞悬液，细胞密度约为 5000/mL，加入培养基至 $150\sim200\mu L$。细胞种类、大小不同，所需细胞接种密度可能不同。

（3）换液：进行半换液处理，即贴着孔壁小心吸取部分培养基，动作要缓慢轻柔，注意不要将细胞团块一起吸出，再加入新鲜的含 10％血清的完全培养基即可。

（4）观察细胞：一般而言，在 3~7 天后，即可出现细胞团块。若要观察细胞团块的大小变化，可在每次观察时采用倒置显微镜进行团块拍照及测量（图 3-9 和图3-10）。

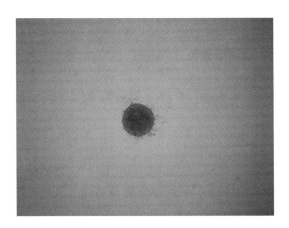

图 3-9　MG-63 细胞第 4 天形成的多细胞球结构

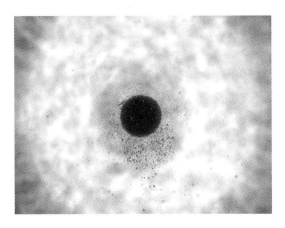

图 3-10　MG-63 细胞第 16 天形成的多细胞球结构

【注意事项】

（1）不同品牌的琼脂糖凝胶，其亲水性可能不同。本实验中需使用疏水型，防止细胞接种和贴附于凝胶表面。

（2）加热琼脂糖时应使用灭菌锥形瓶，以降低污染风险。

（3）加入琼脂糖溶液时，需使用已消毒的剪头枪尖，避免琼脂糖堵塞枪尖，若发生堵塞，应立即更换枪尖。

（4）铺板时动作一定要快，若需制备多个培养板，则应分次制备，避免琼脂糖凝胶在铺板过程中凝固。

（5）细胞种类不同，接种的细胞密度不同，需要实验者多次摸索后确定。

（二）细胞在凝胶中的培养

细胞在凝胶中的三维培养更接近于体内的真实环境，它是研究细胞与细胞、细胞与细胞外基质之间相互作用的重要方法，如细胞外基质的物理性能（硬度、黏弹性等）对细胞生物学行为的影响，以及肿瘤细胞的迁移侵袭能力、血管内皮细胞的成血管能力等。目前应用最广泛的是 I 型鼠尾胶原以及三维水凝胶材料等。

1. 实验用品

器材：超净工作台、细胞培养箱、离心机、细胞培养板、离心管、移液枪、75%乙醇等。

试剂：细胞培养基、胎牛血清、青霉素－链霉素混合溶液、鼠尾胶原或三维水凝胶材料。

材料：培养的细胞系。

2. 实验方法与步骤

（1）鼠尾胶原凝胶溶液的制备：采用完全培养基调节鼠尾胶原的浓度至2.0mg/mL，混合均匀，加入培养皿中，保证完全覆盖底部。

（2）放置于细胞培养箱中15分钟，使凝胶完全凝固。

（3）水化凝胶，加入2mL完全培养基，放置于细胞培养箱中10分钟。

（4）加入2mL细胞悬液（$0.5 \times 10^6 \sim 1.0 \times 10^6$/mL）于凝胶上，放置于细胞培养箱中继续培养。

【注意事项】

（1）凝胶水化后容易破裂，吸取液体时要小心。

（2）上述方法中细胞直接铺于固化好的凝胶上，也可将细胞悬液预先与液体的胶原凝胶培养液混合均匀后接种到培养皿中。

参考资料：

[1] 谭玉珍. 实用细胞培养技术 [M]. 北京：高等教育出版社，2010.

[2] 司徒镇强，吴军. 细胞培养 [M]. 北京：世界图书出版公司，2007.

[3] 刘玉琴. 细胞培养实验手册 [M]. 北京：人民军医出版社，2009.

[4] 辛华. 现代细胞生物学技术 [M]. 北京：科学出版社，2009.

[5] JHA A K, XU X, DUNCAN R L, et al. Controlling the adhesion and differentiation of mesenchymal stem cells using hyaluronic acid-based, doubly crosslinked networks [J]. Biomaterials, 2011, 32 (10): 2466-2478.

[6] CHAROEN K M, FALLICA B, COLSON Y L, et al. Embedded multicellular spheroids as a biomimetic 3D cancer model for evaluating drug and drug-device combinations [J]. Biomaterials, 2014, 35 (7): 2264-2271.

[7] LAZZARI G, NICOLAS V, MATSUSAKI M, et al. Multicellular spheroid based on a triple co-culture: A novel 3D model to mimic pancreatic tumor complexity [J]. Acta Biomater, 2018, 78: 296-307.

[8] MATTE I, LEGAULT C M, GARDE-GRANGER P, et al. Mesothelial cells interact with tumor cells for the formation of ovarian cancer multicellular spheroids in peritoneal effusions [J]. Clinical and Experimental Metastasis, 2016, 33 (8): 839-852.

[9] LIN S, XIE J, GONG T, et al. Smad signal pathway regulates angiogenesis via

endothelial cell in an adipose-derived stromal cell/endothelial cell co-culture，3D gel model ［J］. Molecular and Cellular Biochemistry，2016，412（1－2）：281－288.

［10］ CAI X，XIE J，YAO Y，et al. Angiogenesis in a 3D model containing adipose tissue stem cells and endothelial cells is mediated by canonical Wnt signaling ［J］. Bone Research，2017，5：17048.

（张　　陶）

第四章 细胞组分分离鉴定

本章主要围绕细胞组分，运用化学方法对细胞器进行分离、染色和鉴定。本章主要包括以下内容：细胞化学和细胞组分分离溶液的配制、多种细胞器的分离与鉴定。本章的目的在于从形态上观察细胞内部组分的结构，为进一步功能分析提供结构基础。

第一节　概述

一、细胞的基本概念

细胞是构成有机体的基本单位，是遗传的基本单位，具有独立完整的代谢体系和遗传特性，是有机体生长与发育的基础。

二、细胞结构概述

原核细胞结构简单，仅有细胞膜包绕，内含 DNA。细胞膜外有细胞壁，主要成分为蛋白多糖和糖脂。真核细胞结构复杂，包括细胞膜、细胞质和细胞核，核内可看到核仁。电子显微镜下，细胞质中可见到单层膜组成的膜性细胞器，细胞核内可见到一些微细结构，如染色质等。

（一）生物膜系统

生物膜系统是细胞中以脂质和蛋白质成分为基础的膜相结构体系，包括细胞膜、内质网、高尔基复合体、线粒体、溶酶体、过氧化物酶体及核膜等。这些生物膜结构含有特殊的蛋白或酶系，具有独立的功能：细胞膜的主要功能是进行物质交换、信息传递、细胞识别及代谢调节等；细胞核主要包含遗传物质；线粒体是产能细胞器，为细胞的活动提供所需的能量；内质网是蛋白质和脂类等大分子合成的场所；高尔基复合体是合成物质加工、包装与分选的细胞器；溶酶体是细胞内的消化器官。

（二）遗传信息储存与表达系统

DNA 与核小体结合以压缩形式成为高度有序的染色质结构，其压缩程度决定了DNA 复制、转录和翻译等遗传信息表达。

（三）细胞骨架系统

细胞骨架系统主要由微丝、微管和中间纤维等网状纤维蛋白组成，具有维系细胞形态和结构，参与细胞运动、细胞内物质运输、细胞分裂及信息传递等作用。

第四章 细胞组分分离鉴定

（四）核糖体与蛋白质合成系统

核糖体也称核蛋白体，直径为 $15\sim25nm$，是合成蛋白质的"机器"。核糖体由 RNA（构成核糖体的骨架）和蛋白质组成。RNA 将蛋白质串联起来，决定蛋白质在细胞中的定位。原核细胞与真核细胞的核糖体组成不同：原核细胞核糖体为 70S（含 30S 小亚基和 50S 大亚基），真核细胞核糖体为 80S（含 40S 小亚基和 60S 大亚基）。大部分核糖体附着在内质网膜外表面，参与糙面内质网的形成，一小部分核糖体以游离形式存在于细胞质内，称为游离核糖体，主要合成细胞内的一些基础蛋白。

（五）细胞质溶胶

除了细胞器和细胞骨架结构，细胞质中其余成分为可溶性的细胞质溶胶。细胞－环境、细胞质－细胞核，以及细胞器之间的物质运输、能量传递、信息传递等都需要在细胞质溶胶中完成。细胞质溶胶约占细胞总体积的一半，是均质、半透明的液体部分，包括大分子蛋白质、多糖、脂蛋白和 RNA 等。细胞质溶胶中的蛋白质大多数是酶，参与许多代谢反应，如糖酵解、糖异生，以及核苷酸、氨基酸、脂肪酸和糖等的生物合成。细胞质溶胶的化学成分除了大分子蛋白质、多糖、脂蛋白和 RNA，还有许多小分子物质，例如 H^+、Na^+、K^+、Cl^-、Ca^{2+} 和 Mg^{2+} 等。

第二节　细胞化学和细胞组分分离溶液

本节主要涉及各种细胞组分的分离溶液配制，是细胞器分离的基础。

一、1/15mol/L PBS（磷酸缓冲盐溶液）（Phosphate Buffer Saline，PBS）

A 液（1/15mol/L Na_2HPO_4 溶液）：Na_2HPO_4 9.465g，双蒸水加至 1000mL。
B 液（1/15mol/L KH_2PO_4 溶液）：KH_2PO_4 9.07g，双蒸水加至 1000mL。
4℃保存，临用前将 A 液和 B 液按不同比例混合。

二、0.05mol/L 乙酸缓冲液

A 液（0.2mol/L 乙酸液）：冰醋酸 1.2mL，双蒸水加至 100mL。
B 液（0.2mol/L 乙酸钠液）：$NaAc \cdot 3H_2O$ 2.72g，双蒸水加至 100mL。
取 A 液 30mL、B 液 70mL、双蒸水 300mL，混匀，4℃保存。

三、甲醛钙固定液（表 4-1）

表 4-1　甲醛钙固定液

品名	用量
甲醛	10mL
10％$CaCl_2$	10mL
双蒸水	80mL

· 27 ·

四、2%硫化铵液（现配现用）

2%硫化铵液（现配现用）：硫化铵 2mL，加双蒸水 98mL。

五、酸性磷酸酶作用液（现配现用）（表4-2）

表4-2 酸性磷酸酶作用液（现配现用）

品名	用量
硝酸铅	25.0mg
0.05mol/L 乙酸缓冲液	22.5mL
3% β-甘油磷酸钠	2.5mL

六、碱性磷酸酶作用液（现配现用）（表4-3）

表4-3 碱性磷酸酶作用液（现配现用）

品名	用量
3% β-甘油磷酸钠	10mL
2%巴比妥钠	10mL
2%$CaCl_2$	2mL
2%$MgCl_2$	1mL
双蒸水	20mL

七、0.1%钼酸铵

0.1%钼酸铵：钼酸铵 0.1g，加双蒸水 100mL。

八、联苯胺混合液（现用现配）（表4-4）

表4-4 联苯胺混合液（现用现配）

品名	用量
联苯胺（4，4'-Diamino benzidine）	0.2g
95%乙醇	100.0mL
3%过氧化氢	100.0μL

九、1%番红水溶液

1%番红水溶液：番红（Safranin）1g，加双蒸水 100mL。

十、0.5%$CuSO_4$

0.5%$CuSO_4$：$CuSO_4$ 0.5g，加双蒸水 100mL。

十一、Schiff 试剂

将碱性品红 0.5g 加入 100mL 沸水中煮沸 5 分钟，待冷却至 50℃时过滤到棕色瓶中，加 1N HCl 10mL，冷却至 25℃时加入 1g $NaHSO_3$，充分振荡，避光过夜。次日取出（呈淡黄色）加 0.25g 活性炭剧烈振荡 1 分钟。过滤后即得 Schiff 试剂。避光低温保存。

十二、0.5%过碘酸溶液

1/3mol/L 乙酸钠溶液见表 4－5。

表 4－5　1/3mol/L 乙酸钠溶液

品名	用量
乙酸钠	2.72g
双蒸水	100.0mL

0.5%过碘酸溶液见表 4－6。

表 4－6　0.5%过碘酸溶液

品名	用量
高碘酸（$HIO_4 \cdot 2H_2O$）	0.4g
95%乙醇	35.0mL
1/3mol/L 乙酸钠溶液	5.0mL
双蒸水	10.0mL

十三、2%柠檬酸钠

称取柠檬酸钠 2g，加 100mL 双蒸水即可，室温保存。

十四、M 缓冲液（pH 值：7.2）（表 4－7）

表 4－7　M 缓冲液（pH 值：7.2）

品名	用量
咪唑（Imidazole）	3.404g
KCl	3.700g
$MgCl_2 \cdot 6H_2O$	101.650mg
EGTA	380.350mg
EDTA	29.224mg
巯基乙醇	0.070mL
甘油	297.000mL

品名	用量
双蒸水	加至 1000.000mL

十五、2% Triton X−100 溶液

取 2mL 聚乙二醇辛基苯基醚（Triton X−100）液，加 M 缓冲液 98mL。

十六、0.2%考马斯亮蓝 R−250 染液（表4−8）

表 4−8　0.2%考马斯亮蓝 R−250 染液

品名	用量
甲醇	46.5mL
醋酸	7.0mL
考马斯亮蓝	0.2g
双蒸水	加至 100.0mL

十七、Golgi−Tracker Red 染色工作液

取 Golgi−Tracker Red 按照 1：100 比例加入 Golgi−Tracker Red 稀释液中，混匀。1～2 天可于 4℃保存，更长时间需于−20℃保存。

十八、固绿染液

（一）0.1%碱性固绿染液（pH 值：8.0～8.5）

1. 0.1%固绿水溶液（表 4−9）

表 4−9　0.1%固绿水溶液

品名	用量
固绿（Fast Green）	0.1g
双蒸水	100.0mL

2. 0.05% Na_2CO_3 溶液（表 4−10）

表 4−10　0.05% Na_2CO_3 溶液

品名	用量
Na_2CO_3	50mg
双蒸水	100mL

（二）0.1％酸性固绿染液（pH 值 2.2）

0.1％酸性固绿染液（pH 值 2.2）：盐酸（比重 1.19）0.109mL，加双蒸水至 100mL。

十九、甲基绿-派洛宁染液

（一）1mol/L 醋酸缓冲液（pH 值：4.8）（表 4-11）

表 4-11　1mol/L 醋酸缓冲液（pH 值：4.8）

品名	用量
醋酸	17.0mL
双蒸水	加至 200.0mL
醋酸钠	13.5g
双蒸水	加至 100.0mL

用时分别取两液 40mL 和 60mL 混匀。

（二）甲基绿-派洛宁染液（Methyl Green—Pyrcnln）（表 4-12）

表 4-12　甲基绿-派洛宁染液

品名	用量
5％哌洛宁水溶液	6mL
2％甲基绿水溶液	6mL
双蒸水	16mL
1mol/L 醋酸缓冲液	16mL

二十、2％十二烷基硫酸钠（Sodium Dodecyl Sulfate，SDS）（表 4-13）

表 4-13　2％十二烷基硫酸钠

品名	用量
SDS	20g
45％乙醇	100mL

二十一、1mol/L 三羟甲基氨基甲烷/盐酸缓冲液（Trihydroxy Methylaminomethane Tris/HCL）（pH 值：7.8）（表 4-14）

表 4-14　1mol/L 三羟甲基氨基甲烷/盐酸缓冲液

品名	用量
Tris	12.114g

续表4－14

品名	用量
双蒸水	100.000mL

二十二、1%詹纳斯绿 B 染液

Ringer 氏液见表 4－15。

表 4－15　Ringer 氏液

品名	用量
氯化钠	0.900g
氯化钾	0.042g
氯化钙	0.025g
双蒸水	100.000mL

取詹纳斯绿 B（Janus Green B）1.0g 加入 Ringer 氏液 100mL。

第三节　细胞器的分离与鉴定

本节运用多种化学方法对多种细胞器进行分离，主要包括细胞膜、桥粒、细胞质、线粒体、高尔基体、核糖体、细胞核、细胞核基质和中间丝等，并对其进行染色鉴定。对这些细胞器的分离与鉴定不仅使人可以清晰地观察到细胞组分的内部结构，而且是深入认识其功能的基础。

一、细胞膜的分离

为了研究细胞膜的结构与功能，首先需要分离出具有完整形态、生物活性和高纯度的细胞膜。本方法采用直径 20～50nm 的阳离子硅胶珠包被细胞表面，然后由带负电荷的聚丙烯酸（PAA）过度包被。包被过的细胞膜比其他细胞器密度大，可以通过梯度离心分离。

（一）从悬浮细胞中制备细胞膜

1. 实验用品

（1）材料：悬浮细胞。

（2）试剂：预保温溶液、1%胶原酶、1mol/L EDTA 钠盐（pH 值 7.6）、苯甲基磺酰氟（PMSF）、HBSS/EDTA 溶液、吗啉乙磺酸（MES）、细胞膜包被缓冲液（PMCB）、1mg/mL PAA/PMCB 溶液、Nycodenz。

（3）设备与工具：匀浆器、显微镜。

2. 试剂配制

（1）预保温溶液：HBSS 溶液，1mmol/L $CaCl_2$ 和 1%BSA 混合。5mmol/L EDTA

溶于 HBSS。

（2）1‰胶原酶：Ⅳ型胶原酶溶解在 HBSS 溶液，过滤，−20℃分装保存，避免反复冻融。

（3）细胞膜包被缓冲液（PMCB）：含 20mmol/L MES、150mmol/L NaCl、280mmol 山梨醇，pH 值 5.0~5.5。

（4）1‰阳离子硅胶：用 PMCB 将硅胶储存液稀释 30 倍。

（5）PAA/PMCB 溶液（1mg/mL）：用 PMCB 稀释 50mg/mL 相对分子质量为 50000~90000 的聚丙烯酸（1mL），pH 值 6.0~6.5。

（6）裂解缓冲液：2.5mmol/L 咪唑（pH 值 7.0）、5mol/L EDTA、10μg/mL 胃蛋白酶抑制剂、10μg/mL 亮抑蛋白酶肽、10μg/mL 半胱氨酸蛋白酶选择性抑制剂 E64、100μmol/L 邻菲罗啉、100μmol/L 苯甲基磺酰氟。

3. 实验操作

(1) 培养悬浮细胞用预保温溶液 37℃预保温 15 分钟。

(2) 预保温溶液洗涤细胞，加入 1‰胶原酶溶液，37℃孵育 30 分钟。

(3) 加入 1mol/L EDTA（pH 值 7.6），将终浓度调整为 5~10mmol/L。

(4) 4℃、250×g 离心 5 分钟，收集细胞。

(5) HBSS/EDTA 溶液洗涤 2~3 次，2mL PMCB 悬浮。

(6) 4℃、900×g 离心 2~3 分钟，1mL PMCB 重悬。

(7) 将细胞悬液逐滴加入 5mL 1‰PMCB 中，轻轻混匀。然后加入 PMCB 二氧化硅包被的细胞悬液至 20mL。

(8) 900×g 离心 3 分钟，弃浑浊沉淀。

(9) 用 20mL PMCB 重悬细胞，900×g 离心 3 分钟，弃上清液。重复一次，再用 900×g 离心 3 分钟，1mL PMCB 重悬细胞。

(10) 逐滴将重悬细胞加入 5mL PAA/PMCB 溶液中，用 PMCB 稀释悬浮液至 20mL，900×g 离心 3 分钟，弃上清液，20mL PMCB 重悬细胞。

(11) 900×g 离心 3 分钟，弃上清液。

(12) 用 1~5mL 预冷的含蛋白酶抑制剂的低渗裂解缓冲液重悬细胞。冰浴 30 分钟，偶尔震荡。

(13) 用匀浆器裂解细胞，显微镜下监测裂解程度。

(14) 分离裂解物，获得细胞膜。

1）一步分离法：

①用等体积 Nycodenz 稀释细胞裂解物，5mL 离心管中加入如下试剂：50％ Nycodenz（相对密度 1.25）和 0.5mL 70％ Nycodenz 溶液（相对密度 1.37）。

②60000×g 离心 20 分钟，沉淀细胞膜。

③管底的沉淀中包含阳离子硅胶包被的细胞膜。

2）两步分离法：

①900×g 离心 10 分钟，沉淀中包含细胞膜和细胞核，上清液中包含内膜片和可溶性蛋白质。50000×g 高速离心收集内膜。

②用 4mL 裂解缓冲液重悬沉淀，加到 70％的 Nycodenz 上。28000×g 离心 30 分钟。

（15）弃上清液，收集管底沉积的硅胶包被的细胞膜。1mL 裂解缓冲液重悬沉淀。

（16）将重悬液移至一个新的 1.5mL 离心管中，用 1mL 裂解缓冲液洗涤沉淀 3～5 次。

（17）硅胶包被的细胞膜加入 2％ SDS 溶液中，煮沸 5 分钟，溶解膜蛋白。

（18）高速离心 10 分钟，去除残留的二氧化硅。

（19）上清液中含有溶解的细胞膜蛋白，−20～−80℃保存备用。

4. 实验结果与分析

一步分离法和两步分离法获得的阳离子硅胶包被的细胞膜均出现在管底的沉淀中。

收集沉淀时，硅胶包被的细胞膜肉眼很难看到，加入 1mL 裂解缓冲液后会出现明显的玻璃状灰白色沉淀。

【注意事项】

如果发生细胞破裂，细胞器和细胞碎片可能会与细胞膜一同被分离，造成污染。因此，在第（8）步中看到的应该是致密的沉淀。如果沉淀明显呈蓬松状，则提示细胞破裂。在分离过程中，应特别注意避免细胞破裂，以使观察到的细胞膜是完整的。

（二）从贴壁细胞中分离细胞膜

1. 实验用品

（1）材料：贴壁细胞。

（2）试剂：包被缓冲液 CB、1mg/L PAA/CB、1％阳离子硅胶溶液、含有蛋白酶抑制剂的裂解缓冲液、70％ Nycodenz、无血清培养基。

（3）设备与工具：离心机、超速离心机、离心管、5mL 注射器、18G 针头、细胞刮、超声波细胞破碎仪等。

2. 试剂配制

（1）包被缓冲液 CB：20mmol/L MES、135mmol/L NaCl、0.5mmol/L $CaCl_2$、1mmol/L $MgCl_2$，pH 值为 5.5。

（2）1mg/mL PAA/CB：将 1mg 聚丙烯酸（PAA）溶解于 1mL CB 中。

3. 实验操作

（1）取融合度约 80％的贴壁细胞。

（2）无血清培养基洗 2 次。

（3）用 1mL 4℃ 预冷 CB 洗一次（以下步骤均需在 4℃环境下操作）。

（4）弃 CB 溶液，加 1mL 1％的硅胶溶液，静置 1 分钟。

（5）弃 CB 溶液，加 1mL 1mg/mL PAA/CB，静置 1 分钟。

（6）弃 PAA/CB，加 1mL CB。

（7）弃 CB 溶液，快速加入 1mL 裂解缓冲液并快速弃缓冲液。再加入 1mL 裂解液，置于冰上 15～30 分钟溶胀细胞。

（8）将 1mL 裂解缓冲液喷洒在单层细胞上。

（9）将裂解物混合倒入 50mL 离心管中。

（10）按照"从悬浮细胞中制备细胞膜"的一步分离法或两步分离法操作分离硅胶包被的顶层膜和中间膜。

（11）收集基底膜。用 1mL 裂解液覆盖黏附在培养皿底部的基底膜，置于冰上。

（12）加入 0.1mL 2％ SDS，细胞刮将膜刮起，收集溶液，煮沸，直至细胞膜完全溶解。

二、桥粒的分离

桥粒是细胞膜内的黏联结构，作为细胞间黏附和中间纤维结合的位点。桥粒由两类蛋白质组成：其一是跨膜糖蛋白——钙依赖性细胞黏附蛋白；其二是非糖蛋白，由桥粒斑组成。有些桥粒蛋白普遍存在于各种细胞中，有些则是细胞特异性的。

（一）从动物组织中分离桥粒

1. 实验用品

（1）材料：新鲜动物组织。

（2）试剂：柠檬酸钠缓冲溶液、二硫苏糖醇（DTT）。

（3）设备与工具：剃刀、匀浆器、离心机、尼龙网。

2. 试剂配制

柠檬酸缓冲液：0.1mol/L 柠檬酸（pH 值 2.6）、0.1mol/L DTT、5μg/mL 亮抑蛋白酶肽、5μg/mL 抑胃酶肽、1mmol/L PMSF。

3. 实验操作

（1）取新鲜动物组织，立即埋于碎冰中。

（2）用剪刀将其剪成 0.5cm×0.5cm 的碎片。匀浆器匀浆，每 10g 组织加 200mL 含 0.05％乙基苯基聚乙二醇（NP-40）的柠檬酸缓冲液，4℃搅拌 1 小时。

（3）用一块 5μm 的尼龙网筛过滤匀浆物。

（4）4℃ 13000×g 离心 20 分钟。

（5）用含 0.01％ NP-40 的柠檬酸缓冲液重悬沉淀（每 10g 组织用 80mL）。每间隔 10 秒用超声波细胞破碎仪处理 15 秒，共 10 次。

（6）4℃ 750×g 离心 20 分钟，弃沉淀。

（7）4℃ 12000×g 离心上清液 20 分钟，沉淀中可看到位于下面的灰色层（由细胞碎片和细胞核组成）和位于上面的白色层（主要包括桥粒）。

（8）用含 0.01％ NP-40 的柠檬酸缓冲液重悬上层沉淀（每 10g 组织用 80mL），4℃ 12000×g 离心 20 分钟。

（9）重复第（8）步两次，收集最终的沉淀。

【注意事项】

（1）采用蔗糖梯度等密度离心法可以将最终沉淀的桥粒与残留的细胞膜小泡和细胞碎片分开。

（2）上述方法从桥粒斑中去除了大多数张力丝，但尚有一定的紧密结合蛋白与分离的桥粒相结合，用 pH 值 9.0 的碳酸氢钠缓冲液代替 pH 值 2.6 的柠檬酸缓冲液可使大多数张力丝保留在桥粒上，使得制备的样品以角蛋白为主。

（二）分级分离桥粒

1. 实验用品

（1）材料：桥粒沉淀。

（2）试剂：尿素缓冲液。

（3）设备与工具：匀浆器、离心机。

2. 试剂配制

尿素缓冲液：10mmol/L Tris－HCl（pH 值 9.0）、9mol/L 尿素、5μg/mL 亮抑蛋白酶肽、5μg/mL 抑胃酶肽、1mmol/L PMSF。

3. 实验操作

（1）在最终的桥粒沉淀中加 20mL 尿素溶液，匀浆器匀浆，调整蛋白质浓度为 0.15mg/mL，用 1mol/L 的 Tris－HCl 调 pH 值至 9.0，室温搅拌 1 小时以上。

（2）20℃ 100000×g 离心 60 分钟，上清液中主要含非糖化桥粒蛋白，沉淀中主要包括桥粒糖蛋白。

三、细胞质的分离

细胞质可以从培养细胞、红细胞/网织红细胞、组织/两栖类卵细胞或者卵母细胞中分离，不同细胞中的成功率各不相同。通常情况下，由于贴壁细胞活性较低，因此，应尽量使用悬浮细胞。

（一）网织红细胞和红细胞胞质液的制备

1. 实验用品

（1）材料：网织红细胞和红细胞。

（2）试剂：柠檬酸－柠檬酸盐－葡萄糖溶液、2％明胶/PBS 溶液、裂解缓冲液、10×转运缓冲液。

（3）设备与工具：水浴锅、离心机。

2. 试剂配制

（1）柠檬酸－柠檬酸盐－葡萄糖溶液：75mmol/L 柠檬酸钠、38mmol/L 柠檬酸和 136mmol/L 葡萄糖，pH 值 5.0。

（2）裂解缓冲液：0.75mmol/L 乙酸镁、0.15mmol/L EGTA、3mmol/L DTT、蛋白酶抑制剂。

（3）10×转运缓冲液：200mmol/L HEPES（pH 值 7.3）、1.1mol/L 乙酸钾、20mmol/L 乙酸镁。

3. 实验操作

（1）每 7mL 动物外周静脉抗凝血加 1mL 柠檬酸－柠檬酸盐－葡萄糖溶液。

（2）500×g 离心 10 分钟，吸出血浆和白细胞层。

（3）用 37℃ 预热的 1～2 倍体积的 2% 明胶/PBS 溶液悬浮细胞，37℃ 静置 30 分钟以上。

（4）吸出上层含血小板和白细胞部分，用 PBS 以 1600×g 离心清洗细胞，尽可能多地吸出上清液。

（5）加入 2 倍体积的裂解缓冲液，冰浴 20 分钟。

（6）4℃ 100000×g 离心 30 分钟。

（7）收集上清液，加入 1/10 体积的 10×转运缓冲液。

（8）分装，液氮冻存。

（二）用培养细胞制备胞质液

1. 实验用品

（1）材料：培养细胞。

（2）试剂：PBS、裂解缓冲液、10×转运缓冲液。

（3）设备与工具：水浴箱、离心机、匀浆器。

2. 试剂配制

（1）裂解缓冲液：0.75mmol/L 乙酸镁、0.15mmol/L EGTA、3mmol/L DTT、蛋白酶抑制剂。

（2）10×转运缓冲液：200mmol/L HEPES（pH 值 7.3）、1.1mol/L 乙酸钾、20mmol/L 乙酸镁。

3. 实验操作

（1）500×g 离心 5 分钟。

（2）用 PBS 在 500×g 离心 5 分钟，重复两次。

（3）加入 2 倍体积的裂解缓冲液，置于冰上 20 分钟。

（4）用匀浆器研磨 10 次以上裂解细胞。

（5）4℃ 10000×g 离心 10 分钟。

（6）收集上清液，加入 1/10 体积的 10×转运缓冲液。

（7）分装，液氮冻存。

四、线粒体的分离与鉴定

线粒体是细胞呼吸的主要场所，保持线粒体的完整性及纯度是分离线粒体的关键。分离线粒体可用分级离心法，即低速去除细胞核及细胞碎片，高速梯度离心分离线粒体。

（一）从大鼠肝脏中分离线粒体

大鼠肝脏比较易于得到，并且其细胞中含有大量线粒体（1000～2000/细胞），故成为最常用的分离线粒体的动物组织。

1. 实验用品

（1）材料：大鼠肝脏。

（2）试剂：Percoll、BSA、HEPES、蔗糖、甘油、10mmol/L $MgCl_2$。

（3）设备与工具：离心机、超声波细胞破碎仪、显微镜。

2. 试剂配制

（1）缓冲液 A：250mmol/L 甘露醇、0.5mmol/L HEPES、0.1%（wt/vol）BSA，pH 值 7.4。

（2）30%（vol/vol）Percoll：225mmol/L 甘露醇、1mmol/L EGTA、25mmol/L HEPES、0.1% BSA，pH 值 7.4。

3. 实验操作

（1）将 300g 左右雄性大鼠禁食 24 小时后麻醉，处死，迅速取出肝脏，浸于缓冲液 A 中，剪成碎片。

（2）600×g 离心 5 分钟，重复 2 次。

（3）取上清液，10000×g 离心 10 分钟。

（4）用 5mL 缓冲液 A 重悬沉淀。

（5）分装于 20mL 30%（vol/vol）Percoll 的离心管中，95000×g 离心 30 分钟。

（6）收集褐黄色密度层（线粒体层）。

（7）用缓冲液 A 于 6300×g 离心洗涤 2 次，每次 10 分钟。

（8）用 5mL 10mmol/L KH_2PO_4（pH 值 7.5）溶解沉淀，轻轻摇晃 15 分钟。

（9）加入 5mL 含 32% 蔗糖、30% 甘油以及 10mmol/L $MgCl_2$ 的溶液〔用 10mmol/L KH_2PO_4（pH 值 7.5）配制〕，轻轻摇晃 15 分钟。

（10）用直径 5mm 的超声波细胞破碎仪超声 3 次，60～70W，每次 15 秒，间隔 1 分钟。

（11）12000×g 离心 10 分钟。

（12）用 6mL 缓冲液 A 溶解沉淀，与离心下来的上清液一起铺在用 10mmol/L KH_2PO_4（pH 值 7.5）配制的 25.3%、37.9% 和 51.3% 溶液中，每种梯度 3mL。

（13）12000×g 离心 10 分钟。

（14）回收线粒体外膜：在蔗糖密度梯度 25.3% 和 37.9% 交界处为线粒体外膜，16000×g 离心 1 小时。

（15）回收内膜和基质膜：在蔗糖密度梯度 51.3% 层和底部回收的两个组分，分别为内膜和基质膜，12000×g 离心 10 分钟。

（二）从培养的细胞中分离线粒体

1. 实验用品

（1）材料：培养悬浮细胞。

（2）试剂：Percoll、BSA、HEPES、蔗糖、甘油、10mmol/L $MgCl_2$。

（3）设备与工具：匀浆器、离心机、超声波细胞破碎仪、显微镜。

2. 试剂配制

（1）低渗缓冲液：10mmol/L Tris－HCl（pH 值 7.5）、10mmol/L NaCl、2.5mmol/L $MgCl_2$。

（2）2.5×MS 缓冲液：525mmol/L 甘露醇、175mmol/L 蔗糖、12.5mmol/L Tris－HCl（pH 值 7.5）、2.5mmol/L EDTA（pH 值 7.5）。

（3）1×MS 缓冲液：210mmol/L 甘露醇、70mmol/L 蔗糖、5mmol/L Tris－HCl（pH 值 7.5）、1mmol/L EDTA（pH 值 7.5）。

3. 实验操作

（1）用 11mL 冰上预冷的低渗缓冲液重悬细胞，转移到匀浆器中。

（2）用倒置显微镜监测细胞膨胀过程。

（3）8~10 分钟后，用研杵研磨细胞。

（4）立即加入 10mL 2.5×MS 缓冲液至终浓度为 1×MS。将匀浆器顶端密封，倒转数次使溶液混匀。

（5）将匀浆液转至离心管中进行差速离心。

（6）1300×g 离心 5 分钟。

（7）将上清液移至一个干净的离心管中。

（8）1300×g 离心 5 分钟，重复 2 次。

（9）将上清液移至一个干净的离心管中，17000×g 离心 15 分钟。

（10）弃上清液，用 1×MS 缓冲液重悬沉淀，17000×g 离心 15 分钟。

（11）弃上清液，用适量缓冲液重悬沉淀，－80℃ 冻存。

4. 线粒体的鉴定

洁净载玻片上滴 1 滴詹纳斯绿 B 染液，用牙签或细针挑取线粒体沉淀均匀涂于染液中，室温染色 8~10 分钟，盖上盖玻片，显微镜下镜检。线粒体经詹纳斯绿 B 染色呈亮绿色。

五、高尔基体的分离与鉴定

高尔基体是生物体细胞内物质加工、浓缩、包装和定向运输的场所。高尔基体在电镜下呈扁平的囊状结构，在光镜下是围绕细胞核的粗网状结构体，在同一细胞内因制备技术不同，也会呈现粗网状、细网状以及颗粒状等几种不同的形态。

（一）从大鼠肝脏中分离高尔基体

首先用匀浆器破碎细胞，然后通过差速离心浓缩高尔基体。为减少溶酶体酶的解离作用，可加入葡聚糖，并尽量缩短匀浆化和最初离心时间，还可采用浓缩的匀浆液等保持高尔基体结构的完整性。

1. 实验用品

（1）材料：大鼠肝脏。

（2）试剂：匀浆缓冲液、蔗糖梯度溶液。

（3）设备与工具：匀浆器、离心机。

2. 试剂配制

（1）匀浆缓冲液：0.05mol/L Tris－马来酸（pH 值 6.5）、0.5mol/L 蔗糖、1% 葡

萄糖。

（2）蔗糖梯度溶液：用双蒸水或 pH 值 6.4 的含 3％葡聚糖的 0.05mol/L Tris－马来酸配制 1.2mol/L 的蔗糖溶液。

3. 实验操作

（1）取大鼠肝脏 10～20g，切碎。

（2）将切碎的组织在 2 倍体积的匀浆缓冲液中处理 40 秒。

（3）5000×g 离心 15 分钟，弃上清液，重悬沉淀中黄褐色部分。

（4）用吸管反复吹打使之混匀，将悬液铺在 1.2mol/L 蔗糖梯度溶液上，10000×g 离心 30 分钟。

（5）吸出上清液。用吸管将高尔基体层挑起。

（6）根据不同目的，将高尔基体重悬于蔗糖梯度溶液（适于最佳形态的保持）、双蒸水（用于达到最高纯度）、匀浆介质或酶分析混合液（用于保持最佳酶活性）。

（7）5000×g 离心 15～20 分钟，收集高尔基体。

【注意事项】

动物品系、饮食和组织生理状态都会影响高尔基体的分离。其中最常见的影响因素是溶酶体的数量以及分泌泡的数量和种类。为了避免高尔基体和溶酶体长时间接触，组织匀浆后的步骤应尽快完成。如果匀浆与离心的间隔时间超过 5 分钟，可能导致 50％的高尔基体损失。

（二）从培养的细胞中分离高尔基体

1. 实验用品

（1）材料：培养细胞。

（2）试剂：蔗糖、10mmol/L Tris－HCl（pH7.5 值）、100mmol/L Na₂－EDTA。

（3）设备与工具：匀浆器、离心机。

2. 试剂配制

（1）匀浆缓冲液：0.05mol/L Tris－马来酸（pH 值 6.5）、0.5mol/L 蔗糖、1％葡萄糖。

（2）蔗糖梯度溶液：用双蒸水或 pH 值 6.4 的含 3％葡聚糖的 0.05mol/L Tris－马来酸配制 1.2mol/L 的蔗糖溶液。

3. 实验操作

（1）约 5×10^5/mL 细胞悬于 0.25mmol/L 蔗糖、10mmol/L Tris－HCl（pH 值 7.5），匀浆。

（2）加入 1：1 体积含有 10mmol/L Tris－HCl（pH 值 7.5）的冰浴的 2.3mol/L 蔗糖，调整蔗糖浓度为 1.4mol/L。

（3）加入 100mmol/L 的 Na₂－EDTA 母液，混合使终浓度为 1mmol/L。

（4）将混合物移至一个干净的离心管中，加入 1.2mol/L 蔗糖/10mmol/L Tris－HCl（pH 值 7.5）14mL，再加入 0.8mol/L 蔗糖/10mmol/L Tris－HCl（pH 值 7.5）9mL。

（5）90000×g 离心 2.5 小时。

（6）用注射针头以最小体积提取位于 0.8mol/L 和 1.2mol/L 蔗糖界面处的浑浊带。

（7）根据不同目的，将高尔基体重悬于蔗糖梯度溶液（适于最佳形态的保持）、双蒸水（用于达到最高纯度）、匀浆介质或酶分析混合液（用于保持最佳酶活性）。

（8）5000×g 离心 15～20 分钟，收集高尔基体。

4. 高尔基体的鉴定

Golgi－Tracker Red 染色使高尔基体在荧光显微镜下呈红色，BODIPY－FL－神经酰胺染色使高尔基体在荧光显微镜下呈层膜状结构。

六、核糖体的分离

真核细胞和原核细胞中均有核糖体，核糖体是蛋白质合成的重要细胞器，在快速增殖、分泌功能旺盛的细胞中含量尤为丰富。一个大肠埃希菌（大肠杆菌）内约有 15000 个核糖体，一般认为其质量占细胞的 25% 左右。

（一）实验用品

（1）材料：培养细胞。

（2）试剂：蔗糖、DNase、哺乳动物匀浆缓冲液、蔗糖铺垫缓冲液。

（3）设备与工具：匀浆器、聚四氟乙烯研杵、冷冻离心机。

（二）试剂配制

（1）哺乳动物匀浆缓冲液：50mmol/L Tris－HCl（pH 值 7.5）、5mmol/L $MgCl_2$、25mmol/L KCl、0.2mol/L 蔗糖。

（2）蔗糖铺垫缓冲液：50mmol/L Tris－HCl（pH 值 7.5）、5mmol/L $MgCl_2$、25mmol/L KCl、2mol/L 蔗糖。

（三）实验操作

（1）取 5～10g 新鲜或者冻存的细胞沉淀，按照 1∶2（wt/vol）重悬于哺乳动物匀浆缓冲液中。

（2）加入无 RNase 的 DNase 至终浓度为 2g/mL。

（3）4℃ 冰浴 20 分钟。

（4）细胞破碎。加入 2 倍体积的匀浆缓冲液，匀浆。

（5）4℃ 20000×g 离心 10 分钟。

（6）将不含细胞碎片的粗制裂解液以 1∶1 的比例铺到 2mol/L 的蔗糖铺垫缓冲液上。

（7）4℃ 100000×g 离心 24 小时。沉淀中含有多核糖体，−80℃ 保存。

七、细胞核的分离与鉴定

细胞核被固定于细胞中，是一个功能单位，完整地保存了遗传物质，指导 RNA 合成与转录。由于细胞核位置特殊，因此在大多数细胞中，可以分离到相当纯的细胞核。

（一）从动物肝脏组织中制备细胞核

1. 实验用品

（1）材料：动物新鲜肝脏。

（2）试剂：裂解缓冲液、浓蔗糖溶液、Hoechst 染料。

（3）设备与工具：玻璃匀浆器、低温高速离心机、荧光显微镜。

2. 试剂配制

（1）裂解缓冲液：0.25mol/L 蔗糖、10mmol/L Tris－HCl（pH 值 7.4）、10mmol/L NaCl、3mmol/L MgCl$_2$、1mmol/L DTT、0.5mmol/L 苯甲基磺酰氟（PMSF）。

（2）浓蔗糖溶液：2mol/L 蔗糖、10mmol/L Tris－HCl（pH 值 7.4）、10mmol/L NaCl、3mmol/L MgCl$_2$、1mmol/L DTT、0.5mmol/L PMSF。

3. 实验操作

（1）称取肝组织 20g 左右，剪碎，加两倍体积裂解缓冲液。

（2）将上述缓冲液混合物置于预冷的玻璃匀浆器中。

（3）匀浆。

（4）检查细胞裂解效率。将玻璃匀浆器置于冰上，取 10μL 裂解液，用 1mL 裂解缓冲液稀释。取 2.7μL 加到载玻片上，再加入 2.7μL 含 10μg/mL Hoechst 染料的裂解缓冲液，盖上盖玻片。荧光显微镜下用蓝色滤光片观察。如果裂解细胞数小于 95%，继续研磨。

（5）在一漏斗中装入 4 层粗孔滤纸，然后将匀浆裂解液倒入漏斗。

（6）过滤，记录得到的裂解物体积。20g 肝脏匀浆大约可以得到 50mL 的裂解物。

（7）在 2mol/L 浓蔗糖溶液中加入 PMSF 至终浓度为 0.5mmol/L。取 25~30mL 加入离心管中，冰上放置 1~5 分钟。

（8）加入浓蔗糖溶液和等体积裂解物。

（9）4℃ 23000×g 离心 30 分钟。

（10）弃裂解物和蔗糖溶液，加入 2mL 裂解缓冲液重悬沉淀。

（11）将重悬的沉淀液集中至 50mL 离心管中，加裂解缓冲液至 50mL 终体积，1500×g 离心 5 分钟。

（12）弃上清液，1mL 的裂解缓冲液重悬细胞核沉淀。加入等体积甘油，液氮冻存。

（二）用渗透溶胀法从 HeLa 细胞中制备细胞核

1. 实验用品

（1）材料：HeLa 细胞。

（2）试剂：Earle 平衡盐溶液、裂解缓冲液、浓蔗糖溶液、Hoechst 染料。

（3）设备与工具：巴斯德吸管头、玻璃匀浆器、低温离心机、倒置显微镜。

2. 实验操作

（1）培养 HeLa 细胞，胰蛋白酶消化，600×g 离心 5 分钟收集细胞。

（2）弃培养基，加入 5 倍体积的 4℃ 预冷的 Earle 平衡盐溶液悬浮细胞。

（3）4℃ 600×g 离心 10 分钟。

（4）用 10 倍体积的浓蔗糖溶液重悬细胞沉淀，冰上放置 10 分钟。

（5）吸取少量细胞涂至一载玻片上。

（6）盖上盖玻片，倒置显微镜下观察细胞形态，细胞内的细胞质在细胞核周围呈气球状膨胀时即可进行下面的操作。至少应该有 90％ 的细胞（膨胀）直径相当于细胞核直径的 3.5～5.0 倍。

（7）将膨胀的细胞吸至预冷的玻璃匀浆器中。

（8）快速研磨 10～20 次破碎细胞。

（9）取少量的细胞悬液在倒置显微镜下观察。此时游离细胞核应该占 90％ 以上。

（10）4℃ 1000×g 离心 3 分钟。

（11）弃上清液，用 10 倍体积的浓蔗糖溶液重悬细胞核沉淀。

（12）按照第（10）和（11）步的方法离心细胞核，再用 10 倍体积的浓蔗糖溶液重悬。重复 2 次。

（三）活化剂裂解方法从 HeLa 细胞中制备细胞核

1. 实验用品

（1）材料：HeLa 细胞。

（2）试剂：PBS、TM－2 缓冲液、Triton X－100。

（3）设备与工具：离心机、倒置显微镜、22 号针头。

2. 试剂配制

TM－2 缓冲液：0.01mol/L Tris－HCl（pH 值 7.5）、2mmol/L $MgCl_2$、0.5mmol/L PMSF（临用前添加）。

3. 实验操作

（1）培养 HeLa 细胞，在细胞融合度达到 $1.0×10^6$/mL 时消化细胞。

（2）3000r/min 离心 5 分钟，收集细胞。

（3）用 10mL 预冷的 PBS 清洗细胞。

（4）用 10mL TM－2 缓冲液重悬细胞沉淀，室温放置 1 分钟。

（5）冰浴 5 分钟。

（6）加入 Triton X－100 至终浓度为 0.5％（vol/vol），再次冰浴 5 分钟。

（7）用 22 号针头剪切细胞。

（8）取 5μL 细胞悬液，倒置显微镜下观察细胞核。

（9）4℃ 800r/min 离心 10 分钟。

（10）用 10mL TM－2 缓冲液洗涤 2 次。

4. 细胞核的鉴定

将分离纯化后的细胞核涂片，使其自然干燥；95％乙醇固定 5 分钟，晾干；甲基绿－哌洛宁染液染色 15～20 分钟；丙酮分色 15～25 秒；双蒸水充分漂洗，干燥后镜检。细胞核经甲基绿－哌洛宁染色，DNA 呈蓝绿色，核仁和胞质 RNA 呈红色。

八、细胞核基质的分离

核基质（也称为核骨架）是间期细胞核内除去染色质和核仁之外的网架体系和均质物质。核基质由直径 3~30nm 的蛋白纤维和一些颗粒结构组成，主要成分是非组蛋白性的纤维蛋白，还包含少量 DNA 和 RNA。其作用可能是参与染色体 DNA 包装、DNA 复制和基因表达等。

（一）从培养的细胞中分离细胞核基质

1. 实验用品

（1）材料：培养细胞。

（2）试剂：含 0.5% Triton X－100 的细胞骨架缓冲液、抽提缓冲液、含 0.5% Triton X－100 的消化缓冲液、2mmol/L NaCl、4－（2－氨乙基）苯磺酰氟（AEBSF）、1,4－哌嗪－N,N′－二乙基磺酸（PIPES）、复合核苷氧钒配合物（VRC）。

（3）设备与工具：免疫荧光显微镜或电子显微镜。

2. 试剂配制

（1）含 0.5% Triton X－100 的细胞骨架缓冲液：10mol/L PIPES（pH 值 6.8）、300mmol/L 蔗糖、100mmol/L NaCl、3mmol/L $MgCl_2$、1mmol/L EGTA、0.5% Triton X－100、2mmol/L VRC、1mmol/L AEBSF。

（2）抽提缓冲液：10mol/L PIPES（pH 值 6.8）、250mmol/L $(NH_4)_2SO_4$、300mmol/L 蔗糖、3mmol/L $MgCl_2$、1mmol/L EGTA、2mmol/L VRC、1mmol/L AEBSF。

（3）含 0.5% Triton X－100 的消化缓冲液：10mol/L PIPES（pH 值 6.8）、300mmol/L 蔗糖、50mmol/L NaCl、3mmol/L $MgCl_2$、1mmol/L EGTA、0.5% Triton X－100、2mmol/L VRC、1mmol/L AEBSF。

（4）2mol/L NaCl 缓冲液：10mol/L PIPES（pH 值 6.8）、300mmol/L 蔗糖、2mmol/L NaCl、3mmol/L $MgCl_2$、1mmol/L EGTA、0.5% Triton X－100、2mmol/L VRC、1mmol/L AEBSF。

3. 实验操作 ［（1）～（3）步骤在 4℃ 条件下操作］

（1）收集细胞，PBS 洗涤 1 次。

（2）用含 0.5% Triton X－100 的细胞骨架缓冲液抽提细胞 3~5 分钟。直到消化步骤（4），每 10^7 个细胞最少要用 1mL 缓冲液，以后减半。

（3）用抽提液抽提细胞 3~5 分钟。

（4）在含 0.5% Triton X－100 的消化缓冲液中加入无 RNA 酶的 DNA 酶（浓度为 200~400U/mL），32℃ 孵育 30~50 分钟。

（5）用抽提缓冲液洗涤 2 次，每次 5 分钟。

（6）固定核基质，免疫荧光显微镜或电子显微镜观察。

（二）从组织中分离细胞核基质

1. 实验用品

（1）材料：新鲜组织。

（2）试剂：含 0.5% Triton X－100 的细胞骨架缓冲液、抽提缓冲液、含 0.5% Triton X－100 的消化缓冲液、2mol/L NaCl 缓冲液、AEBSF。

（3）设备与工具：匀浆器、尼龙滤器。

2. 试剂配制

（1）含 0.5% Triton X－100 的细胞骨架缓冲液：10mol/L PIPES（pH 值 6.8）、300mmol/L 蔗糖、100mmol/L NaCl、3mmol/L $MgCl_2$、1mmol/L EGTA、0.5% Triton X－100、2mmol/L VRC、1mmol/L AEBSF。

（2）抽提缓冲液：10mol/L PIPES（pH 值 6.8）、250mmol/L $(NH_4)_2SO_4$、300mmol/L 蔗糖、3mmol/L $MgCl_2$、1mmol/L EGTA、2mmol/L VRC、1mmol/L AEBSF。

（3）含 0.5% Triton X－100 的消化缓冲液：10mol/L PIPES（pH 值 6.8）、300mmol/L 蔗糖、50mmol/L NaCl、3mmol/L $MgCl_2$、1mmol/L EGTA、0.5% Triton X－100、2mmol/L VRC、1mmol/L AEBSF。

（4）2mol/L NaCl 缓冲液：10mol/L PIPES（pH 值 6.8）、300mmol/L 蔗糖、2mmol/L NaCl、3mmol/L $MgCl_2$、1mmol/L EGTA、0.5% Triton X－100、2mmol/L VRC、1mmol/L AEBSF。

3. 实验操作

（1）4℃条件下，将新鲜组织切成 1mm³ 左右的小块。加入含 0.5% Triton X－100 的细胞骨架缓冲液匀浆，直到无肉眼可见的团块，每克组织大约需要 10mL 缓冲液。

（2）用 250μm 孔径的尼龙滤器过滤。

（3）4℃条件下，运用抽提缓冲液洗涤样品 5 分钟。

（4）其他步骤同"从培养的细胞中分离细胞核基质"。

九、中间丝的分离与鉴定

中间丝是细胞骨架中最复杂的一种蛋白质纤维系统，其直径介于微管和微丝之间，约 10nm。中间丝的表达具有组织特异性。中间丝蛋白有 40 余种，主要包括角质纤维蛋白、波形纤维蛋白。中间丝与细胞核的固定、物质运输和有丝分裂过程等有关。

（一）从培养的细胞中分离Ⅰ～Ⅲ型中间丝

1. 实验用品

（1）材料：培养细胞。

（2）试剂：蛋白酶抑制剂、裂解缓冲液、解聚缓冲液、用于Ⅰ型和Ⅱ型中间丝蛋白的组装缓冲液、用于Ⅲ型中间丝蛋白的组装缓冲液、DNA 酶Ⅰ。

（3）设备与工具：培养皿、离心机。

2. 试剂配制

（1）裂解缓冲液：蛋白酶抑制剂、1% Triton X-100、0.6mol/L KCl、10mmol/L MgSO$_4$。

（2）解聚缓冲液：蛋白酶抑制剂、10mmol/L Tris-HCl（pH 值 8.0）、8mol/L 尿素、0.2% β-巯基乙醇、5μmol/L EDTA。

（3）用于Ⅰ型和Ⅱ型中间丝蛋白的组装缓冲液：蛋白酶抑制剂、10mmol/L Tris-HCl（pH 值 7.4）、0.2% β-巯基乙醇。

（4）用于Ⅲ型中间丝蛋白的组装缓冲液：PBS、蛋白酶抑制剂。

（5）蛋白酶抑制剂中各试剂浓度：2μg/mL 亮抑蛋白酶肽、1μg/mL 抑胃酶肽、2mmol/L PMSF、2μg/mL 抑蛋白酶肽、Na$_2$-EDTA。

3. 实验操作

（1）弃细胞培养基，用 5mL 含蛋白酶抑制剂的预冷 PBS 洗涤细胞。

（2）用 1mL 预冷的裂解缓冲液裂解细胞 5 分钟。

（3）每毫升细胞裂解液加 0.5mg DNA 酶Ⅰ，4℃水浴 5 分钟。

（4）4℃ 1500×g 离心 10 分钟。

（5）用含蛋白酶抑制剂和 5mmol/L EDTA 的 PBS 洗涤 2 次。

（6）将沉淀物在解聚缓冲液中混匀（蛋白终浓度大约为 1mg/mL），20℃搅拌 30 分钟。

（7）20℃ 200000×g 离心 30 分钟。

（8）用组装缓冲液透析上清液（蛋白浓度约为 0.5mg/mL）。Ⅰ型和Ⅱ型或者Ⅲ型中间丝至少在室温下透析 3 小时。

（9）4℃ 100000×g 离心 30 分钟。

（10）重复 3 次步骤（6）～（9）。

（二）从组织中分离中间丝

1. 实验用品

（1）材料：新鲜动物组织。

（2）试剂：蛋白酶抑制剂、组装缓冲液、解聚缓冲液、角蛋白抗体。

（3）设备与工具：镊子、离心机。

2. 试剂配制

（1）组装缓冲液：蛋白酶抑制剂、0.2% β-巯基乙醇、1% Triton X-100（pH 值 7.4）。

（2）解聚缓冲液：蛋白酶抑制剂、50mmol/L Tris-HCl（pH 值 9.0）、8mol/L 尿素、0.2% β-巯基乙醇、5μmol/L EDTA。

（3）蛋白酶抑制剂：2μg/mL 亮抑蛋白酶肽、1μg/mL 抑胃酶肽、2mmol/L PMSF、2μg/mL 抑蛋白酶肽、Na$_2$-EDTA。

3. 实验操作

（1）取新鲜动物组织。

（2）4℃条件下，在含有 20mmol/L EDTA 和蛋白酶抑制剂的 PBS 中浸泡过夜。

（3）用镊子去除组织表面相连的其他组织。

（4）剪成小块，解聚缓冲液（每克组织用量约为 25mL）中于 20℃搅拌 2 小时。

（5）20℃ 10000 ×g 离心 30 分钟。

（6）取上清液，用解聚缓冲液稀释至蛋白浓度为 0.5mg/L，4℃条件下，用组装缓冲液透析过夜。

（7）4℃ 10000×g 离心 30 分钟。

（8）在解聚缓冲液中溶解沉淀并重复步骤（5）~（7）。

（9）运用 SDS-PAGE 方法测定分子量蛋白质的富集程度。

4. 中间丝的鉴定

M 缓冲液洗 3 次，晾干后 3％戊二醛固定 15 分钟；PBS 冲洗 3 次，0.2％考马斯亮蓝 R-250 染色 30 分钟，双蒸水洗去多余染液，盖上盖玻片，镜检。低倍镜下观察到线性蓝色纤维交织。

参考资料：

[1] 杨恬. 细胞生物学 [M]. 北京：人民卫生出版社，2010.

[2] 刁勇，许瑞安. 细胞生物技术实验指南 [M]. 北京：化学工业出版社，2008.

[3] 王亚男，马丹炜. 细胞生物学实验教程 [M]. 北京：科学出版社，2010.

[4] 项荣. 细胞生物学实验指导 [M]. 长沙：湖南科学技术出版社，2014.

[5] 徐思斌，杜少陵. 医学细胞生物学实验与学习指导 [M]. 合肥：中国科学技术大学出版社，2013.

[6] 鲍明升. 细胞生物学实验与习题指导 [M]. 合肥：中国科学技术大学出版社，2011.

[7] 章静波，黄东阳，方瑾. 细胞生物学实验技术 [M]. 北京：化学工业出版社，2011.

[8] 张光谋，李延兰. 医学细胞生物学实验技术 [M]. 北京：科学出版社，2013.

[9] 辛华. 现代细胞生物学技术 [M]. 北京：科学出版社，2009.

[10] 李芬. 细胞生物学实验技术 [M]. 北京：科学出版社，2007.

[11] 樊廷俊. 细胞生物学实验技术 [M]. 青岛：中国海洋大学出版社，2006.

[12] 姜静. 细胞生物学实验原理与技术 [M]. 哈尔滨：东北林业大学出版社，2004.

[13] 李玲，李雪峰. 细胞生物学实验 [M]. 长沙：湖南科学技术出版社，2003.

[14] 斯佩克特. 细胞实验指南 [M]. 黄培堂等，译. 北京：科学出版社，2001.

（高林波）

第五章　细胞形态学检测

细胞形态学研究细胞及各组成部分的显微结构和亚显微结构。显微镜的发明大大扩充了人类的视野，把人类的视觉从宏观引入微观。显微镜大致分为光学显微镜和电子显微镜两大类。光学显微镜可以把物体放大到 1500 倍，最大分辨率为 0.2μm。其中，普通光学显微镜的分辨率达微米级，主要用于日常观察组织的显微结构以及细胞的形态、数量及生长状态等。荧光显微镜以紫外线为光源，可以对自身可发射荧光以及使用荧光染料或荧光抗体后能发射荧光的物质进行定性和定量研究。激光扫描共聚焦显微镜可以对观察样品进行断层扫描和成像，可以无损伤地观察和分析细胞的三维立体结构。同时，激光扫描共聚焦显微镜也是活细胞的动态观察、多重免疫荧光标记和离子荧光标记观察的有力工具。

然而，随着科学技术的发展，光学显微镜有限的分辨率难以满足许多微观分析的需求。电子显微镜是用高速电子束代替光束，由于电子流的波长比光波短得多，所以电子显微镜的放大倍数可达 80 万倍，分辨的最小极限达 0.1~0.2nm。本章主要涉及透射电子显微镜和扫描电子显微镜。其中，透射电子显微镜是通过加速和聚集的电子束投射到非常薄的样品上，电子与样品中的原子碰撞而改变方向，形成明暗不同的影像。而扫描电子显微镜利用聚焦电子束在样品表面逐点扫描成像，是一种研究物质微观结构的技术，在生物科学研究中常被用于获取细胞或组织表面的立体成像。

第一节　透射电子显微镜检测

光学显微镜的发明为人类认识微观世界提供了重要的工具，但随着科学技术的发展，其有限的分辨率难以满足许多微观分析的需求。根据透镜分辨率的公式 $(lr_0 = \dfrac{0.61\lambda}{n\sin\alpha})$，要想提高显微镜的分辨率，关键是降低照明光源的波长。顺着电磁波谱朝短波长方向寻找，紫外光的波长在 13~390nm 之间，比可见光短得多。但是大多数物质都强烈地吸收紫外光，因此紫外光难以作为照明光源。在物质波中，电子波不仅具有比光波长小 10~100 倍的短波长，而且存在使之发生折射聚焦的物质。所以电子波可以作为照明光源，由此形成电子显微镜，将分辨率提高到纳米量级，进而可分辨比光学显微镜所能分辨的最小物体还要小 1000 倍的物体，在细胞精细结构研究方面发挥了重要作用。

一、透射电子显微镜的构成

电子显微镜使用高能量的加速电子作为照明光源，高能电子束与固体物质间相互作用所产生的各类电子信息是电子显微镜进行成像的重要依据（附图 1）。根据成像过程所采用的电子信息不同，可将电子显微镜分为透射电子显微镜（TEM）和扫描电子显微镜（SEM）两类，其具有不同的特点和应用范围。其中，透射电子显微镜是发展最早、应用最广泛的电子显微镜。

与光学显微镜类似，透射电子显微镜以聚焦电子束作为照明光源，通过电子束与样品作用产生的透射电子束或衍射电子束，经电磁透镜放大所形成的图像来分析样品内部的显微组织结构（图 5-1）。电子透射样品后，将与样品内部原子发生相互作用，从而改变其能量及运动方向。显然，不同结构的样品与电子有不同的相互作用，从而获得不同的结构信息。

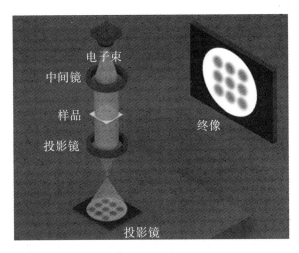

图 5-1　透射电子显微镜成像过程示意图

二、细胞样品的制备

在医学上，透射电子显微镜主要用来观察组织或细胞的内部超微结构。由于标本必须置于高真空中进行电镜观察，所以观察的生物标本必须特殊制备，不能含水，离体的生物标本要迅速固定，以防发生结构改变。另外，电子易散射或被物体吸收，故穿透力低，这就需要把样品制成 50~100nm 厚的超薄切片（一个细胞切成 100~200 片）。切片中较薄或密度较低的部分电子散射能力弱，穿过样品的透射电子数多，参与成像的电子数自然也多，投射到荧光屏上显示的区域较亮。反之，较厚或密度较高的部分穿过样品的透射电子数少，投射到荧光屏上显示的区域则较暗。这样就形成了生物样品的透射电子显微图。

为了使柔软的生物组织能够制成这样薄的切片，并使切片耐受高真空和电子轰击，制作一个合格的超薄切片需要经过以下步骤：取材、固定（双固定）、清洗、脱水、置换、浸透、包埋、聚合、修块、超薄切片、捞片、电子染色。透射电子显微镜观察细胞样品的制备主要分为两大步骤，分别为包埋样品制备、切片与染色。

（一）包埋样品制备

1. 贴壁细胞的电镜样品制备

（1）原位法：原位法常用于包埋贴壁细胞，为了不改变细胞之间本来的排布位置，就在培养皿内进行包埋等一系列操作步骤。这一方法常用于研究细胞之间的连接装置，以及细胞骨架和分裂期细胞的超微结构等。具体步骤如下。

1）取材：一种方式是直接在直径 3cm 的塑料培养皿内培养细胞，细胞生长到一定密度之后（一般 3~4 天），用吸管弃培养基，紧接着加入 PBS 漂洗 3 次，每次 5~10 分钟。另一种是将无菌的聚苯乙烯薄膜（已消毒包装的成品）剪成适宜的小块置入培养瓶中，然后接种细胞悬液，待细胞附于薄膜上并生长后，取出移入青霉素小瓶中，用 PBS 漂洗 3 次，每次 5~10 分钟。

2）固定。

目的：阻止细胞自溶，稳定细胞的化学成分和超微结构。

步骤：常规的固定方法是选用戊二醛加锇酸进行双重固定。首先，在培养皿或青霉素小瓶中加入 3％的戊二醛/PBS，室温下进行前固定 1~2 小时。接着，吸出戊二醛固定液，加入 PBS 漂洗 1 次，5 分钟后吸出，再加入预冷的 0.8％~1％的锇酸/PBS，4℃下固定 15~60 分钟。

【注意事项】

锇酸挥发性强，有强烈的刺激性气味且毒性强，对皮肤、呼吸道黏膜及眼睛角膜有伤害作用，因此操作时应在通风橱中进行。配制和储存不当会产生锇黑，使其失效，因此需冷冻、密封和避光保存，临用前需彻底化开。

3）脱水。

目的：绝大多数生物样品中水分的比例可达 70％~80％，而其中又有 85％~90％为游离态水，再加上包埋剂多为水不溶性物质，如果包埋前不彻底除去样品中的游离态水，将直接影响包埋块的质量，并引起一系列不良后果，造成切片困难和成像模糊等。为了不破坏样品的超微空间结构，需进行脱水。

步骤：将固定好的细胞用 PBS 漂洗后，依次加入不同浓度的乙醇或丙酮进行梯度脱水。

30％ 乙醇或丙酮 5~10 分钟。

50％ 乙醇或丙酮 5~10 分钟。

70％ 乙醇或丙酮 5~10 分钟。

90％ 乙醇或丙酮 10~15 分钟。

100％ 乙醇或丙酮，3 次，每次 10~15 分钟。

【注意事项】

更换液体时动作要迅速，注意不要让样品干燥，否则样品内易产生小气泡，使包埋剂难以渗入，造成后续切片困难。固定后的样品必须用缓冲液充分漂洗后，才能进行脱水，否则锇酸会与乙醇作用生成沉淀。每次加入的脱水剂体积至少要为样品的 20 倍。

更换液体后容器的盖子必须盖紧，防止脱水剂从空气中吸水。

　　4）浸透。

　　目的：用包埋剂逐步替代浸入样品内部的脱水剂，即用包埋剂与脱水剂按浓度梯度分级换液，使包埋剂逐渐取代脱水剂渗透到组织中去，以填充样品超微结构的各个空间。

　　步骤：在室温或37℃下，依次加入以下混合液，必要时使用低速摇床能提高浸透的效果，浸透的时间可以灵活掌握。

　　①丙酮：包埋剂＝3：1（vol/vol）：30～60分钟。

　　②丙酮：包埋剂＝1：1（vol/vol）：30～60分钟。

　　③丙酮：包埋剂＝1：3（vol/vol）：1～2h。

　　④100％包埋剂：2～5小时。

　　5）包埋与聚合。

　　目的：使充分浸透的样品埋置于树脂介质中，加温使包埋剂逐渐由单体聚合成高分子，从而使样品与包埋剂一起获得高度的稳定性、均匀性以及合适的硬度和弹性，以便制备切片。

　　步骤：

　　①首先将包埋时所用模具洁净干燥，在使用之前放入37℃烘箱中预干燥1～2小时。

　　②将预先干燥的EPON明胶囊注满混合包埋剂，倒盖在单层细胞上。

　　③将包埋好的样品放入干燥的自动控温的烘箱中，依次调节如下温度即可完成聚合（表5-1）。

表 5-1　自动控温的烘箱

温度	时间
37℃	12 小时
45℃	12～48 小时
60℃	24 小时

　　④关闭烘箱，待温度降至室温后取出包埋块，放入干燥器中保存。

　　【注意事项】

　　如果在包埋时适当延长渗透时间，可以直接在60℃ 24 小时之内完成聚合。聚合好的软硬适宜的样品应该固化成硬块，如果样品固化不好，软似牛皮糖，可能是因为聚合的时间不足，或者因为包埋剂受潮。在这类情况下，可以试着将烘箱调到100℃再聚合1～2小时，或在60℃下再聚合24小时。

　　（2）离心法（适用于悬浮细胞样品制备）。

　　1）取材：收集对数生长期细胞于离心管中，800～1000r/min 离心 10 分钟，弃上清液，立即加100μL 2.5％的戊二醛，4℃固定30分钟。4℃ PBS 漂洗 1～2 小时或过夜，1000r/min 离心 5 分钟，弃上清液。

　　2）固定：

　　①将离心管中的细胞团块（约 0.5mm×0.5mm×1mm）移入 1.5mL EP 管中，在

4℃用 0.1M PBS 漂洗 3 次，每次 10 分钟。再用 1％锇酸在 4℃固定 30 分钟，接着用 PBS 漂洗 3 次（尽量避免细胞团被冲散）。

②对于悬浮细胞，在培养液中直接加入前固定液，离心使细胞成团后，进行常规双重固定。若离心后细胞不易成团，可在沉淀物中加几滴融化琼脂或牛血清蛋白或用琼脂预包埋松散的细胞，使细胞凝集成团，最后把细胞团切成小块，再进行常规的双重固定。

3）脱水：与原位法一致

4）浸透：吸弃管中脱水剂，按原位法浸透方式进行。

5）包埋与聚合：吸取混合包埋剂滴 2 滴于 2 号胶囊模块孔的底部，把细胞团块移入胶囊底部中心，注满混合包埋剂，放 60℃烘箱烘烤 2 小时，使之固化成硬块。

2. 少量细胞样品制备

（1）取材：少量细胞连同培养基一起移入离心管中，800r/min 离心 5 分钟，弃上清液。细胞沉淀加 4％多聚甲醛，轻轻混匀于 4℃固定 1 小时。PBS 漂洗，800r/min 离心 5 分钟，连续 3 次。将移液枪的塑料枪头尖端过火焰，使其成为封闭的锥形管，将细胞沉淀（约 200μL）移入管内，加 5μL 新鲜人血浆，轻轻混匀后，加入 2.5％戊二醛（pH 值 7.2～7.3，0.1M PBS 配制）100μL，再轻轻混匀，于 4℃静置 4 小时。离心条件同前。刀片切去枪头的末端，用细针挑出细小的细胞团块，PBS 漂洗多次。

（2）固定：1％锇酸固定 2 小时，PBS 漂洗。

（3）脱水：与原位法一致。

（4）浸透：吸弃管中脱水剂，按原位法浸透方式进行。

（5）包埋与聚合：与离心法一致。

3. 细胞盖片样品制备

（1）取材：将生长在盖玻片或聚苯乙烯盖片上的单层细胞取出，置青霉素小瓶内，于 4℃用 PBS 漂洗 3 次。2％冷的戊二醛固定 30 分钟，冷的 PBS 漂洗 3 次。

（2）固定：1％锇酸固定 30 分钟，PBS 漂洗 3 分钟或过夜。

（3）脱水：同离心法一致。

（4）浸透：同离心法一致。

（5）包埋与聚合：将明胶囊装满混合包埋剂，倒盖在单层细胞上，60℃固化 2 小时。

（6）分离盖片与包埋剂：聚苯乙烯盖片与包埋剂直接用手分离，而玻璃盖片与包埋剂一起放入盛有液氮的烧杯内片刻，迅速取出放入自来水中，二者即可分离。

（二）切片与染色

1. 切片用品

切片用品包括解剖镜、制刀机、玻璃条、载网、镊子（细尖嘴）、培养皿、滤纸、睫毛针、注射器（2 或 5mL）、双蒸水、95％乙醇、样品盒、酒精灯、石蜡（块或片）、绸布、小玻璃缸（直径 10cm，高 10cm 以上）、载玻片、新刀片（单面或双面），以及制备支持膜的溶液（如 0.3％～0.5％孚尔瓦/氯仿溶液）等。

2. 修块

（1）包埋好的样品块是不能直接拿到切片机上切片的，必须将其整修一番，去除外周的包埋介质，暴露出表面积小于 0.1mm² 和低于 0.2mm 的小方台。

（2）把样品块固定在样品夹上，用解剖镜观察，先用锋利的刀片在水平方向削，以去除样品表面多余的树脂，直到暴露出样品（一般看到切下的薄片中有黄褐色的痕迹时，说明已切到组织或细胞了）。

（3）用超薄切片机上的显微镜，边观察边用刀片进一步修整包埋块，使其顶面平整光滑，呈梯形、长方形或正方形，上下两边严格平行。面积一般小于 1mm×1mm，四个斜面的坡度在 45°左右。

【注意事项】

若需要做半薄切片进行光学显微镜观察，锥体顶面的面积要尽量大一些，组织块四周可保留一部分包埋剂以保证组织块所有的结构不丢失，以后再根据需要进行取舍。

3. 半薄切片的制备

（1）把粗修好的包埋块连同样品夹一起装在样品臂上。

（2）把玻璃刀安装在刀座上，使刀刃与刀座上的标杆等高，调节刀的前角值在 3°～5°，左右移动刀台选择合适的刀刃位置（玻璃切片刀现用现做，通常一把刀切一个标本）。

（3）前后移动刀座使刀靠近样品块，旋转样品夹及刀座，使包埋块顶端平面的上下两边与刀刃三线平行。

（4）通过双目显微镜边观察边微调进刀，直到刀刃与包埋块顶端的平面在同一垂直面上，即刀刃刚刚能接触到组织为止（小心对刀，以免第一张切片太厚损伤样品臂）。

（5）用注射器向刀槽内注入双蒸水，调节液面的高度直到获得一个合适的反光。

（6）选择合适的切片速度与切片厚度，切出厚度为 0.5～2μm 的半薄切片。

（7）将切片捞在滴有双蒸水的载玻片上，再放在加热板上使切片展平、烘干。

（8）在切片上滴加 0.5％甲苯胺蓝溶液染色 3～5 分钟。

（9）用水冲洗掉多余的染液，晾干后用树胶封片，光学显微镜下观察。

4. 支持膜的制备

超薄切片需用载网来捞以便继续进行染色和观察。对于一般普通组织超薄切片，可选用 200～300 目的载网；对于过小的和过碎的样品，可选用 400 目的载网；对于不易查找的样品，可选用带字母记号的载网，以帮助记忆目标的位置等。载网有铜、金、铂金、不锈钢和镍制等多种材质，常用的是铜网和不锈钢网。在使用之前，载网需要进行清洗，清洗的目的除了使载网洁净，还有除去载网的静电以便捞片。一般新的载网可直接用 95％乙醇或 100％丙酮浸泡一下，再用双蒸水冲洗后自然晾干即可。

载网的目数再多也是有孔隙的，为了防止极微小的样品在捞片时漏掉，或切片在电子束的轰击下卷曲，或为了加强孔隙大的载网的支持作用等，需要在清洗好的铜网上覆盖一层支持膜。常用的支持膜有多种，包括孚尔瓦膜（Formvar Film）、碳膜、火棉胶膜等。下面以孚尔瓦膜的制备为例：

（1）配制 0.2%~0.5%孚尔瓦-氯仿溶液，将洁净光滑的载玻片浸入深约 3cm，稍停留一下即匀速取出，用滤纸吸去下沿多余的溶液，载玻片上便形成一层均匀的薄膜。

（2）自然干燥后用刀片沿着膜的四周（距离边缘 2mm 左右）划痕，在膜上轻轻哈气。

（3）将附膜的载玻片缓缓斜向插入双蒸水中（事先准备好一个小玻璃缸，并注满清水），一片（或两片）透明的薄膜就漂在水面上了。如果漂浮的膜五颜六色或似白雾并有条纹，说明膜过厚和不均匀，则弃之不用，再重新做，以免影响成像的质量。

（4）将清洗干净的载网轻轻排放在厚薄均匀的、干净及无皱折的膜上。

（5）用比膜面积稍大的滤纸盖在膜上，随着滤纸吸湿，膜、载网和滤纸三者贴在一起。

（6）镊子夹住滤纸的一边，迅速提起并翻转，放在洁净的培养皿中干燥备用。

5. 超薄切片的制备

超薄切片厚度的最佳值为 50~70nm，观察干涉色，可以判断切片厚度，以确定捞取的切片。切片要求在防震、恒温和无较大气流流通的环境下进行。

（1）光学显微镜观察半薄切片，对包埋块做适当的再修整，重新选择刀刃，用上述方法对刀，选择合适的切削速度和切片厚度，以切出银白色的切片带为最佳。

（2）用睫毛针将切片带断成几段并聚拢在一起，用镊子夹住载网的边缘，使载网与切片所在的水面平行，与切片接触并蘸取切片后迅速提起，用滤纸吸去水滴，放在铺有滤纸的培养皿中，自然干燥后进行染色。

6. 电子染色

样品中不同的成分与电子染色剂相结合或相吸附的能力是有差异的，这就使荧光屏上成像的明暗和深浅不一致，显示出不同层次和反差良好的图像。目前常用的重金属染色剂有铀盐和铅盐。

（1）铀盐常用醋酸双氧铀 ［$UO_2(CH_3COO)_2 \cdot 2H_2O$］ 配制电子染色剂，其染色效应是通过双氧铀离子与样品中的生物分子基团相结合而实现的。染色时需避免强光照射，并且最好用棕色瓶子避光保存染液，以减少光化学作用，防止染液变质。如果染液混浊或颜色变深了，说明已经变质，应弃之不用。

1）称取 3.85g 醋酸双氧铀，用 50mL 50%或 70%乙醇配制成饱和醋酸双氧铀染液，充分溶解之后过滤，pH 值 3.5~4，4℃冰箱避光保存。

2）在蜡盘上点滴染液，每滴染液上放一个有切片的载网（注意：有切片的一面朝下），加盖防尘，必要时再罩一个硬纸壳盒避光。一般在室温条件下染 20~60 分钟。染好后用双蒸水彻底清洗，具体方法是用镊子夹住样品，再用一小片滤纸吸去载网上多余的染液（注意：接触载网边缘吸取，切勿碰样品表面）。

3）用 2 或 3 个小烧杯盛满双蒸水，依次排开，使夹住的样品在垂直方向上下缓缓抖动（注意：每次抖动时不要冲出液面，以防表面张力引起的冲劲使样品脱落）。依次洗过之后，可再用吸管冲洗一下，然后用一小片滤纸吸干镊子和样品上的水，小心地放入样品盒，自然晾干即可。

（2）铅盐常用柠檬酸铅（枸橼酸铅）配制电子染色剂，具有很高的电子密度，对各种细胞结构均有广泛的亲和力，尤其能提高细胞膜系统及脂类物质的反差。但是，铅盐有毒，并且容易与空气中的二氧化碳反应，形成碳酸铅沉淀而污染样品，所以在配制和使用时要格外小心。染色步骤如下：

1）用一支干净的滴管吸取枸橼酸铅染液滴在标有"铅"的专用蜡盘中。

2）在蜡盘中放一些固体氢氧化钠，用上述方法染色 3 分钟。

3）用 0.1M 的氢氧化钠溶液和双蒸水充分清洗，自然干燥后用透射电子显微镜观察。

第二节　扫描电子显微镜检测

透射电子显微镜所需的超薄切片实际上是样品的二维切片，不能表达细胞的三维结构，而且在观察切片后拍摄显微照片时，容易造成错误的印象。而扫描电子显微镜（SEM）能直接观察标本表面的三维空间结构，真实地反映各种细胞表面和断裂面的形态特征。扫描电子显微镜是用细聚焦的电子束轰击样品表面，通过电子与样品相互作用产生的二次电子、背散射电子等对样品表面或断口形貌进行观察和分析（图 5-2）。与透射电子显微镜不同，扫描电子显微镜是通过电子枪发射电子束，在加速电压作用下，经电子透镜聚焦，在样品表面逐行进行扫描，逐点成像。因此，扫描电子显微镜适于观察研究组织、细胞表面或断裂面的三维立体结构。

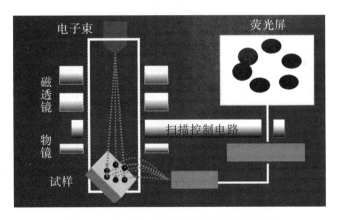

图 5-2　扫描电子显微镜成像过程示意图

扫描电子显微镜在生物医学中主要用于观察样品的表面结构。根据扫描电子显微镜的工作原理，被观察的样品要求干燥，并具有较高的二次信息发射率和良好的导电性、导热性。在扫描电子显微镜生物样品的制备过程中，除表面比较坚硬的组织（如骨骼、牙齿、指甲、毛发等）和需要采用某些特殊制备技术的样品，一般生物组织均需经过取材、清洗、固定、脱水、干燥及金属镀膜等基本程序处理以后，才能进行扫描电子显微镜观察。由于观察目的不同，除了使用相同的固定液，扫描电子显微镜细胞样品的制备与透射电子显微镜有较大差异。为了得到无损、真实而清晰的表面形貌结构，在扫描电子显微镜细胞样品制备的全过程中必须掌握以下原则：

（1）每一操作过程都应注意防止样品的污染和损伤，使被观察的样品尽可能保持原有的外貌和微细结构。

（2）去除样品内水分，以利于维持扫描电子显微镜的真空度和防止镜筒的污染。但在脱水和干燥处理时，要尽量避免样品体积变小和收缩变形等人工假象。

（3）降低样品表面的电阻率，增加样品的导电性，以提高二次电子发射率，建立适度的反差和减少样品的充放电效应。

（4）观察组织细胞的表面或内部微结构，应注意和保护样品的观察面。

一、取材、固定与脱水

一般原则与透射电子显微镜超薄切片的取材相似，但用于扫描电子显微镜观察的样品块略大，通常为 5mm×8mm 左右。SEM 细胞标本的取材及固定主要采用原位法和离心法。

（一）原位法

1. 取材

细胞直接铺片培养，将铺片培养的细胞取出浸入 PBS 中，漂洗细胞表面，否则会影响正常形态。

2. 固定

将细胞铺片放入青霉素小瓶中，加 4℃ 预冷的 3％ 戊二醛，在 4℃ 固定 2 小时或过夜。

3. 吸出戊二醛固定剂

用 PBS 漂洗 2 次，每次 10 分钟，再用 4℃ 预冷的 1％ 锇酸，在 4℃ 固定 10～60 分钟，然后用 PBS 漂洗 2 次，每次 10 分钟。

4. 脱水

用系列梯度乙醇（30％、50％、70％、80％、90％、95％和 100％）脱水，每种浓度乙醇通过 2 次，每次 15～30 分钟。吸出乙醇，加入丙酮－醋酸异戊酯（1：1）混合液浸泡 10～20 分钟，吸弃后再用纯醋酸异戊酯浸泡 10～20 分钟，以此置换乙醇。

【注意事项】

由于锇酸含金属锇颗粒，对生物样品中的某些蛋白质有亲和性，所以在固定样品的同时，向样品中植入了金属颗粒，因而增强了样品的导电性。锇酸对组织的渗透性不强，与戊二醛的前固定相比较，往往需要更长的时间，但锇酸处理的时间过长，又会腐蚀破坏生物样品的精细结构，使之产生空洞。所以要根据样品的具体情况，灵活掌握用锇酸处理的时间。

（二）离心法

1. 取材

处于对数生长期的贴壁细胞或悬浮细胞。

2．预固定

由于离心会损伤细胞，特别是细胞的表面结构，因此在离心前需预固定。

3．离心

将低浓度戊二醛预固定后的细胞离心获取细胞沉淀（贴壁细胞用细胞刮取出后离心），根据细胞大小选择离心速度。

4．固定

离心弃去上清液，在细胞沉淀中加入 2.5％戊二醛，用吸管轻轻吹打，使细胞分散，于室温下再固定 30 分钟。接着用 PBS 漂洗后用 1％锇酸固定 5~10 分钟。然后用 PBS 漂洗 2 次，每次 10 分钟。

5．样品附着

由于多次离心使细胞丢失，因此最好先将细胞附着在玻片或塑料片表面，使细胞随同该玻片或塑料片一起脱水、干燥。具体步骤：

（1）制备质量浓度为 0.1％的多聚 L-赖氨酸溶液并滴在清洗后的玻片上。

（2）待液滴展开后在 45℃烘箱中干燥。

（3）将固定与清洗后的细胞用过滤水制成浓度适宜的细胞悬液，悬滴在已铺好膜的玻片上，在 4℃环境中放置 30 分钟，使细胞附着到膜上。

6．脱水

将上述玻片用系列梯度乙醇（30％、50％、70％、80％、90％、95％和 100％）脱水，每种浓度乙醇通过 2 次，每次 15~30 分钟。吸出乙醇，加入丙酮-醋酸异戊酯（1：1）混合液浸泡 10~20 分钟，吸弃后再用纯醋酸异戊酯浸泡 10~20 分钟，以此置换乙醇。

二、干燥与镀膜

干燥：扫描电子显微镜在脱水后不需经过浸透与包埋，而要进行干燥。为了完好保存细胞样品表面的精细结构，最理想的干燥法为临界点干燥法，即直接将样品放入专门的临界点干燥仪。具体步骤如下：

（1）从醋酸异戊酯中取出样品，保持湿的浸润状态置入临界点干燥仪的样品篮（样品篮的上下两面事先铺好滤纸）。

（2）预先冷却临界点干燥仪的样品室，使其温度降到 0℃，在保证样品被醋酸异戊酯浸润的情况下，把样品篮放入样品室并盖紧样品室盖。

（3）打开进气阀门，充入液体二氧化碳，使之达到样品室容积的 70％~80％后停止进气。

（4）样品室温度控制在 5℃以下，压力 $60kg/cm^2$，持续 5~10 分钟。

（5）样品室温度升至 40℃，打开进气阀门，缓缓放出气体。

（6）重复以上充液排气步骤 2~3 次，使液态二氧化碳置换出样品中的醋酸异戊酯。

（7）当气压降低至 $30kg/cm^2$ 以下时，切断加热器。

（8）待样品室温度降到室温，压力降到零以后，打开样品室盖，取出样品备用。

如果实验室不具备此种仪器，可采用乙腈干燥法：

样品经上述处理后，浸入 50％乙腈水溶液中，然后依次更换 70％、80％、90％、95％、100％的乙腈溶液，每次浸泡 15～20 分钟，最后再换 100％乙腈溶液。将乙腈置换后的样品连同青霉素小瓶一起放到真空镀膜台的空中置内，抽低真空，一般需 30～50 分钟。样品干燥后，待其温度升至室温时再放气，取出样品。

三、样品导电处理

生物样品和其他非金属样品的表面电阻率很高，在用扫描电子显微镜观察时，往往容易发生荷电现象。另外，生物样品都是由低原子序数的碳、氢、氧、氮等元素组成，二次电子发射率很低，信号弱，难以获得必要的图像反差。因此，为了消除或减少以上不良现象，细胞样品在用扫描电子显微镜观察前，均需进行表面导电处理。

（一）金属喷镀法

将干燥后的样品用导电胶粘在样品台上，放入真空喷镀仪内或离子溅射仪内喷约 15nm 厚的碳或金，随后进行扫描电子显微镜观察。这种方法除可消除充放电效应外，还可提高二次电子发射率。缺点是热辐射和原子轰击会使样品变形。

（二）导电染色法

用金属盐类化合物与生物体的蛋白质、脂类、糖类等结合，使表面离子化，或游离出金属分子镶嵌于生物分子间，从而使样品表面电阻值降低，消除充放电效应，同时在一定程度上起硬化组织的固定作用。

第三节　普通光学显微镜检测

显微镜是观察微观世界的重要工具，没有它就无法打开微观世界的大门。随着现代科学技术的发展，显微镜的种类越来越多，性能更加完善，使用范围也越来越广泛。显微镜不仅可以用来观察细胞形态和内部结构，还可通过与其他技术的结合进行细胞化学成分的定位、定性以及物质代谢、细胞生理、免疫功能等方面的研究，是生命科学基础研究中不可缺少的仪器。光学显微镜又称为生物显微镜，是利用光线照明使微小物体形成放大影像的仪器。

一、普通光学显微镜的基本结构及使用

（一）基本结构

普通光学显微镜的构造可以分为机械系统和光学系统两大部分；同时，根据照明系统和成像系统的位置关系，分为正置和倒置两种。正置显微镜的成像系统在上而照明系统在下，主要用于固定的玻片标本观察；倒置显微镜的照明系统在上，成像系统在下，因而主要用于观察培养瓶或孔板中的活细胞。由于体外培养的细胞通常紧贴于培养瓶或培养皿的底部呈单层生长，而普通正置显微镜的物镜受到培养瓶厚度的抵挡而不能靠近

细胞样品聚焦，因此倒置显微镜常用于体外活细胞培养形态观察。正置显微镜和倒置显微镜的构造基本一致，主要包括机械系统和光学系统（图5-3）。

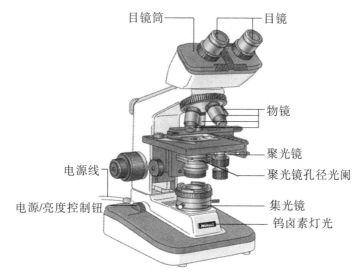

目镜筒　目镜　物镜　聚光镜　聚光镜孔径光阑　集光镜　钨卤素灯光　电源线　电源/亮度控制钮

图5-3　普通光学显微镜的基本结构

1. 机械系统

（1）镜座（Base）：在显微镜的底部，呈马蹄形、长方形、三角形等。

（2）镜臂（Arm）：连接镜座和镜筒之间的部分，呈圆弧形，作为移动显微镜时的握持部分。

（3）镜筒（Tube）：位于镜臂上端的空心圆筒，是光线的通道。镜筒的上端可插入接目镜下面，可与转换器相连接。镜筒的长度一般为160mm。显微镜分为直筒式显微镜和斜筒式显微镜；有单筒式，也有双筒式。

（4）旋转器（Nosepiece）：位于镜筒下端，是一个可以旋转的圆盘，有3~4个孔，用于安装不同放大倍数的接物镜。

（5）载物台（Stage）：是支持被检标本的平台，呈方形或圆形。中央有孔可透过光线，台上有用来固定标本的夹子和标本移动器。

（6）调焦旋钮：包括粗调焦钮和细调焦钮，是调节载物台或镜筒上下移动的装置。

2. 光学系统

（1）接物镜（Objective Lens）：常称为镜头，简称物镜，是显微镜中最重要的部分，由许多块透镜组成。其作用是将标本上的待检物进行放大，形成一个倒立的实像，一般显微镜有3~4个物镜，根据使用方法的差异可分为干燥系和油浸系两组。干燥系物镜包括低倍物镜（4~10×）和高倍物镜（40~45×），使用时物镜与标本之间的介质是空气；油浸系物镜（90~100×）在使用时，物镜与标本之间加有一种折射率与玻璃折射率几乎相等的油类物质（香柏油）作为介质。

（2）接目镜（Eyepiece Lens）：通常称为目镜，一般由2~3块透镜组成。其作用是将由物镜所形成的实像进一步放大，并形成虚像而映入眼帘。一般显微镜的标准目镜是10×。

（3）聚光镜（Condenser）：位于载物台的下方，由两块及以上透镜组成，其作用是将由光源来的光线聚成一个锥形光柱。聚光镜可以通过位于载物台下方的聚光镜调节旋钮进行上下调节，以求得最适光度。聚光镜还附有虹彩光圈（Iris Diaphragm），以此调节锥形光柱的角度和大小，以控制进入物镜的光的量。

（4）反光镜：反光镜是一个双面镜，一面是平面，另一面是凹面，起着把外来光线变成平行光线进入聚光镜的作用。使用内光源的显微镜就无需反光镜。

（5）光源：日光和灯光均可，日光较好，其光色和光强都比较容易控制，有的显微镜采用装在底座内的内光源。

（二）细胞形态观察

1. 正置显微镜观察

（1）正置显微镜主要用于固定的玻片标本观察，首先需要制备细胞玻片标本。

（2）接通电源，采用白炽灯为光源时，应在聚光镜下加一蓝色的滤色片，除去黄光。一般情况下，对于初学者，进行显微观察时应遵从由低倍镜到高倍镜再到油浸镜的观察程序，因为低倍镜视野较大，易发现目标及确定检查的位置。

（3）低倍镜观察：将做好的细胞标本片固定在载物台上，用标本夹夹住，通过标本移动器使观察对象处在物镜的正下方。旋转旋转器，将10×物镜调至光路中央。旋转粗调焦钮将载物台升起，从侧面注视并小心调节物镜接近标本片，然后用目镜观察，慢慢降载物台，使标本在视野中初步聚焦，再使用细调焦钮调节使图像清晰。通过标本移动器慢慢移动玻片，认真观察标本各部位，找到合适的目的物，仔细观察并记录所观察的结果。调焦时只应降载物台，以免一时的误操作而损坏镜头。无论使用单筒显微镜还是双筒显微镜，均应双眼同时睁开观察，以减少眼睛的疲劳，也便于边观察边绘图记录。

（4）高倍镜观察：在低倍镜下找到合适的观察目标并将其移至视野中心，轻轻转动物镜转换器将高倍镜移至工作位置。对聚光镜光圈及视野亮度进行适当调节后微调细调焦钮使物像清晰，仔细观察并记录。如果高倍镜和低倍镜不同焦，则按照低倍镜的调焦方法重新调节焦距。

（5）油浸镜观察：在高倍镜或低倍镜下找到要观察的样品区域，用粗调焦钮先降载物台，然后将油浸镜转到工作位置。在待观察的样品区域加一滴香柏油，从侧面注视，用粗调焦钮将载物台小心地上升，使油浸镜浸在香柏油并几乎与标本片相接。将聚光镜升至最高位置并开足光圈。慢慢地降载物台至视野中出现清晰图像为止，仔细观察并做记录。

2. 倒置显微镜观察

（1）将细胞培养瓶从37℃细胞培养箱（或温箱）中取出，瓶口稍稍向上倾斜以免瓶内液体接触瓶塞或流出瓶口，注意观察细胞培养液的颜色和清澈度。然后，将细胞培养瓶平稳地放在倒置显微镜的载物台上。

（2）打开倒置镜光源，用10×物镜观察，通过双筒目镜将视野调到合适的亮度，并调节双目镜的光瞳间距，使左右两个视场像合而为一。

（3）调节载物台高度进行对焦，在看到细胞层之后，用细调节器将物像调清楚，注意观察细胞的轮廓、形状和内部结构。在观察时，经常使用的是 $10\times$ 的物镜。

【注意事项】

贴壁细胞一般有两种形态，即上皮细胞型和成纤维细胞型。上皮细胞型细胞呈扁平的不规则多角形，圆形核位于中央，生长时常彼此紧密连接成单层细胞片，如 HeLa 细胞。成纤维细胞型细胞形态与体内成纤维细胞形态相似，胞体呈梭形或不规则三角形，中央有卵圆形核，胞质向外伸出 2～3 个长短不同的突起，细胞群常借原生质突连接成网，细胞生长时多呈放射状或漩涡状，如 NIH3T3。

贴壁细胞在生长状态良好时，细胞均质而透明，细胞内颗粒少，看不到空泡，细胞边缘清楚，培养基内看不到悬浮的细胞和碎片，培养液清澈透明，而当细胞内颗粒较多，透明度差，空泡多，细胞轮廓增强，反差较大时，表明细胞机能状态不良，生长较差。当培养瓶内培养基混浊时，应想到细菌或真菌污染的可能。悬浮细胞边缘透明发亮时，生长较好；反之，则较差或已死亡。由于培养基内有 pH 值指示剂，因此它的颜色往往可以间接地表明细胞的生长状态。呈橙黄色时，细胞一般生长状态较好；呈淡黄色时，则可能是培养时间过长，营养不足，死亡细胞过多；如呈紫红色，则可能是细胞生长状态不好，或已死亡。实际上一种细胞在培养中的形态并不是永恒不变的，它随营养、pH 值、生长周期的变化而改变，但在比较稳定的条件下形态是基本一致的。在贴壁细胞的培养中，镜下折光率高，圆而发亮的一般被认为是分裂期细胞。肿瘤细胞有重叠生长的特征。

3. 显微镜的维护

（1）必须熟练掌握并严格执行使用规程。

（2）取送显微镜时一定要一手握住镜臂，另一手托住底座。显微镜不能倾斜，以免目镜从镜筒上端滑出。取送显微镜时要轻拿轻放。

（3）观察时，不能随便移动显微镜的位置。

（4）凡是显微镜的光学部分，只能用特殊的擦镜头纸擦拭，不能乱用他物擦拭，更不能用手指触摸透镜，以免汗液污染透镜。

（5）保持显微镜干燥、清洁，避免灰尘、水及化学试剂的污染。

（6）转换物镜镜头时，不要搬动物镜镜头，只能转动转换器。

二、细胞标本的制备

（一）一般细胞标本的制备

用 0.25% 胰蛋白酶将细胞从培养瓶或培养皿中消化下来，加等量含血清培养基终止消化，移入离心管离心，弃去上清液，加入少量培养基轻轻吹打制成细胞悬液。

取 0.5mL 细胞悬液放入干净试管中，加入 1～2 滴配好的染料，2～5 分钟后取 1 滴染好的细胞悬液滴在干净的载玻片上，加盖玻片后用光学显微镜观察。细胞常用染色剂见表5-2。

表 5-2 细胞常用染色剂

染色剂	作用机制	用途
台盼蓝	只有坏死细胞被染成蓝色	用于区分正常细胞、坏死细胞及凋亡细胞
苏木精-伊红（HE 染色）	细胞核呈蓝色，细胞质呈红色	通过鲜明对比显示凋亡细胞的形态学特征
吉姆萨	显示细胞核和染色体	用于显示染色体 DNA 断裂碎片

（二）固定细胞标本的制备

细胞在体外培养过程中，既可以利用倒置显微镜直接动态观察活细胞，也可将细胞固定制成永久片观察。固定染色观察是细胞培养中常用的细胞形态、细胞化学研究方法，标本制好以后可以长期保存和做长时间的观察和分析。具体步骤如下：

1. 盖玻片的准备

用玻璃刀或小砂轮切割成小条或小方片（以能放入培养瓶或 24 孔培养板内为准），放入 40％硝酸溶液浸泡 6 小时，再用水冲洗，烤干，高压灭菌干燥后备用。商品化的特制 24 孔培养板专用小盖片（有玻璃和塑料的两种）无菌处理后可以直接使用。

2. 培养细胞的准备

细胞传代时，将无菌小盖片放入培养瓶或培养孔内，静置培养 1~2 天（细胞在盖玻片上生长状态良好），用 37℃预温的 PBS 轻轻漂洗两次，每次 1~2 分钟，防止其干扰染色。用无菌镊子取出盖片，细胞面向上放在小培养皿或载玻片上进行固定。若为悬浮培养的细胞需先经过低速离心 5~10 分钟除去含血清的培养基，加入 PBS 漂洗离心一次，再用吸管轻轻吹打，制成细胞悬液，涂片或滴片，晾干后进行固定、染色。

3. 固定

培养细胞用的固定剂与一般固定组织用的相同，但固定时间要短一些，一般 10~20 分钟即可。细胞常用固定剂及优缺点见表 5-3。

表 5-3 细胞常用固定剂及优缺点

固定液	配制	优缺点
95％乙醇	—	适用于苏木素-伊红染色和巴氏染色，细胞核保存较好，结构清晰，颜色鲜艳
10％中性缓冲甲醛液	40％甲醛 120mL、蒸馏水 880mL、磷酸二氢钠 4g、磷酸氢二钠 13g	适用于盖玻片单层培养细胞的固定
Carnoy 固定液	无水乙醇 60mL、氯仿 30mL、冰醋酸 10mL	能固定细胞浆和细胞核，尤其适宜于染色体等；因冰醋酸能溶解红细胞并可防止细胞由乙醇引起的过度收缩，对固定有血的标本和显示 DNA、RNA 效果很好；但每次固定后固定液内有大量的红细胞碎片和细胞脱落，必须及时过滤，否则容易造成污染

固定液	配制	优缺点
甲醇/乙酸固定液	甲醇75mL、乙酸25mL	甲醇具有穿透力好、易于挥发的优点，而乙酸用来固定蛋白质效果好，而且有使细胞膨胀的作用；制备简单，适用于观察染色体

4．染色

培养细胞可用各种方法染色，有一般染色和特殊染色之分。一般染色用于观察细胞一般形态。特殊染色用于观察细胞的特殊成分和结构。

5．封片

单层培养盖玻片染色后先在显微镜下观察一下效果，满意后可进行封片，将染色后的盖片充分干燥（可在酒精灯的火焰上快速烤一下），甲苯透明后，将细胞面向下轻轻放到滴有树胶的载玻片上，用弯头眼科镊轻轻压盖片后备检。然后放入干燥箱干燥后备检。

第四节　荧光显微镜检测

某些物质经一定波长的光（如紫外光）照射后，物质中的分子被激活，吸收能量后跃迁至激发态。当其从激发态返回到基态时，所吸收的能量除部分转化为热量或用于光化学反应外，其余较大部分则以光能形式辐射出来，由于能量没能全以光的形式辐射出来，故所辐射出的光的波长比激发光要长，这种波长长于激发光的可见光就是荧光（附图2）。所谓荧光，就是某些物质在一定波长光（如紫外光）的照射下，在极短时间内所发出的比照射光波长更长的可见光。由此可见，被照射物质产生荧光必须具备以下两个条件：①物质分子（或所特异性结合的荧光染料）必须具有可吸收能量的生色团；②该物质还必须具有一定的量子产率和适宜的环境（如溶剂、pH值、温度等）。

荧光显微镜（Fluorescence Microscope）是一种常见的光学研究显微镜，其基本原理是利用一定短波长激发光作为光源对样品进行激发使之产生长波长的荧光，再经显微成像系统的放大作用显示标本中的某些化学成分和细胞组分，从而对样品结构或其组分进行定性定位分析。有些生物体内的物质受激发光照射后可直接产生荧光，称为自发荧光（或直接荧光），如叶绿素的火红色荧光和木质素的黄色荧光等。有的生物材料本身不能产生荧光，但它吸收荧光染料后同样能发出荧光，这种荧光称为次生荧光（或间接荧光），如叶绿体吸附吖啶橙后便可发出橘红色荧光。而对于非荧光物质，可以通过与荧光探针的结合将其转化为荧光物质而显示出荧光，此过程就是荧光标记。

一、荧光显微镜的基本结构

荧光显微镜和普通光学显微镜的基本结构相同，不同之处如下。

（一）荧光光源

荧光显微镜的光源是具有高能量的紫外光或蓝紫光，通常用弧光灯、高压汞灯或氮灯作为荧光激发光源。现有荧光显微镜一般采用 200W 的超高压汞灯作为光源，在 366nm、405nm、436nm 和 577nm 处有很强的发射线，足以激发各类荧光物质。

（二）吸热装置

由于弧光灯或高压汞灯在发出紫外线时放出很多热量，故应使光线通过吸热水槽（内装 10％$CuSO_4$ 水溶液）使之散热。

（三）滤光片系统

滤光片系统（滤色块）由激发滤光片、二向色镜（分光镜）、阻断滤光片三部分组成。

激发滤光片放置于聚光镜与光源之间，其作用是选择激发光的波长范围，使波长不同的可见光被吸收。激发滤光片可分为两种：一种是只让 325~500nm 波段光通过，为蓝紫光；另一种是只让 275~400nm 波段光通过，其中最大透光度为 365nm，通过的主要是紫外光。二向色镜和照明光路成 45°角设置，它对激发光波长区的光有很高的反射率，而对由标本发出的荧光波长区的光则有很高的透射率，起着反射激发光和透过荧光的重要作用。

阻断滤光片装在物镜的上方或目镜的下方。其作用是吸收激发光和阻挡其进入目镜，防止激发光干扰荧光和损伤眼睛，并可选择特异性的荧光通过，从而表现出专一性的荧光色彩。阻断滤光片透过波长范围为 410~650nm。透过阻断滤光片的紫外线，再经过集光器射到被检物体上使之发生荧光，该荧光就可以通过普通光学显微镜观察到。

荧光显微镜通常将激发滤色镜、阻断滤色镜和二向色镜组合在一起，形成滤色镜组件，或称为激发快。滤色镜组件一般以激发滤色镜的类型命名，如 U、V、B、G 分别代表紫外激发滤色镜、紫色激发滤色镜、蓝色激发滤色镜和绿色激发滤色镜的组件。

（四）检测系统

现有的荧光显微镜一般使用电荷偶联装置（Charge Couple Device，CCD）来成像，且显微镜的 CCD 一般都用冷 CCD，其高灵敏度和低噪声性可以实现弱荧光信号的检测和采集。

（五）光路

荧光显微镜根据其光路，可以分为透射式荧光显微镜和落射式荧光显微镜。透射式荧光显微镜是旧式的显微镜，激发光来自被检物体的下方。其优点是低倍时荧光强，价格低廉；缺点是随放大倍数增加，其荧光减弱，不能使用厚的载玻片，也不适用于厚的或不透明的物体。由于落射式荧光显微镜不需要专门的集光器，可以观察厚的或不透明的标本，且能避免不必要的荧光衰减等，目前已成为新型荧光显微镜的主流。

二、荧光显微镜的使用步骤

（1）打开电源开关，当稳压器电压表的指针稳定在 220V 时再进行下一步操作。

（2）启动高压汞灯：按启动键，汞灯即可燃亮。若尚未燃亮，可多按几次直至燃亮。等待约 10 分钟汞灯达稳定状态后，再进行操作。

（3）将荧光光路中的阻光光闸（Shutter）关闭，旋转滤色块转盘至空白处，开明场电源，调到适宜的光亮度，将含有荧光物质的标本片放置在载物台上，选择一定倍数的物镜，如 $10\times$ 物镜，调焦到标本清晰。

（4）关闭明场光源，旋转滤色块转盘，选择对应于所选激发光波长的滤片组（一般"1"对应紫外光，"2"对应蓝光，"3"对应绿光，还可设置其他特殊滤色块），打开光闸，激发光进入光路，调焦到荧光图像清晰。

（5）调节载物台位置以更换视野，寻找满意的荧光图。

（6）选择理想视野，立即用制冷 CCD 或其他显微图像拍摄设备进行拍摄和储存，所拍摄的荧光图像亮度和对比度可由曝光时间等参数控制。

【注意事项】

（1）观察对象必须是可自发荧光或已被荧光染料染色的标本，并且处理标本的其他试剂应本身不会产生荧光。

（2）荧光显微镜要在光线尽量暗的环境下进行观察。

（3）使用荧光显微镜时要注意不要直接观察激发光源。较长时间观察荧光标本时最好戴能阻挡紫外光的护目镜，加强对眼睛的保护。

（4）载玻片、盖玻片及镜油应不含自发荧光杂质。

（5）选用与荧光色素最佳匹配的滤片组。

（6）荧光染色的标本一般不能长久保存，若持续长时间照射（尤其是紫外光）易淬灭。因此，如有条件则应先照相存档，再仔细观察标本。

（7）启动高压汞灯后，不得在 15 分钟内将其关闭，一经关闭，必须待汞灯冷却后方可再开启。严禁频繁开闭，否则，会大大降低汞灯的寿命。

（8）若暂不观察标本，可拉上过阻光光帘阻挡光线。这样既可避免对标本不必要的长时间照射，又减少了开闭汞灯的频率和次数。

（9）同样放大倍数的物镜中，尽量选择油浸镜观察，可得到更加清晰的图像。

三、荧光显微镜检测细胞形态

荧光标记技术是现代细胞生物学研究的重要实验技术，各种荧光染料可以选择性地固定在细胞的某种结构上而显色，进而可以从分子水平上动态地研究活细胞的各种生理活动。利用荧光显微镜检测细胞形态的主要操作步骤如下：

（1）将细胞接种在消毒好的爬片中或直接接种在玻璃底的小培养皿中，待细胞生长密度达到 $70\%\sim80\%$ 时，弃去培养基，用 PBS 漂洗 3 次。

（2）将长有细胞的盖玻片浸入配制好的染料溶液中或直接将染料溶液加入培养皿中，在相应的温度下孵育一段时间，吸弃染料溶液并用 PBS 漂洗 3 次。

（3）将细胞爬片放置在载玻片上，选取染料对应的激发发射波长进行荧光显微镜观察，培养皿则直接观察。

（4）细胞形态检测相应荧光染料见表 5-4。

表 5-4　细胞形态检测相应荧光染料

染料	细胞器	激发/发射波长（nm）
Golgi-Tracker-Red	高尔基体	589/617
BODIPY-FL-神经酰胺	高尔基体	505/620
Dio-C$_6$	内质网	484/501
中性红	溶酶体	577/590
罗丹明 123	线粒体	511/534
DAPI	细胞核	359/461
Hoechst33258	细胞核	350/461
鬼笔环肽	细胞骨架	495/513
CFSE	细胞膜	500/520
PKH 家族染料	细胞膜	496/520、551/567

第五节　共聚焦显微镜检测

共聚焦显微镜是在普通荧光显微镜的基础上建立起来的荧光显微成像装置。其荧光激发原理与普通荧光显微镜一样，是通过短波激发样品中的荧光物质，产生长波长的荧光。但是共聚焦显微镜与普通荧光显微镜的基本成像原理不同，使用普通荧光显微镜时，样品中物镜焦平面上的各点被同时激发和成像，焦平面以外的荧光也参与成像而形成模糊的结构，各点的荧光像由于受到焦平面外和邻近结构产生的衍射光和散射光的干扰，反差和分辨率降低，当所观察的荧光标本较厚时，上述问题更明显。

一、共聚焦成像原理

共聚焦显微镜（Laser Scanning Confocal Microscope，LSCM）采用点光源照射样本，在焦平面上形成一个轮廓分明的小的光点，该点被照射后发出的荧光被物镜搜集，并沿原照射光路回送到由双色镜构成的分光器。分光器将荧光直接送到探测器。光源和探测器前方都各有一个针孔，分别称为照明针孔和探测针孔。照明针孔与探测针孔相对于物镜焦平面是共轭的，焦平面上的点同时聚焦于照明针孔和发射针孔，焦平面以外的点被挡在探测针孔之外不能成像，这样得到的共聚焦图像是标本的光学切面，避免了非焦平面上杂散光线的干扰，克服了普通显微镜图像模糊的缺点，因此能得到整个焦平面上清晰的共聚焦图像（图 5-4）。

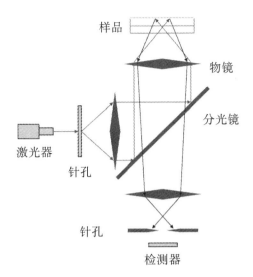

图 5-4　共聚焦显微镜光路图

二、基本构造及特点

（一）光源

共聚焦显微镜采用强激光作为光源，针对不同波长的激发光，系统一般配备多个激光器。

（二）显微镜

为了提高信号收集的效率，共聚焦显微镜一般都配备高 NA 值的物镜。随着共聚焦显微镜的推广，共聚焦显微镜已广泛用于活体动物的直接观察，或直接用于生理溶液中活细胞的成像，因此共聚焦显微镜一般也配备了相应的水浸物镜。

（三）扫描和成像系统

共聚焦显微镜是采用点扫描的方式来成像。激光经过 x 和 y 轴方向两个光学扫描器、二向色镜和物镜落射到样品上。激光在样品焦平面上的逐点扫描由两个光学扫描器完成，各点激发出的荧光信号通过物镜，经二向色镜反射后由高灵敏的光电倍增管收集。

共聚焦显微镜的光学系统由于使用照明点和探测点共轭这一独特结构，有效抑制了同一焦面上非测量点的杂散光，大大减少测量的杂散光，从而改善了横向和纵向的分辨率，同时能够实现对快速运动和变化的样本进行观察，具备了时间分辨力。相对于普通荧光显微镜，其具有以下特点：

（1）分辨率相较于普通荧光显微镜提高了 1.4 倍。

（2）由于采用了光电倍增管，较弱的荧光信号也能检测到，利用不同的滤片可将不同波长的光分开，得到不同荧光的数字图像。

（3）扫描速度快，可按线、面快速地扫描样品，动态观察细胞内 pH 值、离子浓度等的变化。

（4）可以沿 x、y 和 z 轴分别扫描，实现立体的三维重组，从不同角度观察细胞的形态。

三、细胞样品制备

共聚焦显微镜细胞样品的制备与荧光显微镜类似（图5-5）。

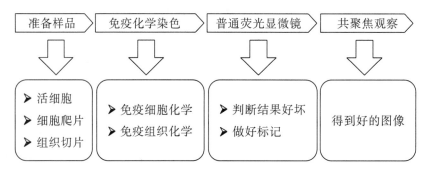

图 5-5 共聚焦显微镜细胞样品的制备

（1）将小皿从细胞培养箱中取出，弃掉培养液，用 PBS 漂洗 2~3 次，轻晃几下即可。

（2）加 PBS 时一定要轻一点，否则细胞会漂浮起来。

（3）弃掉 PBS 后加 1mL 4% 多聚甲醛，固定细胞，室温静置 30 分钟。

（4）弃掉后加 PBS，1mL，3 次，5 分钟/次，可在摇床上轻晃。

（5）弃掉后加 0.1% Triton-X100 1mL，室温透膜静置 15 分钟。

（6）弃掉后加 PBS，1mL，3 次，5 分钟/次，可在摇床上轻晃。

（7）根据实验要求进行免疫染色。

（8）弃掉染料后加 PBS，1mL，3 次，5 分钟/次，避光，可在摇床上轻晃。

（9）共聚焦显微镜观察。

第六节　双光子显微镜检测

传统的共聚焦显微镜，针孔在滤除杂散光的同时也滤除了大部分焦平面荧光，仅有很弱的荧光到达检测器。若要提高信号强度，势必要加大激发光功率，容易增加对活细胞的光毒性和荧光分子的光漂白。因此，共聚焦显微镜在活细胞/组织成像上的应用受到了一定局限。此外，激发光在穿透标本的过程中会被标本大量散射，以及因激发沿途荧光而损耗，所以对 $300\mu m$ 以上厚标本的深部成像并不理想，限制了共聚焦显微镜在厚样本成像上的应用。

一、双光子激发的基本原理

在普通状态下，基态荧光分子吸收一个激发光的光子后，其电子被激发到一个能量较高但不稳定的激发态。激发态电子随即回到基态，同时将多余的能量以发射光子的方式放出，这就是单光子激发。由于整个过程中存在非辐射的能量损失，发射出的光子能量总是小于激发光子，也就是发射光的波长大于激发光。而在双光子激发的情况下，荧光分子可以连续吸收两个波长为原来两倍的激发光子来产生与单光子激发同样的效果（附图3）。例如在单光子激发中，NADH 酶分子吸收一个 350nm 光子，发射出一个 450nm 光子；而在发生双光子激发时，吸收两个 700nm 光子，也可以发射出一个 450nm 光子。同理，也可有三光子激发乃至多光子激发，但更难发生。

双光子激发的条件非常苛刻。荧光分子在吸收了第一个激发光子后，等待吸收第二个光子的中间态只能维持 10^{-17} 秒（0.01 飞秒），这要求激发光束中相邻两个光子的间隔必须小到 10^{-18} 秒（1 阿秒）才能确保发生双光子激发，换算成激发光的功率密度高达 $5×10^{12}$ W/cm^2。任何生物标本都无法经受如此高功率的激光照射。为了解决这个问题，双光子显微镜普遍使用可调谐的锁模红外激光器输出飞秒级的脉冲激光。每个激光脉冲长约 10^{-13} 秒（100 飞秒），强度足够发生双光子激发，而两个脉冲间有 10^{-8} 秒（10 纳秒）的间隔，使整个光束的平均能量密度下降到略高于普通共聚焦激光的水平。

双光子激发对激发光能量要求极高，所以只能在光子密度最高的物镜焦点周围发生。相对于整个光路上都产生荧光的单光子激发，双光子激发很少产生焦平面以外的杂散光，因此双光子显微镜与普通共聚焦显微镜有以下区别：

（1）双光子显微镜不需要针孔，提高了荧光信号收集率，灵敏度随之得到提高。

（2）双光子显微镜的光毒性和光漂白仅发生在焦点周围极小区域（约 $1\mu m^3$），非常适合对活细胞、活组织的长时间成像观察。

二、双光子显微镜的特点

（1）由于激发光源波长较长，受光散射影响较小，使得入射光的损耗较小，在介质中的穿透性较好。

（2）双光子荧光使用红外激光作为激发光源，能大大地降低生物组织对激发光的吸收，可获得较强的样品荧光。

（3）长波长光源作为双光子荧光的激发光源，可以避免样品中激发波长较短的自发荧光物质的干扰。

（4）双光子荧光可以避免普通荧光成像中的荧光漂白问题和对生物细胞的光毒性问题。

（5）双光子跃迁具有很强的选择激发性，有利于对生物组织中一些特殊物质进行成像研究，广泛应用于生物活体检测中。

尽管双光子显微镜的大穿深、低光害使其迅速成为活细胞、活组织和胚胎观察的有力手段，但它自身也存在诸多限制，不能取代目前共聚焦显微镜的地位，主要有以下几点原因：

一是双光子显微镜的分辨率达不到普通共聚焦显微镜的水平（约差一半），成像速度无明显提高。

二是双光子显微镜焦点处的光漂白和光毒性强于普通共聚焦显微镜。

三是双光子激发光的热效应强，对部分活标本影响较大。

四是不能用于对红外光强吸收的样本。

五是双光子显微镜的激光器较复杂，购置和维护成本远高于一般激光器。

因此，对是否选择双光子显微镜，要结合自己需求和适用条件进行分析（表5-5），能用共聚焦显微镜解决的问题，就无需使用双光子显微镜。

表5-5 单/双光子显微镜适用样品

单光子显微镜适用样品	双光子显微镜适用样品
1. 固定样本 2. 薄样本 3. 对分辨率有要求的样本 4. 对温度敏感的样本 5. 对红外光强吸收的样本	1. 动物活体 2. 长时间、高频率延时摄影 3. 与单光子激发光不匹配的染料 4. 活的离体组织

第七节 活细胞成像

活细胞成像是研究细胞运动、分裂和命运的必要手段。在细胞整体水平，对细胞的运动状态和轨迹进行长时间追踪，对细胞的命运直接观测，对细胞的分裂过程及结果进行跟踪记录；在亚细胞水平，能够观测线粒体、内质网、高尔基体和染色体等；在分子水平，能够直接观测单个蛋白质分子在细胞内的动态定位和代谢过程，追踪细胞内蛋白质的合成、转运和降解，测定蛋白质之间的互相作用。因此，活细胞成像是细胞生物学、分子生物学、遗传学和生理学等学科中十分重要的实验技术之一。近年来，活细胞成像极大地推进了人们对细胞及组织功能的认识。

一、活细胞成像的基础

活细胞成像中最具变革性的一步可能来源于水母——维多利亚多管发光水母（Aequorea Victoria），它为生物学家带来了绿色荧光蛋白（GFP）。该荧光标记物的研究开始于20世纪60年代，于1994年达到顶峰，1994年，美国生物学家 Martin Chalfie 在 Science 杂志上发表的文章报道了大肠埃希菌和秀丽隐杆线虫中野生型 GFP 的表达。这些研究成果说明，该标记物可以为各种细胞和生物体提供体内荧光。例如，科学家可以使用 GFP 标记活细胞中的特定蛋白质。因此利用 GFP 可以实现活细胞中蛋白质-蛋白质相互作用的分析。后续，科学家研究出了蓝色、青色、绿色和黄色的源于水母的标记物。

活细胞成像已被应用于各种生物学领域，包括基础和医学研究。很多研究都是以蛋白质为目标。这些分子总是在移动，只有活细胞成像可以实现动态追踪——至少无需做出诸多假设。采用分子探针，可以从时间和空间上追踪活细胞中的特定蛋白质。这种研究可以显示蛋白质的移动和相互作用的方式。追踪蛋白质的移动可以帮助人们了解细胞信号传导，记录各种反应中的蛋白质。此外，还可以通过活细胞成像研究蛋白质在膜上的移动，例如，蛋白质和脂质分布于细胞膜上，其移动取决于膜的结构和细胞内的细胞骨架，以及追踪的特定生物分子。蛋白质和脂质在膜上的移动也在细胞信号传导中发挥了重要作用。使用荧光蛋白可追踪这些蛋白质的移动。实际上，也可以同时追踪活细胞膜上的多种蛋白质。

活细胞成像除了可以简单地追踪蛋白质在膜上的移动，还可用于研究细胞膜再循环，包括内吞作用和胞吐作用。例如，可以将全内反射荧光（TIRF）显微镜与荧光蛋白结合使用，研究质膜上的事件。此外，生物学家经常使用荧光染料进行细胞膜翻转研究。蛋白质在活细胞外的运动也在发育过程中发挥了重要作用。例如，胚胎中蛋白区域分布不同可以引导许多生长过程，如促进神经元的生长通路。

目前的荧光蛋白还可以提供各种特性用于追踪活细胞的动态，尤其是在超高分辨率显微镜中，其突破了限制传统光学显微镜分辨率的衍射极限。这些光学可变的荧光蛋白主要分为三大类：光激活性荧光蛋白、光转换性荧光蛋白和光开关性荧光蛋白。采用光激活性荧光蛋白，紫色或紫外光都可以在一定程度上将其激活——从极低的发射水平提高至高水平。在光转换类型中，可以利用光线打开和关闭荧光蛋白的荧光发射带宽。最后，在光开关性荧光蛋白中，特定波长的光线可以可逆地打开或关闭荧光蛋白，适用于活细胞超高分辨率成像、蛋白质追踪，甚至是利用光学信号控制蛋白质的活性。

二、活细胞成像的关键技术

要进行活细胞成像，必须具备保持细胞活性的试剂、标记特定分子或结构的染料或其他标记物、提供适当环境条件的孵箱，以及显微镜和数字成像系统。许多细胞和组织从未受过光照，因此用于活细胞成像的工具必须尽可能温和——降低对样本的光毒性。这意味着需要使用能够最好地利用光线的显微镜，以及对光的灵敏度很高的检测系统。

（一）环境的控制

最佳环境是活细胞成像成功的重要因素，必须保证对温度、湿度及空气环境的控制。可通过使用一个放在显微镜载物台上的特制小密封腔室，采用金属加热池中的热敏电阻控制温度或是由一薄层金属氧化的盖玻片直接加热细胞。另一种方法是整个显微镜或操作台放在一个大的密封腔室中，可提供更大的灵活性并且在对细胞操作时环境也是可控的。

此外，在加入培养基时，需要注意将培养基预热到同样温度。同理，将细胞放置显微镜下后需等一个多小时之后再开始实验，这样细胞可以恢复到正常状态。另外，很多细胞对剪切作用力敏感，因此灌流系统的流速一定要比较缓慢。

（二）成像腔室

成像腔室可以让细胞固定在显微镜上，通常有一个和盖玻片厚度相当的玻璃窗口。细胞透过玻璃窗口就能进行成像。成像腔室根据不同的用途可分为很多种，细胞可以在腔室内生长，在做成像实验时可直接转到显微镜上。最基本的成像腔室包括以下两种。

1. 培养皿型腔室

这种腔室基本上就是将标准培养皿的底部换成盖玻片。这种腔室方便使用但不密封且自身不具备温度控制装置，所以要求所用的显微镜必须有温控系统。

2. 载玻片型腔室

这种腔室是由塑料的小腔室放在载玻片上组成的。这种腔室的优点是可以利用电动载物台的自动点访问和定位功能，在相同的成像条件下同时对不同的小腔室格里的不同样品进行成像（如对照组和实验组的实验）。

（三）温度控制

细胞生理功能和外部温度息息相关。温度改变 2℃，细胞的很多生理功能就会发生显著改变。有多种方法可实现放在显微镜上的细胞的温度控制，如包围培养细胞的小腔室和包围整台显微镜的大的环境培养箱。其中，显微镜本身就受温度影响，温度变化 1℃就会引起光学元件移动，导致聚焦或对齐改变。通常来说，显微镜载物台和物镜转换台是金属的，可以大量吸热。物镜和载物台以及其他与样品接触的部件都必须和样品处于同一温度，否则它们会引起样品的降温。因此，在条件允许的情况下，将大部分的显微镜部件都放置在温控密封箱里最为合适，这样可以避免房间温度变化对显微镜载物台、镜体和样品温度的影响。

（四）细胞和培养基条件

常用的培养基如 DMEM 等，需要依靠大气中 $5\%CO_2$ 的供给来保持缓冲系统，因此在活细胞成像实验中必须提供 $5\%CO_2$。可以在腔室中充满 $5\%CO_2$ 之后再密封，或在环境控制箱中维持 $5\%CO_2$。此外，也有选择一些商业不依赖 CO_2 的培养基，培养的细胞在 48 小时内仍保持健康。此外，使用 CO_2 依赖培养基时还可以通过加入 HEPES（10~20mM，pH 值 7.2）代替 $5\%CO_2$。对于所有的培养基，都必须搞清楚细胞在其中的活力。

大部分培养基都具有 pH 值指示剂，如酚酞。这些指示剂有微弱的荧光，因此在进行活细胞成像实验时应使用不含 pH 值指示剂的培养基以免在光照时产生背景噪声。

活细胞对荧光激发后产生的自由基非常敏感。因此在实验中应加入自由基清除剂，如维生素 C 或维生素 E 的衍生物 Trolox。

离子和营养物的含量首先是由培养基决定的，但是因为活体成像系统的体积很小，就算在室温下也会迅速引起蒸发，从而改变渗透压（这个问题在 37℃更为严重），所以为了减少蒸发，必须使用密封的系统，或者在敞开的培养基上加油或在腔室中加湿。

关于光照时间：

（1）不管何种成像模式，成像使用的光照都是越小越好，可通过加入中性限制滤光片来减少激发光的强度。

（2）细胞对紫外光非常敏感，使用紫外滤光片能大大提高细胞存活率。

（3）实验之前检查细胞和对焦步骤中都必须尽量减少对细胞的照射时间。

关于不贴壁细胞的成像：虽然很多细胞都贴壁生长，但有一些类型的细胞长在培养基里或只是很弱地贴壁，还有一些细胞运动很快，给成像带来了不便。这种情况下成像腔室可以先覆盖上细胞外周蛋白（如胶原蛋白 W 或纤连蛋白）或带电的分子（如多左旋赖氨酸），这些处理可以加强贴壁并且细胞可维持单层生长。此外，一些细胞可以使用商业化试剂来限制其运动，能对移动强的细胞进行数小时的显微成像实验。

三、活细胞工作站

活细胞工作站是活细胞成像的主要仪器，由荧光激发和显微成像系统、图像采集系统、环境控制系统、光损伤控制系统等组成。

（一）荧光激发和显微成像系统

活细胞工作站一般是建立在一台研究级的倒置显微镜上，根据荧光激发方式和显微成像原理，其成像系统可分为三类，其主要区别见表5-6。

表5-6　活细胞成像系统的区别

显微成像系统	光源	激发波长范围	优点	缺点
宽视野	汞灯或氙灯	连续光源（300～700nm）	波长转换速度高、成本低	光束能量低且宽，不能用于人工荧光猝灭类实验
扫描共聚焦	激光	受限于固定激光光源波长	可做荧光漂白实验、可观察样品内部结构	激发光束转换慢，限制图像获取速度
转盘共聚焦	激光	受限于固定激光光源波长	标本受激光损伤小	多色成像速度慢且不能进行荧光漂白实验

此外，在进行活细胞实时摄影时需要对培养皿中不同区域的细胞轮流进行定期的拍摄，因此活细胞成像系统中的显微镜载物台以及物镜转换器必须是全自动控制的，以保证高速度、高精确度视野的更换。同时，载物台上应配备各类卡具以便安放各类培养皿。

（二）图像采集系统

图像采集系统的灵敏度越高，对系统的照明光强度要求也就越低，光损伤也越小，因此图像采集系统的性能对于整套活细胞工作站至关重要。高灵敏度CCD已被广泛应用于活细胞工作站的图像采集。

（三）环境控制系统

活细胞工作站的最大优势是追踪探测细胞的生长、繁殖、命运、代谢及其分子机制，这就要求所研究的细胞必须处于最佳的生理状态，因此在活细胞工作站上装配环境控制系统显得尤为重要。

为了满足培养细胞对环境的要求，活细胞工作站安装了两个用有机材料制成的有机玻璃室。其中有机玻璃室将载物台、物镜、集光器等包含在内，室内的温度通过温度控制系统进行调节。在大的有机玻璃室内载物台上安装了一个小的有机玻璃室，即微型培养室。微型培养室内的空气湿度和二氧化碳浓度可分别通过加湿装置和二氧化碳控制系统进行调节。为了满足对细胞进行长时间观察等的需要，还可在微型培养室内加装灌流设备，以更换培养液或补充新鲜培养液，减少代谢废物，保证细胞的正常生长。

（四）光损伤控制系统

细胞对光线都非常敏感，尤其是含有荧光基团的细胞，因为光线尤其是波长较短的光照射细胞时会产生很多自由基，导致细胞内遗传物质的损伤。要减少光损伤，就要减少光对细胞照射的时间和光强度。这就要求在不进行图像采集时迅速停止光线对细胞的照射。在光路中安装电动快门可解决这一问题。电动快门的开关通过计算机控制，在需要采集图像时打开，然后闭合，电动快门的速度可以达到数十毫秒。另外，降低氧的含量也可减少自由基的产生。

参考资料：

[1] 辛华. 现代细胞生物学技术 ［M］. 北京：科学出版社，2009.

[2] 康莲娣. 生物电子显微技术 ［M］. 合肥：中国科学技术大学出版社，2003.

[3] 戴大临，张清敏. 生物医学电镜样品制备方法 ［M］. 天津：天津大学出版社，1993.

[4] 张雅青. 医学细胞生物学实验教程 ［M］. 北京：科学出版社，2015.

[5] 王崇英，高清祥. 细胞生物学实验 ［M］. 北京：高等教育出版社，2011.

[6] 樊廷俊. 细胞生物学实验技术 ［M］. 青岛：中国海洋大学出版社，2006.

[7] 洪涛. 生物医学超微结构与电镜技术 ［M］. 北京：科学出版社，1980.

[8] 杨洪兵，潘延云. 细胞生物学实验教程 ［M］. 北京：高等教育出版社，2011.

[9] 吴晓京. 透射电子显微镜 ［J］. 上海计量测试，2002，29（3）：33−35.

[10] 李剑平. 扫描电子显微镜对样品的要求及样品的制备 ［J］. 分析测试技术与仪器，2007，13（1）：73−77.

[11] 徐柏森，冯汀，刘刚. 扫描电镜生物样品的快速制备方法研究 ［J］. 中国野生植物资源，2000，19（6）：47−51.

[12] 赵刚，曾嘉，杨海贤. 培养细胞的超薄切片技术探讨 ［J］. 天津医科大学学报，2004，10（2）：168−172.

[13] 钱晶晶，管怀进，朱昌来. 体外培养细胞原位包埋电镜样品的制作方法 ［J］. 南京医科大学学报（自然科学版），2013，33（5）：707−708.

[14] 李培京. 扫描电镜生物样品制备与观察 ［J］. 现代科学仪器，2008，3：124−125.

[15] 刘爱平. 细胞生物学荧光技术原理和应用 ［M］. 合肥：中国科学技术大学出版社，2007.

[16] 李楠，王黎明，杨军. 激光共聚焦显微镜的原理和应用 ［J］. 军医进修学院学报，1996（3）：79−81.

[17] 余礼厚. 激光共聚焦显微镜样品制备方法——细胞培养样品 ［J］. 电子显微学报，2010，29（2）：185−188.

[18] 乔衍铁. 用显微镜观察口腔上皮细胞实验的改进 ［J］. 生物学教学，2001（9）：28.

[19] 李剑，龚苏俊，李瑞元. 口腔移植材料与成骨细胞相容性的激光共聚焦显微镜观察 ［J］. 实用口腔医学杂志，2009，25（6）：812−815.

[20] 白云龙，黄昊，杨凯，等. 近红外量子点连接的精氨酸−甘氨酸−天冬氨酸肽段荧光探针对口腔鳞状细胞癌的活体可视化成像 ［J］. 华西口腔医学杂志，2014，

32 (5)：498－503.

［21］赵建江，盘杰，王治平，等. 口腔鳞癌细胞中 bcl－2、bax 的量子点双标免疫荧光成像研究 ［J］. 实用口腔医学杂志，2011，27 (5)：630－633.

［22］WISCHNITZER S. Introductin to Electron Microscopy ［M］. 3rd ed. New York：Pergamon Press，1981.

［23］DENK W. Two-photon laser scanning fluorescence microscopy ［J］. Science，1990，248：73－76.

［24］SATO C. Structural Biology Using Electron Microscopy ［M］. Switzerland：Springer International Publishing，2018.

［25］MOLAVI D W. Using the Microscope ［M］. Switzerland：Springer International Publishing，2018.

［26］WILSON T. Confocal Microscopy ［M］. London：Academic Press，1990.

［27］DIASPRO A. Confocal and Two-Photon Microscopy：Foundations，Applications and Advances ［M］. New York：John Wiley Sons，2002.

［28］PATZOLD R A. A new approach to non-destructive analysis of biofilms by confocal microscopy ［J］. Analytical and Bioanalytical Chemistry，2006，6：286－292.

（周蓉卉）

第六章　细胞生物学行为检测

细胞通过增殖、黏附、迁移、凋亡和多向分化等生物学行为参与机体正常生长发育的生理过程，这也是活细胞普遍存在的一种运动形式，其在机体发育、内稳态以及疾病发生中都有着重要的作用。细胞侵袭主要是指恶性肿瘤细胞从原发瘤或继发肿瘤向邻近的宿主组织侵犯或占领的过程，是肿瘤发生及转移的重要组成部分。口腔相关疾病涉及胚胎发育、血管生成、伤口愈合、免疫应答、肿瘤的发生转移等由不同细胞生物学行为参与的多种病理生理过程，对细胞生物学行为的检测可为优化诊治方案提供理论依据。本章重点介绍细胞增殖、细胞黏附、细胞迁移、细胞侵袭、细胞凋亡和细胞的多向分化等细胞生物学行为的检测手段及技术方法。

第一节　细胞增殖

细胞增殖（Cell Proliferation）是活细胞的重要生理功能之一，也是生物体的重要生命特征。细胞以分裂的方式进行增殖。单细胞生物以细胞分裂的方式产生新的个体。多细胞生物以细胞分裂的方式产生新的细胞，不断地增殖以补充凋亡、退化、损伤、坏死的组织细胞，维持其组织架构和功能。通过细胞分裂，可以将复制的遗传物质平均分配到两个子细胞中。因此，细胞增殖是生物体生长、发育、繁殖和遗传的基础。

在细胞增殖相关因子的调控下，通过 DNA 复制、染色体分解等反应，完成细胞分裂的过程。细胞增殖检测体现细胞数量的变化，进而反映细胞的生长状态及活性，目前广泛应用于肿瘤生物学、分子生物学、药代动力学等领域。目前，根据实验方法和目的，检测细胞增殖活性的方法主要分为间接检测法和直接检测法。

一、细胞计数

细胞培养技术中，细胞计数是一项基本功。培养的细胞在一般条件下要求有一定的密度才能生长良好，所以要进行细胞计数。细胞计数对于标准化培养条件以及需要精确定量的实验来说都非常关键。

（一）原理

细胞计数的原理和方法与血细胞计数相同。血细胞计数板是实验室细胞计数的金标准。自从 18 世纪在法国第一次被用于分析患者的血液样本，血细胞计数板在过去几百年中已经得到一系列的重大发展，相比以前计数更为精确、使用更为简单，并最终发展成今天我们使用的样子（图 6-1）。

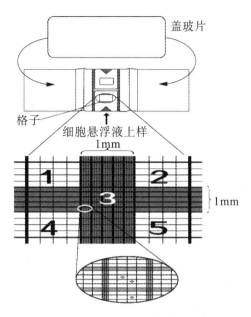

图 6-1　血细胞计数板的结构示意图

（二）实验用品

（1）仪器与材料：普通显微镜、移液枪、血细胞计数板、盖玻片、试管、枪尖。

（2）试剂：细胞悬液、75%乙醇。

（三）操作步骤

（1）细胞悬液的制备：对于贴壁生长的细胞，需要使用胰蛋白酶消化的方法使细胞从培养皿表面脱落。根据需要加入合适体积的培养基，将细胞进行中和及稀释，以得到均质的细胞悬液。

（2）准备血细胞计数板：使用 75%乙醇将盖玻片和血细胞计数板清洁干净。将盖玻片稍润湿（使用水或呼一口气，目的是使盖玻片与血细胞计数板接触更紧密，易于粘连），并覆盖至血细胞计数板正中间的计数池上。加样：使用移液枪吸取细胞悬液 10 μL滴加到盖玻片的边缘。此时液滴将在虹吸的作用下进入盖玻片下方的计数池。以同样的方式在另一侧的计数池中也加入细胞悬液，静置 3 分钟。细胞计数：在 100 倍显微镜下，移动计数板将视野对准计数板的中央大方块，该方块四周由一圈 3 条平行线包围，中间有密集的网格。中央方块区差不多刚好可以填满整个视野（图 6-1 的血细胞计数板的结构示意图的 3 号位置）。记录计数池四个角方块内的细胞数（图 6-1 的 1、2、4和 5 号位置），并重复记录另一侧计数池中的细胞数，总计 8 个方块。计数的方法是只计算上边和左边压线的细胞，而右边和下边压线的细胞不予计算（图 6-2）。如果有多个细胞没有吹散成团存在，此时只可记为一个细胞。如果团块很多，则可能需要重新吹打甚至消化直至绝大多数细胞为单个细胞。

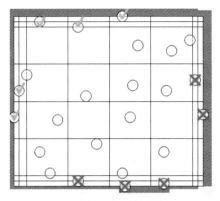

图6-2 计数方法①

由血细胞计数板的构造可以看出，血细胞计数板的每个大方块可以容纳的体积为：$1mm^2 \times 0.1mm = 0.1mm^3 = 10^{-4}cm^3 = 10^{-4}mL$（图6-3），也即每个大方块的体积为万分之一毫升，因此在计算每毫升液体中的细胞数时需要乘以10^4。

每毫升培养基中细胞的个数＝每个方块内细胞的平均数×细胞稀释比例×10^4

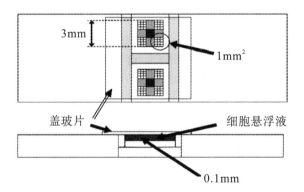

图6-3 血细胞计数板容纳体积

二、细胞增殖及活性检测

（一）间接检测法——台盼蓝染色法

基本性质：台盼蓝（Trypan Blue）或称台盼兰、锥虫蓝、曲利苯蓝。

分子式：$C_{34}H_{24}N_6Na_4O_{14}S_4$。

分子量：960.82，可溶于水（10mg/mL）。

1. 原理

正常的活细胞，细胞膜结构完整，台盼蓝不着色，不能够进入细胞内。而丧失活性或细胞膜不完整的细胞，细胞膜的通透性增加，可被台盼蓝染成蓝色。通常认为细胞膜完整性丧失，即可认为细胞已经死亡，因此，台盼蓝染色可以非常简便、快速地区分活

---

① 计数原则："计上不计下，计左不计右"，判断标准为是否接触三条边线的中间线。

细胞和死细胞。台盼蓝是组织和细胞培养中最常用的死细胞鉴定染色方法之一。台盼蓝染色后，通过显微镜下直接计数或显微镜下拍照后计数，就可以对细胞存活率进行比较精确的定量。2017 年 10 月 27 日，世界卫生组织国际癌症研究机构公布的致癌物清单初步整理参考：台盼蓝是 2B 类致癌物。

2. 实验用品

（1）仪器与材料：普通显微镜、移液枪、血细胞计数板、盖玻片、试管、枪尖。

（2）试剂：台盼蓝粉剂、蒸馏水。

3. 操作步骤

（1）台盼蓝溶液的配制：称取 4g 台盼蓝，加少量蒸馏水研磨，然后加水至 100mL，用滤纸过滤，配制成 4％台盼蓝母液，4℃保存。使用时，可用 PBS 稀释至 0.4％。

（2）细胞悬液的制备：胰蛋白酶消化贴壁细胞，制备单细胞悬液，并做适当稀释。

（3）染色：细胞悬液与 0.4％台盼蓝溶液以 9∶1 混合混匀。

（4）镜下观察并计数：镜下观察，死细胞被染成明显的蓝色，而活细胞不着色，呈无色透明状。在 3 分钟内，分别计数活细胞和死细胞。

（5）统计活细胞率：

$$活细胞率（\%）=\frac{活细胞总数}{活细胞总数+死细胞总数}\times100\%$$

（二）间接检测法（氧化还原法）——MTT 法

MTT 法是一种检测细胞存活和生长的方法。MTT 主要有两个用途：①药物（也包括其他处理方式如放射线照射）对体外培养的细胞毒性的测定；②细胞增殖及细胞活性测定。

基本性质：化学名为 3－（4,5－二甲基噻唑－2）－2,5－二苯基四氮唑溴盐，商品名为噻唑蓝，是一种黄颜色的染料。

分子式：$C_{18}H_{16}BrN_5S$。

分子量：414.32。

1. 原理

活细胞线粒体中的琥珀酸脱氢酶能使外源性 MTT 还原为水不溶性的蓝紫色结晶甲膦（Formazan）并沉积在细胞中，而死细胞无此功能。二甲基亚砜（DMSO）能溶解细胞中的甲膦，用酶标仪在 490nm 波长处测定其光吸收值，在一定细胞数范围内，MTT 结晶形成的量与细胞数成正比。根据测得的吸光度值（OD 值）来判断活细胞数量，OD 值越大，细胞活性越强（如果是测药物毒性，则表示药物毒性越小）。

2. 实验用品

（1）仪器与材料：普通显微镜、移液枪、移液管、离心管、枪尖、96 孔板、EP 管。

（2）试剂：MTT、DMSO、蒸馏水或生理盐水。

3. 操作步骤

（1）MTT溶液的配制：MTT配成的终浓度为5mg/mL，须用PBS或生理盐水做溶剂。将MTT完全混匀后，用0.22μm滤膜过滤以除去溶液里的细菌，分装避光（避光袋或是黑纸、锡箔纸包住）可长期保存于-20℃。按细胞培养板每孔需加10μL计算，一般每96孔板约需1mL，所以分装时可考虑每管分装1mL。MTT一般最好现用现配，过滤后4℃避光保存两周内有效，或配制成5mg/mL于-20℃长期保存，避免反复冻融，最好小剂量分装，用避光袋或是黑纸、锡箔纸包住避光以免分解。当MTT变为灰绿色时就绝对不能再用。

（2）细胞悬液的制备：对于贴壁细胞，需用胰蛋白酶消化对数期细胞，终止后离心收集，制成细胞悬液，细胞计数调整其浓度至（5~10）×10^4/mL。

（3）铺96孔板：将细胞悬液制备好后，轻轻混匀，每孔加入100μL，待测细胞的密度为5000~10000/孔，将接种好的细胞培养板放入培养箱中培养。因细胞在混匀后仍要继续沉降，因此接种的过程中要反复多次混匀，如每加6个孔就混匀一次，以确保接种的细胞密度完全相同，这对于MTT实验的结果至关重要。关于细胞铺板浓度：由于不同细胞贴壁后面积差异很大，因此，在进行MTT实验前，要进行预实验检测其贴壁率、倍增时间以及不同接种细胞等条件下的生长曲线，确定实验中每孔的接种细胞数和培养时间。这样，才能保证MTT结晶形成数量与细胞数呈线性关系。否则细胞数太多敏感性降低，太少则观察不到差异。

（4）孵育：5%CO_2，37℃孵育。

（5）向各孔中加入各浓度的待测溶液：原则上，细胞铺板贴壁后即可加药（2~6小时后）。药物浓度梯度根据自身实验要求设计，一般为5~7个浓度梯度，每孔总体积100μL，设3~5个复孔，建议6个复孔最佳，否则误差较大难以反映真实情况。加药方式：可将药物按不同体积加入96孔板中来达到浓度梯度。最佳方式为在EP管中将不同浓度的药物配好，然后将96孔板中的培养上清液去掉，再加入100μL含不同浓度药物的培养基，这样能保证药物浓度的准确性。关于加药浓度，参考相关文献的结果再定个比较大的范围先初筛，根据自己初筛的结果缩小浓度和时间范围再细筛。

（6）孵育：5%CO_2，37℃孵育16~48小时，显微镜下观察药物的作用效果。

（7）加MTT溶液：每孔加入配制好的5mg/mL的10μL MTT溶液（注意不要在空中生成气泡，否则影响OD值读数），继续培养4小时（或者溶液变色后）。若药物与MTT能够反应，可去除含有药物的培养基，用PBS漂洗2~3遍后，再加入100μL含MTT的培养液。

（8）终止培养，溶解结晶：将上清液去掉，该过程要注意不能把甲臜结晶移走。每孔加入150μL DMSO，置摇床上低速振荡10分钟，使结晶物充分溶解。在酶联免疫检测仪450nm处测量各孔的吸光度。

（9）对照设计：设置调零孔（培养基+MTT+DMSO）、对照孔（细胞+相同浓度的药物溶解介质+培养液+MTT+DMSO）。

（10）如何计算 IC50：

$$\lg IC50 = Xm - I \left[P - (3 - Pm - Pn)/4 \right]$$

式中，$Xm = \lg$（最大剂量），$I = \lg$（最大剂量/相临剂量），P ＝阳性反应率之和，Pm ＝最大阳性反应率，Pn ＝最小阳性反应率，最大阳性反应率/最小阳性反应率就是最大抑制率/最小抑制率。

$$抑制率 = 1 - \frac{加药组\ OD\ 值}{对照组\ OD\ 值}$$

（三）间接检测法（氧化还原法）——CCK-8 法

Cell Counting Kit-8 法（CCK-8 法）：用于测定细胞增殖或细胞毒性实验中活细胞数目的一种高灵敏度、无放射性的比色检测法。CCK-8 是由同仁化学研究所（Dojindo Laboratories）开发的检测细胞增殖/毒性的试剂盒，为 MTT 法的替代方法。其主要用途：药物筛选、细胞增殖测定、细胞毒性测定、肿瘤药敏试验。

基本性质：WST-8 ［2-（2-甲氧基-4-硝苯基）-3-（4-硝苯基）-5-（2,4-二磺基苯）-2H-四唑单钠盐］。

1. 原理

CCK-8 能被细胞内脱氢酶生物还原后生成的橙色甲䐶染料溶解在组织培养基中，生成的甲䐶量与活细胞数量成正比。CCK-8 法检测细胞增殖、细胞毒性实验的灵敏度比其他四唑盐如 MTT、XTT、MTS 或 WST-1 高。由于 CCK-8 溶液相当稳定，并且对细胞没有毒性，因此可以长时间孵育。

2. 实验用品

（1）仪器与材料：显微镜、移液枪、移液管、离心管、枪尖、96 孔板、EP 管。

（2）试剂：CCK-8 试剂盒、蒸馏水或生理盐水。

3. 操作步骤

（1）细胞悬液的配制：参考 MTT 法。

（2）铺 96 孔板：参考 MTT 法。

（3）孵育：5%CO_2，37℃孵育。

（4）向各孔中加入各浓度的待测溶液：参考 MTT 法。

（5）孵育：5%CO_2，37℃孵育 16～48 小时，显微镜下观察药物的作用效果。

（6）加入 CCK-8 试剂：每孔为 $10\mu L$ 试剂（注意不要在空中生成气泡，否则影响 OD 值读数）。如果待测溶液有还原性，测定不含细胞但含有 CCK-8 的待测溶液在 450nm 处的空白吸光度。如果该吸光度很小，则可以直接加入 CCK-8；如果吸光度相对较大，则需要除去培养基，并用培养基洗涤细胞两次，然后加入新的 $100\mu L$ 培养基和 $10\mu L$ CCK-8 进行检测。

（7）孵育：5%CO_2，37℃孵育 1～4 小时。

（8）酶联免疫检测仪 450nm 处测量各孔的吸光度。

（9）细胞活力计算：

$$细胞活力（\%）=\frac{As-Ab}{Ac-Ab}\times100\%$$

式中，As＝实验孔（具有细胞、CCK－8溶液和药物溶液的孔的吸光度），Ab＝对照孔（具有细胞、CCK－8溶液而没有药物溶液的孔的吸光度），Ac＝空白孔（具有培养基和CCK－8溶液而没有细胞的孔的吸光度）。

（四）直接检测法——BrdU免疫荧光染色法

BrdU免疫荧光染色法：5－溴脱氧尿嘧啶核酸（5－Bromodeoxyuridine，BrdU）是一种核苷类似物，直接测定DNA合成是细胞增殖检测的方法之一，是测定物质毒性、评估药物安全性及细胞健康的基本方法。

基本性质：5－Bromo－2－deoxyUridine。

分子式：$C_9H_{11}BrN_2O_5$。

分子量：307.1。

1. 原理

在细胞周期的S期，BrdU在和细胞一起孵育时能代替胸腺嘧啶（T）渗入DNA分子中，再结合BrdU抗体与渗入DNA的BrdU特异性结合，就能够检测到DNA复制活跃的细胞。同时结合其他细胞标记物，双重染色，可判断增殖细胞的种类、增殖速度，对研究细胞动力学有重要意义。

2. 实验用品

（1）仪器与材料：荧光显微镜、共聚焦显微镜、流式细胞仪、普通显微镜、移液枪、移液管、培养皿、离心管、枪尖、孔板、EP管。

（2）试剂：BrdU试剂盒、盐酸溶液（1M、2M）、Triton X－100、PBS、乙醇。

3. 操作步骤

（1）适用于贴壁细胞荧光实验。

1）铺板细胞：将对数期的细胞以适宜的细胞量铺板于平皿或孔板中（内置爬片），待细胞贴壁后，饥饿培养液同步化细胞过夜，使绝大多数细胞处于G0期。

2）孵育BrdU试剂：终止细胞培养前，加入含BrdU试剂的培养基（工作浓度为0.03μg/mL 10μM），37℃孵育一定时间（参考试剂说明书）。

3）弃培养液，孔板或玻片用PBS漂洗3次，每次3分钟。

4）固定：4％多聚甲醛或者甲醇/醋酸等固定液室温固定15分钟后，PBS漂洗3次，每次3分钟。

5）细胞膜穿孔：在孔板中加入0.1％的Triton X－100，室温孵育20分钟后，PBS漂洗3次，每次3分钟。

6）酸化：加入1mL 1M的盐酸溶液，将BrdU标记好的DNA双链结构解旋，冰上孵育10分钟。然后弃掉溶液，再加入1mL 2M的盐酸溶液，室温孵育10分钟。

7）中和缓冲：加入1mL pH值为7.4的磷酸盐/柠檬酸缓冲液，室温冲洗10分钟。

8）去除缓冲液，加入 0.1％的 Triton X－100 洗涤 3 次，每次 2 分钟。

9）BrdU 抗体孵育：根据抗体说明书加入工作浓度的抗 BrdU 一抗溶液，室温孵育过夜。

10）去除一抗孵育液，加入 0.1％的 Triton X－100 穿孔液洗涤 3 次，每次 2 分钟。

11）加入荧光标记的二抗，避光室温孵育 1 小时后，PBS 漂洗 3 次，每次 3 分钟。

12）最后滴加 DAPI 并封片后，通过荧光显微镜或者共聚焦显微镜采图。

（2）适用于细胞流式实验。

1）将处于对数期的细胞重悬，加入 BrdU 试剂使工作浓度达 $0.03\mu g/mL$ $10\mu M$，37℃孵育 30 分钟~2 小时（参考试剂说明书）。

2）400×g 或 1700r/min 离心 5 分钟，PBS 漂洗 2 次，去上清液，加入 70％乙醇重悬固定，可保存在－20℃过夜或数天。

3）400×g 或 1700r/min 离心 5 分钟，PBS 漂洗 2 次，去上清液，加入 1mL 2M HCl＋0.5％ Triton X－100，室温孵育 1 小时。

4）400×g 或 1700r/min 离心 5 分钟，PBS 漂洗 2 次，去上清液，加入 1mL 0.1M 四硼酸钠（$Na_2B_4O_7$）（pH 值 8.5），重悬，孵育 3 分钟。

5）PBS 洗 2 次并分出一部分细胞可用于 PI 单染（$10\mu g/mL$ 的 PI 重悬细胞）。

6）离心去上清液，根据抗体说明书加入工作浓度的抗 BrdU 一抗溶液，4℃孵育 30 分钟。

7）离心去上清液，PBS 漂洗 2 次，加入用于封闭 Fc 段的抗体，4℃孵育 30 分钟。

8）离心去上清液，PBS 漂洗 1 次，准备上样。

（五）直接检测法——EdU 免疫荧光染色法

EdU 基于 Apollo 荧光染料与 EdU 的特异性反应即可直接并准确地检测出 DNA 复制活性，广泛应用于细胞增殖、分化、生长与发育，DNA 损伤修复，病毒繁殖等方面的研究，尤其适合进行 siRNA、miRNA、小分子化合物及各种药物的细胞增殖及活力筛选实验。

基本性质：5－Ethynyl－2′－Deoxyuridine。

分子式：$C_{11}H_{12}N_2O_5$。

分子量：252.23。

1. 原理

EdU 是一种胸腺嘧啶核苷类似物，其连有的炔烃基团在天然化合物中很少见，能够在 DNA 复制时期代替胸腺嘧啶（T）渗入正在合成的 DNA 分子中。与 BrdU 检测方法相比，EdU 免疫荧光染色法更快速、更灵敏、更准确。EdU 染料大小只有 BrdU 抗体的 1/500，在细胞内很容易扩散，无需 DNA 变性（酸解、热解、酶解等），可有效避免样品损伤，而且无需抗原抗体反应，能在细胞和组织水平更准确地反映 DNA 复制活性。贴壁细胞宜采用荧光检测方式（荧光显微镜、共聚焦显微镜），悬浮细胞可用涂片方式荧光检测，亦可采用流式细胞仪分析。

2. 实验用品

（1）仪器与材料：荧光显微镜、共聚焦显微镜、流式细胞仪、普通显微镜、移液枪、移液管、培养皿、离心管、枪尖、孔板、EP 管。

（2）试剂：EdU 试剂盒、4％多聚甲醛。

3．操作步骤

（1）适用于贴壁细胞荧光实验。

1）配制含 EdU 的培养基：采用细胞培养基以 1∶1000 的比例稀释 EdU 溶液，制备适量 50μM EdU 培养基。EdU 浓度与孵育时间相关，短时间孵育（2 小时内）宜采用高浓度（10～50μM），长时间孵育（大于 24 小时）宜采用低浓度（1～10μM）。

2）细胞铺板：取对数生长期细胞，以 96 孔板为例，每孔接种 5000～10000 个细胞，待细胞生长至正常阶段；每孔加入适量的 EdU 培养基（表 6-1），孵育 2 小时后弃培养基。EdU 培养基用量以没过细胞为宜，但需要保证 EdU 孵育时间内的营养物质持续供给。

表 6-1　EdU 培养基及染色液使用量参考

	96 孔板	48 孔板	24 孔板	12 孔板	6 孔板	6cm 平皿
EdU 培养基	100μL	150μL	200μL	300μL	500μL	2mL
染色反应液	100μL	150μL	200μL	300μL	500μL	2mL

3）PBS 漂洗细胞 1～2 次，每次 5 分钟。清洗目的是去除未结合 DNA 的 EdU。

4）每孔加入 4％多聚甲醛（盖过细胞即可），室温放置 30 分钟。

5）弃掉固定液，每孔加入 50μL 2mg/mL 甘氨酸中和多余的固定液，摇床孵育 5 分钟后，弃甘氨酸溶液，PBS 漂洗 1～2 次，每次 5 分钟。

6）当实验需要进行其他抗体染色时，或由于某些类型细胞对染料的吸附性较高，可能需要增强细胞膜通透性，每孔加入适量体积的 0.5％ Triton X-100，摇床孵育 10 分钟后 PBS 漂洗 1 次，5 分钟。

7）Apollo 染色：每孔加入与 EdU 相对应的 Apollo 染色反应液，避光、室温、脱色摇床孵育 30 分钟后，弃染色反应液。按顺序配制适量 Apollo 染色反应液（表 6-2），以免破坏正常的反应体系（现用现配，30 分钟用完）。其中缓冲添加剂为白色粉末，较易氧化，使用后请旋紧管盖，如试剂出现棕黄色，则需更换。

表 6-2　Apollo 染色反应液配制体系

配制顺序	Apollo 染色反应液	500μL	1mL	5mL	10mL
1	去离子水	469μL	938μL	4.69mL	9.38mL
2	反应缓冲液	25μL	50μL	250μL	500μL
3	催化剂溶液	5μL	10μL	50μL	100μL
4	荧光染料溶液	1.5μL	3μL	15μL	30μL
5	缓冲添加剂	5mg	9mg	44mg	88mg

8）每孔加入适量 0.5％ Triton X－100 的 PBS，摇床洗涤 2～3 次，每次 10 分钟，弃掉试剂。

9）当细胞对染料的吸附性高，需要用加强方式洗脱降低染料背景时，每孔加入适量甲醇清洗 1～2 次，每次 5 分钟，然后用 PBS 再漂洗 1 次，每次 5 分钟。

10）DNA 染色用去离子水按 100∶1 的比例稀释试剂，制备适量 1× Hoechst 33342 反应液，避光保存。

11）每孔加入 100μL 1× Hoechst 33342 反应液，避光、室温、脱色摇床孵育 30 分钟后，弃染色反应液。

12）PBS 漂洗 2～3 次，每次 5 分钟。

13）图像获取及分析：建议染色后立即进行观测，若不能及时获取图像，应 4℃湿润保存，但不应超过 3 天。

（2）适用于细胞流式实验（以 6 孔板为例）。

实验开始前配制好 50μM EdU 培养基。当细胞融合度达 70％～80％时，将细胞培养基更换为 EdU 培养基，孵育 2 小时。将贴壁细胞用胰蛋白酶消化下来转移至 EP 管中（悬浮细胞直接转移），1500r/min 离心 5 分钟，弃上清液。PBS 漂洗 1 次。每管加入 100～500μL 的 Apollo 染色反应液，重悬细胞，避光、室温孵育 10 分钟后，1500r/min 离心 5 分钟，弃染色反应液。PBS 漂洗 1 次。用去离子水按 100∶1 的比例稀释试剂 F，制备适量 1× Hoechst 33342 反应液，避光保存。每管加入 100～500μL 1× Hoechst 33342 反应液，重悬细胞，避光、室温孵育 30 分钟后，1500r/min 离心 5 分钟，弃染色反应液。PBS 漂洗 1～2 次，并重悬上机检测。

（六）蛋白质印记法

蛋白质印记法（Western Blot）又称为免疫印迹法，在 20 世纪 80 年代被提出，是分子生物学、生物化学和免疫遗传学中常用的一种实验方法。它是一种将高分辨率凝胶电泳和免疫化学分析技术相结合的杂交技术。免疫印迹法具有分析容量大、敏感度高、特异性强等优点，是检测蛋白质特性、表达与分布的一种最常用的方法。

可采用免疫印迹法检测细胞增殖信号传导通路上相关蛋白的表达来分析细胞增殖。真核生物的细胞增殖必须通过有丝分裂实现，细胞进行有丝分裂是有周期性的，也就是具有细胞周期。连续分裂的细胞，从一次分裂完成时开始，到下一次分裂完成时为止，这是一个细胞周期。目前已发现的细胞周期相关因子很多，主要有三大类：细胞周期蛋白（Cyclin）、细胞周期蛋白依赖性激酶（Cyclin－Depend Kinases，CDKs）、细胞周期蛋白依赖性激酶抑制因子（Cyclin－Depend Kinases Inhibitor，CKI）。其中 CDKs 是细胞周期网络调控的中心，细胞周期蛋白对 CDKs 复合物具有正性调控作用，CKI 对 Cyclin－CDK 复合物具有负性调控作用，三者共同构成细胞周期调控因子的基础。

CDKs：属于丝氨酸/苏氨酸蛋白激酶家族。CDKs 通过对丝氨酸/苏氨酸蛋白的化学作用驱动细胞周期，在细胞周期调控网络中处于中心地位。CDKs 最初是在酵母中发现的，研究证明酵母的细胞周期由单一的 CDKs 调控。随着生物的进化，CDKs 家族得到了极大的扩展，目前已发现超过 8 个成员，彼此在 DNA 序列上的同源性超过 40％，其蛋白产物相对分子质量为 30～40kDa。在不同的 CDKs 分子结构中，均含有一段相似的激酶结构域，这一区域有一段保守序列，即脯丝苏丙异亮精谷（PSTAIRE），是介导激酶与周期蛋白结合的区域。当CDKs没有与细胞周期蛋白结合时，CDKs的活性部位处于隐藏状态；与细胞周期蛋白结合后，其分子结构发生了变化，活性部位暴露并与底物蛋白相结合，激活的底物主要有pRb、E_2F、P107、P103等。

细胞周期蛋白：是一类具有周期特异性或时相性表达、积累与分解的蛋白质。最初，Evans等人发现海胆卵细胞中存在两种特殊蛋白质，它们的含量随着细胞周期的进程而变化，一般在细胞间期积累，在细胞分裂期消失，在下一个细胞周期中又重复，因而他们将这种蛋白命名为细胞周期蛋白。随着研究的进展，现已发现的细胞周期蛋白主要有Cyclin-A、Cyclin-B（1和2）、Cyclin-C、Cyclin-D（1、2和3）和Cyclin-E等。各种周期蛋白之间有共同的分子结构特点，但也各有特性。不同的细胞周期蛋白识别并结合不同的CDKs，组成不同的Cyclin-CDK复合物，并表现出不同的CDKs活性。

CKI：是细胞内存在的一些对CDKs活性起负性调节作用的蛋白质。它是能与CDKs结合并抑制其活性的一类蛋白质，具有抑癌基因的活性，可阻止细胞通过限制点，具有确保细胞周期高度时序性的功能，在细胞周期的负性调控过程中起着重要作用。CKI家族主要包括两大类：一类是INK4（Inhibitor of CDK4）家族，包括p15、p16、p18、p19，能够结合CDK4和CDK6，特异性抑制Cyclin D-CDK4、Cyclin D1-CDK6复合物的活性；另一类是KIP/CIP（Kinase Inhibition Protein）家族，包括p21、p27、p57等，能抑制大多数CDKs的活性。

$c-Myc$：Myc基因家族的重要成员之一，既是一种可易位基因，又是一种多种物质调节的可调节基因，也是一种可使细胞无限增殖、获永生化功能、促进细胞分裂的基因。$c-Myc$与多种肿瘤的发生发展有关。Myc基因定位于染色体8q24、IgH、IgK、Igλ链的基因位点分别在14q32、2p13和22q11，在BL细胞中往往出现$c-Myc$基因位点与Ig基因位点之间的易位，即$c-Myc$易位到Ig位点的高活性转录区，从而组成一个高转录活性的重排基因，启动$c-Myc$转录，使$c-Myc$表达增强，促进细胞恶变，最后导致肿瘤的发生。

p53：p53是在肿瘤病毒研究的巅峰时期被发现的，最初它被认为是致癌基因，但是随后的研究发现野生型（Wild Type）p53在细胞培养环境下抑制肿瘤生长和细胞癌变。在编码p53的$TP53$基因中出现的失活性突变在人类肿瘤中非常常见。在很多癌症中，$TP53$基因突变与患者的不良预后相关。正常情况下，细胞中p53蛋白的含量很低，因其半衰期短，所以很难检测出来，但在生长增殖的细胞中，可升高5～100倍。野生型p53蛋白在维持细胞正常生长、抑制恶性增殖方面起着重要作用，因而被冠上"基因卫士"的称号。一方面，p53在DNA出现损伤后能够引发细胞周期停滞或者消灭细胞，表明它可以通过预防致癌基因突变的累积来防止癌症发生。从这个角度来说，p53缺失会导致存活下来的子细胞中基因突变数目增多，从而间接地促进癌症的发生。另一方面，p53在致癌基因异常表达时能够阻止细胞增殖，表明它可能在限制致癌基因突变的恶果方面也有重要作用。在这种情况下，p53缺失会允许表达致癌基因的细胞继续无限制增殖，从而直接导致癌症发生。

增殖细胞核抗原（PCNA）：因其只存在于正常增殖细胞及肿瘤细胞内而得名，是真核细胞 DNA 合成所必需的一种 36kDa 核蛋白，在 G1 期 PCNA 的表达逐渐增加，S 期达最高峰，而 G2、M 期则减少。PCNA 的表达可能是 DNA 多倍体形式表达的一个标记，在细胞增殖的启动上起重要作用，也成为肿瘤细胞失调状态下的一个标记，检测 PCNA 可以客观评价肿瘤细胞增殖状态。

Ki67：是一种存在于增殖细胞中的核抗原，其确切功能目前尚不清楚。其抗原表达随细胞周期的变化而变化，在 G1 后期出现，在 S、G2 期逐渐上升，M 期达高峰，有丝分裂结束后迅速降解消失，G0 期不表达。但通过研究它的表达及在核内分布的情况，研究者认为它与细胞有丝分裂有关，因此是目前应用十分广泛的增殖细胞标记。

第二节　细胞黏附

细胞黏附（Cell Adhesion）是指细胞与细胞之间及细胞与细胞外基质之间的黏附。细胞黏附是细胞维持形态结构与功能的生物现象，是细胞间信息交流的一种形式。而信息交流的可溶递质称为细胞黏附分子。细胞黏附分子是参与细胞与细胞之间及细胞与细胞外基质之间相互作用的分子，是一类独立的分子结构，通过识别与其黏附的特异性受体而发生相互间的黏附现象。细胞间黏附作用在免疫细胞发育成熟、免疫细胞活化分化、免疫细胞归位、造血、创伤愈合、肿瘤转移等生理病理过程中发挥极其重要的作用，包括共刺激信号分子在内的多种重要分子参与这一过程。细胞黏附在肿瘤的发生发展和干细胞的维持中起着重要的作用，在实验条件下对细胞黏附性的测量可以为细胞生物学提供重要的信息。因此，检测细胞与细胞之间的黏附具有重要的意义。

黏附测定的最常见用途：一是测试特定类型的细胞或细胞系黏附到特定黏附基质的能力，二是测试特定细胞与底物相互作用对抑制剂的敏感性。常用实验方法有放射性核素法、V 形孔法和比色法。放射性核素法是一种比较传统的方法，采用 3H−TdR 作为 DNA 复制的原料被合成于细胞染色体 DNA 中。通过检测黏附细胞裂解上清液中的放射性，反映黏附于铺底细胞的细胞数量，反映细胞黏附的相对强弱。V 形孔法适用于整联蛋白和选择素抑制剂的鉴定和分析。

一、比色法检测细胞黏附能力

该方法基于 Kueng 等人的细胞比色法，细胞数量的测定以分光光度计法为基础。比色法在 96 孔板中使用方便并且可用于较宽细胞数量范围的检测。

（一）原理

结晶紫可用于黏附细胞细胞核染色，醋酸可较好地使细胞核内结晶紫完全溶解。分光光度计法测得吸光度与细胞数量，细胞黏附数量与吸光度呈线性关系。

（二）实验用品

（1）在不含二价阳离子的 Dulbecco's PBS 中加入 10mg/mL 热变性 BSA。溶解 BSA 后，通过 0.22μm 过滤器除去未溶解的蛋白质，并在 85℃的水浴中孵育 10~12 分钟。溶液稍有浑浊，因为它将包含不充分聚合的 BSA，也不应该是白色的，因为这里的聚合体很大。冷却后，即可使用。

（2）96 孔组织培养处理的微量滴定板。

（3）Dulbecco 的 PBS。

（4）Dulbecco 的 MEM 含有 25mM HEPES。

（5）5％戊二醛。应避免皮肤接触。

（6）0.1％结晶紫，200mM MES，pH 值为 6.0。此溶液需过滤，因为其深蓝的颜色难以确认是否完全溶解。如果没有过滤溶液，若固体结晶紫颗粒添加到实验孔中，将导致高吸光度读数。

（7）10％乙酸。

（三）操作步骤

（1）用 Dulbecco's PBS 稀释黏附分子。涂层所需的黏附分子浓度取决于许多因素，包括其涂覆塑料的效率、分子的大小以及与细胞受体结合的亲和力。在大多数情况下，黏附测定用于测量细胞与细胞外基质或纯化的细胞外基质分子的黏附性。这种基质的关键组分通常是大分子，能够相对较好地涂覆塑料，它们还与细胞有中等亲和力。由于这些原因，浓度范围在 $1\sim20\mu g/mL$ 通常是足够的。但是最好进行合适浓度测试。如果需检测非基质分子或复杂混合物，则应使用更高的浓度。稀释前对黏附分子的处理会有所不同：一些分子，如纤连蛋白，最好在 37℃ 快速解冻；而层黏连蛋白，最好在冰上慢慢融化。

（2）将稀释的黏附分子添加到微量滴定板的孔中（$100\mu L$/孔）。

（3）留下一个空白孔作为对照。

（4）在室温下孵育 60 分钟或在 4℃ 孵育过夜。

（5）吸出，在不含二价阳离子的 PBS 中加入 $200\mu L$ 10mg/mL 热变性 BSA，并在室温下孵育 30 分钟。

（6）当阻断正在进行时，准备待检细胞的悬浮液。

（7）在血细胞计数板上计数细胞密度，对于成纤维细胞和类似大小的细胞重悬细胞至浓度为 5×10^5/mL，在温暖的 DMEM/HEPES（用 5％CO_2 充气）中淋巴细胞重悬至 10^7/mL，在 37℃ 的 15mL 聚丙烯管中孵育 10 分钟。对于检测抑制剂作用的实验，吸出 BSA，加入 $50\mu L$ 稀释于 PBS 中的 2x 试剂，然后加入 $50\mu L$ 细胞。对照组每孔加入 $50\mu L$ PBS 和 $50\mu L$ 细胞。

（8）用于附着测定的孵育时间取决于细胞类型，因为一些细胞比其他细胞更快地黏附，但通常 15~20 分钟足够。

（9）添加 $100\mu L$ 5％的戊二醛，将孔中的细胞完全固定。测定通常 3 个复孔或 4 个复孔。

（10）通过敲击平板或 $100\mu L$ PBS 反复轻轻洗涤孔，去除非黏附和松散附着的细胞。

（11）通常在室温下加入 $100\mu L$ 5％戊二醛 20 分钟后吸出最后的洗涤液并固定附着

的细胞（如果需要，可 4℃过夜）。

（12）用 3×100μL 水洗涤孔。

（13）在室温下用 100μL 0.1％结晶紫，200mM MES，pH 值 6.0 下染色 60 分钟。

（14）用 3×400μL 水洗涤孔。

（15）将染料在 100μL 10％乙酸中溶解，并在振荡器上以 150r/min 在室温下孵育 5 分钟。

（16）使用酶标仪测量 570nm 处的吸光度。

二、免疫印迹法检测细胞黏附相关蛋白表达水平

可采用免疫印迹法检测细胞黏附信号传导通路上相关蛋白的表达来分析细胞黏附。细胞黏附分子（CAMs）或黏附素是细胞膜糖蛋白的组成部分。它们参与了细胞—细胞和细胞—细胞外基质的相互作用。由于存在于组织中紧密连接和粘着连接处，它们决定其完整性和特性。它们还作为受体蛋白，通过将信息以一种信号的形式传递到细胞内部，触发相应的化学级联反应，从而产生特定的反应。因此，CAMs 的变化基因表达会导致不同的细胞行为和组织特性。上述特征解释了 CAMs 在伤口愈合、免疫过程、白细胞发育、炎症进程，尤其是在癌变和转移过程中的作用。它们还调节细胞的分化、增殖和凋亡等。

（一）免疫球蛋白超家族细胞黏附分子

免疫球蛋白超家族细胞黏附分子由跨膜糖蛋白组成，其特征在于外膜结构域类似于免疫球蛋白，包括参与信号传导免疫过程（CSF1 和 PDGF 受体）的 CAMs，以及负责细胞完整性过程的 CAMs〔神经元 CAM（NCAM）、血管细胞黏附分子（VCAM）、CD106、细胞间黏附分子（ICAM）、血小板内皮细胞黏附分子（PECAMs）、黏膜选址素细胞黏附分子（MAdCAM），以及癌胚抗原（CEA）〕。IgCAM 能够彼此形成复合物（例如两个 NCAM）和其他分子。随着淋巴细胞上 IgCAM 表达的下调或丧失，它们识别和消除肿瘤细胞的功能被破坏。

（二）细胞整合素

细胞整合素在上皮细胞和内皮细胞中表达。它们在细胞间连接处共同产生黏着斑块，通过直接参与或与其他蛋白质结合参与，在细胞外与细胞外基质结合，在细胞内与细胞骨架结合。它们是通过与细胞因子、激素、生长因子或其他细胞的相互作用激活的。与其他细胞黏附分子相似，对于维持组织完整性、细胞迁移和凋亡、调节细胞生长周期以及信号传导是至关重要的。

（三）选择素

选择素有一种糖蛋白的结构，其中 N 端有一种凝集素。凝集素结构域的一种功能是结合其他细胞的糖蛋白。这一事实证明了这些蛋白质参与维持组织的完整性。根据与补体系统相似序列重复次数，选择素可分为三类：在白细胞上发现的 L－选择蛋白、内皮细胞 E－选择素、血小板 P 选择素。

（四）CD44

CD44 通过参与细胞之间以及细胞和细胞外基质之间的相互作用参与维持组织的完整性。它参与 T 淋巴细胞的活化，调节其与内皮细胞相关的特性，触发细胞因子的释放，并参与纤维化的过程。它是透明质酸、胶原蛋白、层黏连蛋白和纤连蛋白的受体。已经针对许多肿瘤描述了其表达的变化，如乳腺癌、前列腺癌、卵巢癌、宫颈癌、结肠直肠癌和神经母细胞瘤。

（五）钙黏蛋白

钙黏蛋白是最受认可的细胞黏附分子之一，功能类似于其他细胞黏附分子，结构类似于三组分糖蛋白。钙黏蛋白的一个特征是其分子结合对钙离子存在依赖性。钙黏蛋白家族分为三大类：神经元钙黏蛋白（NCAMs）、内皮钙黏蛋白（ECAMs）和胎盘钙黏蛋白（PCAMs）。

第三节　细胞迁移

细胞迁移（Cell Migration）也称为细胞爬行、细胞移动或细胞运动，是指细胞在接收到迁移信号或感受到某些物质的梯度后而产生的移动，是细胞头部伪足的延伸、新黏附的建立、细胞体尾部的收缩在时空上交替的全过程。细胞迁移是正常细胞的基本功能之一，是机体正常生长发育的生理过程，也是活细胞普遍存在的一种运动形式，其在机体发育、内稳态以及疾病发生中都有着重要的作用。

细胞迁移行为涉及细胞觅食、伤口痊愈、胚胎发生、免疫反应、感染和癌症转移等生理现象。因此对细胞迁移的研究，在阻止癌症转移、异体植皮、唇腭裂修复、正畸等医学应用方面具有一定意义。

一、伤口愈合实验

（一）原理

伤口愈合实验是比较早的体外研究细胞迁移的实验之一，在单层细胞间制造"伤口"（划痕）以观察细胞向伤口迁移。尽管该方法不能完全模拟细胞在体内的迁移状况，但是在一定程度上模拟了伤口愈合过程中的细胞迁移。成纤维细胞松散地往伤口区域迁移，而上皮细胞及内皮细胞则迁移得比较紧密且成片，这与体内细胞的迁移情况类似。

该实验操作简单，费用低，条件容易根据不同的目的改变，被研究者广泛应用和改进，用来研究各种实验条件（比如基因敲除和化疗）在细胞迁移中的作用。

（二）实验用品

实验用品：细胞培养箱、培养皿及培养板、培养基、胎牛血清、胰蛋白酶、双抗、PBS、无菌枪头、相差显微镜、图像分析软件。

（三）操作步骤

（1）培养细胞至约 90% 融合度。

（2）用无菌枪头轻轻地在单层培养细胞间制造划痕，枪头尽量与培养皿的底部垂直，不要倾斜。划痕距离可以选用不同型号的枪头调节。划痕在同一方向成一条直线。

（3）在垂直于第一条划痕的方向制作另一条划痕，使之成十字交叉形。

（4）划痕后，用 PBS 轻轻漂洗 2 次，以去除脱落细胞。添加新鲜培养基［血清浓度见注意事项（1）］，定点采集图像。

（5）继续培养细胞，根据实验需要添加刺激因素，一定时间后终止实验。

（6）PBS 漂洗细胞 2 次，于初始采集图像一致的地方，再次采集图像。

（7）对比前后的划痕距离，通过 Photoshop 或 Imag J 软件进行测量。

【注意事项】

（1）具体的血清浓度需要根据不同的细胞而定。推荐使用比常规培养浓度低的血清浓度，以尽可能降低细胞增殖对实验的影响。但是对一些细胞来讲，太低的血清浓度可能会引起细胞凋亡或不贴壁。对于 NIH3T3 细胞来讲，常规培养需要 10％的血清浓度，在伤口愈合实验中 1％～2％的血清浓度比较合适。

（2）培养时间需要摸索。不推荐长时间培养尤其是过夜培养，此时细胞增殖会严重干扰迁移结果。最佳培养时间为阳性组的细胞刚刚填满划痕。

（3）也可以采用活细胞工作站对细胞迁移进行动态观察。该工作站搭载细胞培养系统以及智能化全自动倒置显微镜，可对培养皿中不同区域的细胞轮流进行定期拍摄，并且所有区域拍摄的照片最终要通过计算机处理并将每一区域不同时间的照片做成电影，可以更好地反映细胞的动态迁移。

二、Transwell 法细胞迁移实验

（一）原理

"Transwell"一词，从字面上理解，"trans"有转移、穿过之意，"well"有小室之意，即细胞穿过小室的一类实验。该实验主要依靠有通透性的杯状装置，即 Transwell 小室（附图 4）。其外形为一个可放置在孔板里的小杯子，底部有一层具通透性的膜，这层膜带有微孔，孔径大小 0.1～12.0μm 不等。不同厂家对 Transwell 会有不同的命名，有不同型号、不同形状、不同大小，根据实验需要，可有不同选择。应用不同孔径和经过不同处理的膜，就可以进行共培养、细胞趋化、细胞迁移、细胞侵袭等多方面的研究。本节重点阐述 Transwell 在细胞迁移研究中的应用。

Transwell 法细胞迁移实验中，常用孔径为 5.0μm、8.0μm 或 12.0μm 的膜，上室接种肿瘤细胞，下室加入 FBS 或某些特定的趋化因子，肿瘤细胞会向营养成分高的下室迁移，计算进入下室的细胞量即可反映肿瘤细胞的迁移能力（附图 5）。

（二）实验用品

实验用品：细胞培养箱、培养皿及培养板、培养基、胎牛血清、胰蛋白酶、双抗、PBS、无菌枪头、0.1％结晶紫、4％多聚甲醛、显微镜、图像分析软件。

（三）操作步骤

（1）消化细胞：选取融合度约 80％的细胞，消化，PBS 漂洗 2 次，用无血清或低

血清浓度的培养基重悬（具体血清浓度应根据不同细胞摸索）。

（2）接种细胞：用无菌镊将小室置于相应的孔板中，将细胞悬液接种于上室，具体的细胞数量请提前摸索。

（3）在小室加入培养基：在下室加入正常血清浓度的培养基或其他刺激因素。

（4）将孔板置于37℃，细胞培养箱中，培养一定时间后，收取样本。

（5）固定：用PBS轻洗3次小室，用棉签轻轻擦去小室内的上层细胞，4％多聚甲醛固定15～20分钟。

（6）染色：PBS轻洗小室3次，0.1％结晶紫染色15～20分钟，用PBS轻洗3次，每次10分钟，确保洗掉多余的染色液。

（7）计数：用手术刀片将小室的膜轻轻裁下，树胶封片，置于显微镜下，随机采取5个视野进行细胞计数（附图5）。

【注意事项】

（1）细胞计数应重复3次取均值，力求减少细胞数量不一致带来的实验误差。

（2）擦拭上层细胞时应轻量多次，勿残留上层细胞，也勿擦去下层细胞。

（3）可直接在显微镜下随机采取视野，进行细胞计数，也可用33％醋酸溶液将结晶紫溶解后，570nm处测吸光度，进而进行统计。

三、免疫印迹法检测细胞迁移相关蛋白表达水平

可采用免疫印迹法检测细胞黏附信号传导通路上相关蛋白的表达来分析细胞迁移。细胞迁移的基本过程：伪足向前伸展，伸出的伪足黏附胞外基质，细胞体迁移和细胞后缘缩回。本节将从以下三方面简述其相关的分子机制：细胞外基质（Extracellular Matrix，ECM）的降解、细胞-胞外基质的黏附和Rho家族小GTP酶的调节作用。

（一）细胞外基质的降解

细胞外基质是细胞微环境的重要组成部分，由蛋白（纤维状胶原、弹性蛋白、纤连蛋白、层黏连蛋白和巢蛋白）、蛋白聚糖以及糖蛋白组成。胞外蛋白酶如基质金属蛋白酶（MMPs）、Metzincin蛋白酶、一种含有血小板反应蛋白基元的解离素和金属蛋白酶以及丝氨酸蛋白酶（纤溶酶和组织蛋白酶G[7]），在细胞外基质重塑和降解中都发挥着重要作用。

MMPs可分为4个亚组：胶原蛋白酶（MMP-1、MMP-8和MMP-13）、间质溶解素（MMP-3、MMP-7、MMP-10和MMP-11）、明胶酶（MMP-2和MMP-9）和膜型MMPs（MT1到MT6 MMPs）。基本上所有的MMPs都可以有效降解细胞外基质组分和基底膜，进而允许细胞进行迁移。生长因子，如转化生长因子β（TGF-β）、碱性成纤维细胞生长因子（bFGF）、血管内皮细胞生长因子（VEGF），可以通过破坏基底膜和基质屏障来促进细胞迁移。尿激酶类纤溶酶原激活物（uPA）常常引起肿瘤细胞中纤溶酶的上调，纤溶酶可以通过激活MMPs（MMP-1、MMP-3和MMP-9）促进肿瘤细胞的迁移。

（二）细胞-胞外基质的黏附

细胞与胞外基质的黏附主要依赖整合素蛋白家族所介导的黏着复合物和黏着斑等黏

着结构。整合素可以特异性地识别胞外基质蛋白，功能性的整合素是由 α 和 β 亚基形成的异二聚体，目前，在哺乳动物细胞中已鉴定出超过 24 种整合素。每一种整合素可以结合不同的配体，如 α5β1 整合素结合纤连蛋白，α3β1 结合层黏连蛋白。黏着斑在不同的成纤维细胞和角质细胞中附着在不同的 ECM 分子，其整合素也有多种 α 和 β 亚基组合形式。

细胞骨架蛋白包括踝蛋白、α-辅肌动蛋白、细丝蛋白和张力蛋白，其功能就是将整合素连接到肌动蛋白细胞骨架。其他的衔接蛋白，如 FAK、黏着斑蛋白和动力蛋白以直接或间接与整合素的胞质尾部作用形成蛋白复合体。相关信号蛋白被招募到黏着斑区进而调控黏着斑的聚合和解聚。例如，Src 非络氨酸激酶受体家族（NRPTKs）和 Abl NRPTK 家族。此外，由 JNK 或 cdk5 介导的 PAX 磷酸化对于维持粘连的不稳定性发挥重要作用，对于成纤维细胞或神经细胞的快速迁移至关重要。

（三）Rho 家族小 GTP 酶的调节作用

Rho 家族小 GTP 酶在调控细胞迁移方面发挥着重要作用。白细胞具有变形虫样的迁移能力就基于 Rho/Rho 相关蛋白激酶信号通路。Rho 亚家族以 RhoA 为代表，RhoA 可以调节应力纤维的收缩力，进而在细胞后端发挥作用。Rac 亚家族主要在细胞前端被活化并发挥作用，其关键成员为 Rac1，其主要调控分支状微丝的聚合，因而对片状伪足的形成具有关键作用。

第四节 细胞侵袭

细胞侵袭（Cell Invasion）主要是指恶性肿瘤细胞从原发瘤或继发瘤向邻近的宿主组织侵犯或占领的过程，是肿瘤发生及转移的重要步骤之一。它的发生是一个循序渐进的过程。首先，肿瘤细胞伸出伪足，与内皮细胞粘连；其次，肿瘤细胞用伪足从细胞的天然间隙穿出，到达基底层；再次，肿瘤细胞深入器官深部；最后形成癌巢。

细胞侵袭能力检测是肿瘤相关研究课题中的常用技术手段，可为寻找肿瘤转移分子标记物、治疗靶点提供技术支撑。

一、Transwell 侵袭法

研究细胞侵袭的方法主要有 Transwell 侵袭法和划痕试验。由于可以对细胞侵袭能力进行较为精确的测定，实验结果可进行定量分析，Transwell 侵袭法已成为细胞凋亡分析的重要手段。

（一）原理

Transwell 侵袭法即将 Transwell 这一技术（详见本章第三节细胞迁移）应用于肿瘤细胞侵袭研究的一种实验，可模拟肿瘤细胞从一侧通过膜性结构到达另一侧的过程。由于其简单易行、重复性好，得到了越来越广泛的应用。

如附图 6 所示，Transwell 小室底部具有一个可透过细胞的膜，膜上具有均匀分布的预定直径的孔，是一种可渗透支架/滤膜，允许精确、可重复的侵袭实验测定。当置于多孔组织培养板的孔中时，Transwell 小室形成由渗透膜隔开的双室系统。实验时，膜中的孔可用由细胞外基质组成的凝胶阻断，所述凝胶用于模拟肿瘤细胞在体内侵袭过程中遇到的典型基质。通过将细胞置于凝胶的一侧并在凝胶的另一侧放置化学引诱物，具有侵袭性的肿瘤细胞将降解相邻的基质并通过模拟的细胞外基质凝胶迁移。通过计数穿过细胞渗透膜的细胞数，来定量判定肿瘤细胞侵袭能力。

（二）实验用品

试剂：Matrigel 胶、结晶紫、蒸馏水或生理盐水。

（三）操作步骤

1. Transwell 小室制备

（1）将 Matrigel 原液从 $-20℃$ 取出，置于 4℃ 解冻。涉及本实验操作的样品及试剂、耗材等均应提前在 4℃ 冰箱中预冷，包括实验所用枪尖、EP 管、不含血清的培养基等，以预防 Matrigel 在稀释液操作过程中凝固。

（2）Matrigel 原液解冻后，采用 4℃ 预冷的无血清培养基稀释，并轻柔吹匀混合，置于冰上待用。稀释比为 1∶3～1∶10，可根据细胞种类及实验需要而调整。

（3）将实验所用的 24 孔板置于冰上，将 Transwell 小室放入 24 孔板中。每孔中迅速、小心、轻柔地加入稀释的 Matrigel 35～50μL，注意避免产生气泡。加完后迅速小幅度水平十字法摇动 24 孔板，使胶在小室底部水平分布均匀。

（4）盖上孔板盖，将 24 孔板置于 37℃ 的细胞培养箱中孵育 1 小时左右，使 Matrigel 凝固成胶状。期间勿晃动孔板。

2. 制备细胞悬液

（1）制备细胞悬液前可先撤血清饥饿 12～24 小时，进一步去除血清对实验的影响。

（2）选择生长状态良好的各组细胞，用胰蛋白酶消化细胞，终止消化后离心弃去培养基，PBS 漂洗后，采用无血清培养基重悬，调整细胞密度至 （1～10）×10^5/mL。具体细胞密度可根据细胞种类及实验需要而定。

3. 接种细胞

（1）在 24 孔板下室加入 500μL 含血清的完全培养基，不同的培养板加的量有不同要求，具体请参考说明书。要特别注意避免下层培养液和小室间的气泡产生，一旦产生气泡，下层培养液的趋化作用就减弱甚至消失了。一旦出现气泡，要将小室提起，去除气泡后，再将小室放进培养板。

（2）吹匀制备的相应浓度的细胞悬液，取出 100～200μL 加入 Transwell 小室，不同公司、不同大小的 Transwell 小室对细胞悬液量有不同要求，具体请参考说明书。24 孔板小室一般加入的体积为每室 200μL。

（3）培养细胞：常规培养 12～48 小时后，显微镜下观察细胞侵袭数量，合适时收取小室。收取时间点的选择主要依肿瘤细胞的侵袭能力而定。除此之外，处理因素对细胞数目会有一定的影响。

（四）结果统计

1. 直接计数法

（1）贴壁细胞计数：这里所谓的贴壁，是指细胞穿过膜后，可以附着在膜的下室侧而不会掉到下室里面。通过给细胞染色，可在镜下计数细胞。

1）用湿棉签擦去 Transwell 小室上室内的细胞和基质胶，70％甲醇固定小室下表面 30 分钟。

2）染色：常用的染色方法有结晶紫染色、台盼蓝染色、Giemsa 染色、苏木精染色、伊红染色等。脱水时间各为 1 分钟，在二甲苯中透明的时间不要过长，以 2~3 分钟为宜。

3）细胞计数：用手术刀片将小室的膜轻轻裁下，树胶封片，置于显微镜下，随机采取 5 个视野进行细胞计数（附图 7）。

（2）非贴壁细胞计数：某些细胞由于自身的原因或某些膜的关系，有时在穿过膜后不能附着在膜上，而是掉进下室。可以收集下层培养液，用流式细胞仪计数细胞量，也可用细胞计数板直接在镜下计数。

2. 间接计数法

间接计数法主要用于穿过细胞过多，而无法通过计数获得准确的细胞数的情况，与常用的 MTT 法有同样的原理。

（1）MTT 法。

1）用棉签擦去基质胶和上室内的细胞。

2）24 孔板中加入 $500\mu L$ 含 $0.5mg/mL$ MTT 的完全培养基，将小室置于其中，使膜浸没在培养基中，37℃ 4 小时后取出。

3）24 孔板中加入 $500\mu L$ DMSO，将小室置于其中，使膜浸没在 DMSO 中，振荡 10 分钟。取出小室，将 24 孔板置于酶标仪上测 OD 值。

（2）荧光试剂检测：荧光试剂一般是与 Transwell 小室一起出售的，其原理与 MTT 法类似，先采用一种荧光染料染细胞，再将细胞裂解，检测荧光值。Chemicon 的 ECM554 即属于这类。

（3）结晶紫检测：原理与 MTT 法类似。但结晶紫染色还有个优点：染色和脱色的过程并不影响膜上的细胞，在脱色后还可重新染色。

【注意事项】

Transwell 小室底部的滤膜有不同的孔径。细胞侵袭、趋化性和运动性研究通常采用 $3.0\mu m$ 或以上的孔径的 Transwell 膜。细胞从膜的孔中迁徙通过的能力与选用的细胞系及培养条件有关，同时也与孔径相关。小于 $3.0\mu m$ 孔径条件下，细胞不会迁徙通过。对于一些要求严格的实验，建议在实验中选用一系列孔径作为对照来确定哪种尺寸最适合所研究的细胞。

不同细胞株的侵袭能力不同，具体实验所需的条件如细胞量、侵袭时间均需要实验者摸索。细胞量过多，穿过膜的细胞会过多过快，导致难以计数，数据不准确；过少则可能还没到检测的时间点，所有的细胞都已穿过，因此需在时间点上，上室内还要有一定量的细胞存在。铺细胞前的细胞计数一定要多重复几次，尽量保证对照组和处理组细胞密度一致。

同样，接种后细胞培养的时间也不可过短，因为细胞内会储存一定量的基质金属蛋白酶（MMPs），短时间内侵袭能力不会有太大改变。同时，处理物从进入细胞，进而发挥作用，影响MMPs表达，到最后影响细胞功能及细胞出现表型变化，还需要一个过程。时间点的选择，在一定的范围内尽量长，有时可选择多个时间点研究时间依赖效应，但前提是这个时间范围内细胞数目不能有明显变化。

细胞接种后，在培养过程中，膜下偶有少量小气泡产生，可不予处理。出现大气泡会影响实验结果，最好接种细胞1~2小时后把培养板从培养箱里拿出来看看，确定没有大气泡产生，若出现，应及时处理。

二、酶谱法检测 MMPs 活性

（一）原理

MMPs 产生于正常组织细胞（如结缔组织细胞、内皮细胞、中性粒细胞、巨噬细胞、淋巴细胞、胸腺细胞和滋养层细胞）和肿瘤细胞。MMPs 的主要功能是特异性地降解细胞外基质（ECM）成分，并通过调节细胞黏附，参与新生血管形成，在肿瘤的生物学行为中发挥作用。许多肿瘤会表达高水平的 MMPs，MMPs 的活性提示了肿瘤细胞的侵袭能力，对其活性进行检测非常重要。

酶谱法的基本过程：先将样品进行 SDS-聚丙烯酰胺（SDS-PAGE，含 0.1％明胶）电泳分离，然后在有二价金属离子存在的缓冲系统中使样品中的 MMP-2 和 MMP-9 恢复活性，在各自的迁移位置水解凝胶里的明胶，最后采用考马斯亮蓝将凝胶染色，再脱色，在蓝色背景下可出现白色条带，条带的强弱与 MMP-2 和 MMP-9 活性成正比。其复性原理：在电泳过程中，SDS 与样品中的 MMPs 可逆性结合，破坏其氢键、疏水键而使 MMPs 不能发挥其分解明胶的作用，而只有当将胶置于 Triton 中洗脱时，由于 SDS 被 Triton 结合而去除，从而使 MMPs 恢复活性。

（二）实验用品

（1）母液：10×明胶溶液（50mL）、50mM Tris-HCl（2L）、5mM $CaCl_2$（1L）、$1\mu M$ $ZnCl_2$（1L）、2.5％ Triton X-100（400mL）、0.02％ Brij-35（500mL）。

（2）工作液：5× Loading Buffer［Tris-HCl（pH 值 6.8）0.4M、SDS 10％、Glycerol 50％、Bromophenol Blue 0.03％］、洗脱缓冲液 1L［100mL 50mM Tris-HCl（pH 值 7.5）、50mL 5mM $CaCl_2$、0.5mL $1\mu M$ $ZnCl_2$、100mL 2.5％ Triton X-100］、漂洗液 1L［100mL 50mM Tris-HCl（pH 值 7.5）、50mL 5mM $CaCl_2$、0.5mL $1\mu M$ $ZnCl_2$］、孵育缓冲液 1L［100mL 50mM Tris-HCl（pH 值 7.5）、11.688g NaCl、50mL 5mM $CaCl_2$、0.5mL $1\mu M$ $ZnCl_2$、100mL 0.02％ Brij-35］、考马斯亮蓝 R-250 染色液、脱色液（Methanol 20％、Acetic Acid 10％）。

（三）操作步骤

（1）安装：两块玻璃板洗净后，经去离子水冲洗、75％乙醇棉球擦拭、风干后，按产品说明书安装玻璃板，并用去离子水检查是否漏液，再用滤纸擦干。

（2）制备分离胶：配制好的凝胶液（参考表 6-3）灌入已安装好的两块玻璃板间隙中，留出浓缩胶所需空间（Teflon 梳齿长度再加 1cm）。用吸管沿玻璃板壁滴加一层水饱和正丁醇或去离子水封顶。分离胶聚合后，倾去覆盖液，用滤纸吸干残留液体。

表 6-3　SDS-聚丙烯酰胺凝胶电泳不同浓度分离胶的配制（总体积 5mL）

溶液	不同浓度的凝胶中各成分所需体积（mL）				
	6%	8%	10%	12%	15%
3dH$_2$O	2.1	1.8	1.4	1.1	0.6
明胶	0.5	0.5	0.5	0.5	0.5
30%丙烯酰胺	1.0	1.3	1.7	2.0	2.5
1.5M Tris-HCl（pH 值 8.8）	1.3	1.3	1.3	1.3	1.3
10% SDS	0.05	0.05	0.05	0.05	0.05
10%过硫酸铵	0.05	0.05	0.05	0.05	0.05
TEMED	0.04	0.04	0.04	0.04	0.04

备注：本实验需灌制 8%SDS-Page 分离胶，且其中需加入 1/10 体积的 10mg/mL 的明胶溶液，使明胶终浓度为 1mg/mL。

（3）制备浓缩胶：配制所需体积的浓缩胶（参考表 6-4），迅速混匀后，直接灌注到已聚合的分离胶上，并立即在浓缩胶溶液中插入干净的 Teflon 梳子，避免气泡产生。浓缩胶聚合完全后，小心拔出 Teflon 梳子。将凝胶玻璃板固定于电泳装置上，放入电泳槽内，在上下槽中加入 1×Tris-甘氨酸 SDS 电泳缓冲液，使电泳装置底部的电极丝浸于缓冲液中。

表 6-4　SDS-聚丙烯酰胺凝胶电泳不同体积 5%浓缩胶的配制

溶液	不同体积的凝胶中各成分所需体积（mL）				
	1	2	3	4	5
3dH$_2$O	0.68	1.4	2.1	2.7	3.4
30%丙烯酰胺	0.17	0.33	0.5	0.67	0.83
1.0M Tris-HCl（pH 值 6.8）	0.13	0.25	0.38	0.5	0.63
10% SDS	0.01	0.02	0.03	0.05	0.05
10%过硫酸铵	0.01	0.02	0.03	0.05	0.05
TEMED	0.001	0.002	0.003	0.004	0.005

（4）样品制备：向蛋白质样品中加入 1/4 体积的 5×SDS 电泳样品缓冲液，100℃加热 3~5 分钟，10000×g 离心 10 分钟，取上清液做 SDS-PAGE 分析。

（5）加样：分别吸取已处理好的分子量标准蛋白和待测蛋白质样品 5~10μL，按预定顺序，小心地把样品加在样品槽里。

（6）跑胶：将电泳装置的正负极与电泳仪的正负极相连，电泳时，浓缩胶电压

60V，分离胶电压 100V，电泳至溴酚蓝到达分离胶的底部、72kD 蛋白 Marker 到达分离胶将近一半的位置时为止。电泳结束后，从电泳装置上卸下玻璃板，取出凝胶，在凝胶的下缘切角标记位置。

（7）洗脱：胶置于 100mL 洗脱液中，摇床高频震荡 1 小时，以洗脱 SDS，使蛋白质复性，每 15 分钟更新一次洗脱液。

（8）漂洗：适量漂洗液中漂洗 5 分钟，两次。

（9）孵育：胶置于 100mL 孵育缓冲液中，于 37℃水浴缓慢震荡孵育 24~48 小时。

（10）染色：采用双蒸水漂洗 5 分钟孵育后的胶，重复两次，然后置于 0.25% 的考马斯亮蓝 R-250 染色液中，放在平缓摇动的摇床上于室温染色 3 小时。

（11）脱色：将染色后的胶用水漂洗几次后，置于脱色液中，放在平缓摇动的摇床上于室温脱色，每 30 分钟更新一次脱色液，至深蓝色背景上显出无色清晰酶谱条带停止。然后以双蒸水漂洗残留染料。

（12）扫描分析：将胶扫描成像，用软件分析各酶谱条带灰度值，比较各组样本 MMPs 活性的差别。

（13）凝胶保存：凝胶可保存于含有 20% 甘油的溶液中，或制成干胶。

【注意事项】

（1）丙烯酰胺和亚甲基双丙烯酰胺具有神经毒性，可通过皮肤吸收，应注意防护。聚丙烯酰胺无毒，但难免有少量未能聚合的丙烯酰胺单体，故在整个操作过程中都应注意。

（2）室温较低时，TEMED 可加量。

（3）不同样本加样时，应防止交叉污染。

（4）SDS-PAGE 电泳分为分离胶和浓缩胶，浓缩胶不加底物明胶，因为明胶凝固后形成网络状结构，不会随电泳而迁移。

（5）SDS-PAGE 浓度的选择根据我们要检测的 MMPs 分子量的大小而定，一般 MMP-2、MMP-9 的 Mw 在 70kD 及 90kD 左右，因此用 10% 浓度即可。

（6）明胶终浓度的选择取决于待检样本的 MMPs 浓度。若 MMPs 浓度较高，则相应底物明胶浓度要高些，但检测灵敏度降低；反之亦然。因此实验要摸索一下，既要检出差别，也要酶谱条带漂亮。

（7）可用胶原酶谱法检测 MMPs 的表达及活性。胶原溶液的配制：称取 10mg 胶原，溶于 0.3M 醋酸溶液中，终浓度为 10mg/mL，置于 4℃备用。其余步骤同明胶酶谱法。

（8）反向明胶酶谱法用于检测 TIMPs 的表达及活性：将 5μg 的 Active-MMP-2 溶于 1%SDS 溶液中，终浓度为 10μg/mL，冻存于 -80℃备用。配制 12% 的 SDS-PAGE 分离胶，其中明胶终浓度为 2mg/mL，Active-MMP-2 终浓度为 0.1μg/mL，孵育时间为 24 小时，脱色至无色背景中显出深蓝色清晰 TIMPs 条带，其余步骤同明胶酶谱法。

三、免疫印迹法检测细胞侵袭相关蛋白表达水平

可采用免疫印迹法检测细胞侵袭信号传导通路上相关蛋白的表达来分析细胞侵袭。目前认为细胞侵袭分为以下四步：第一步为细胞之间的黏附力减弱，即同质性黏附下降，主要由细胞表面的天赋分子（Cell Adhesion Molecule，CAM）介导，Cadherin、Fn 降低，细胞之间失去正常连接，如有 E−Cad、N−Cad、P−Cad、Desmoglein 等的参与。第二步为细胞与基底膜和细胞外基质黏附力增强，即异质性（Heterotypic）黏附增强。其中有整合素及其配体（Ⅰ型及Ⅱ型胶原、LN、FN、Vitronectin、Endotoxin、ICAM−1、VCAM−1 等）、CD44、SLE、Ig−SF 等的参与。第三步为细胞降解基底膜与细胞外基质。此过程中有各类蛋白水解酶的参与，如基质金属蛋白酶（MMPs）、丝氨酸蛋白酶（As）、胱氨酸水解酶（如 Cathepsin−B、Cathepsin−D、Cathepsin−H 等）、半胱氨酸蛋白酶（Caspase 家族如 Caspase 1 至 Caspase 9）、天门冬氨酸蛋白酶等。它们几乎能降解细胞外基质中的所有成分，是近年来肿瘤侵袭、转移研究中的热点。第四步为细胞以阿米巴运动来移动，完成细胞的局部浸润。其中有移动素（Motogen）、自分泌移动因子（AMFs）、肝细胞生长因子（HGF）等参与。

第五节 细胞凋亡

细胞凋亡（Apoptosis）是指细胞在内外界凋亡诱导因素作用下在生理或病理条件下的一种主动死亡的方式。它是一个高度有序、由基因控制的、一系列酶参与的生物学过程，以 DNA 早期降解为特征，其细胞膜一般保持完整，不伴有细胞内容物的释放，细胞最终分解成凋亡小体。具体表现：细胞核固缩，染色质沿核膜凝集，DNA 被剪切降解；细胞皱缩，出现凋亡小体，迅速被巨噬细胞吞噬，无炎性反应。

检测细胞凋亡的方法很多，主要分为形态学检查、分子生物学检查、免疫电泳法和细胞学检查。由于可以对凋亡的各种特征进行快速、灵敏、特异的定性和定量分析，流式细胞术已成为细胞凋亡分析的重要手段。

一、流式细胞术

流式细胞术，即利用流式细胞仪对处在快速直线流动状态中的生物颗粒，如各种细胞、微生物及人工合成微球等进行多参数、快速定量分析，同时对特定群体加以分选的现代细胞分析技术。与传统的荧光显微镜检测相比，其具有速度快、精度高、准确性好等优点。本部分主要介绍采用 Annexin V−FITC/PI 凋亡检测试剂盒来检测细胞凋亡。

（一）原理

正常情况下，磷脂酰丝氨酸（Phosphatidylserine，PS）位于细胞膜内侧，细胞发生凋亡的早期，细胞膜内外的磷脂基团重新分布，PS 可从细胞膜的内侧翻转到细胞膜的表面，暴露在细胞外环境中。Annexin V 是一种分子量为 35~36kD 的 Ca^{2+} 依赖性磷脂结合蛋白，在 Ca^{2+} 存在下，与 PS 有很高的亲和力，能与 PS 特异性地结合。将 Annexin V 进行荧光素标记，以标记了的 Annexin V 作为荧光探针，利用流式细胞仪

或荧光显微镜可检测细胞凋亡的发生。Annexin V 能区分 PS 暴露和未暴露的细胞，但不能区分凋亡细胞和坏死细胞。碘化丙啶（Propidine Iodide，PI）是一种核酸染料，它不能透过完整的细胞膜，但对于凋亡中晚期的细胞和死细胞，PI 能够透过细胞膜而使细胞核红染。通过 Annexin V 和 PI 进行双染色，可以区别活细胞、凋亡细胞和坏死细胞。活细胞不能被 Annexin V−FITC 和 PI 染色，细胞膜未受损的凋亡早期细胞仅能被 Annexin V−FITC 染色，坏死细胞和凋亡中晚期细胞可被 Annexin V−FITC 和 PI 双染色。

（二）实验用品

（1）仪器与材料：流式细胞仪、移液枪、枪尖、试管。

（2）试剂：PBS、Annexin V−FITC 试剂（20μg/mL）、Annexin V 结合缓冲液、PI（50μg/mL）。

（三）操作步骤

（1）收集细胞（贴壁细胞使用 0.25% 的不含 EDTA 的胰蛋白酶消化），使用预冷（4℃）的 PBS 重悬细胞 1 次，1500r/min 离心 3 分钟，洗涤细胞两次，并用适当体积的结合缓冲液以 1×10^6/mL 的浓度重悬。吸取 100μL 的细胞（1×10^5）至试管中。

（2）加入 10μL Annexin V−FITC 试剂和 5μL PI，轻轻混匀，避光室温孵育 15 分钟。

（3）加入 300μL 结合缓冲液，在 1 小时内上机检测：流式细胞仪激发光波长用 488nm，用一波长为 515nm 的通带滤器检测 FITC 荧光，另一波长大于 560nm 的滤器检测 PI。

（四）结果分析

根据未处理细胞或对照细胞经 Annexin V 和 PI 染色后在流式细胞仪上分析的结果设定十字标尺的位置，将 Annexin V 和 PI 散点图上的细胞分为四个象限：左下象限（Annexin V$^-$/PI$^-$）是活细胞，右下象限（Annexin V$^+$/PI$^-$）是凋亡早期细胞，右上象限（Annexin V$^+$/PI$^+$）是凋亡中晚期细胞和坏死细胞。根据每个象限中细胞的比例，可以比较不同组的凋亡早期比率和凋亡中晚期比率，也可比较总的凋亡率（附图 8）。

【注意事项】

（1）对照组（未处理组）的细胞凋亡比例一般不会超过 5%，如果对照组的凋亡比例大于 5%，提示结果可疑，可能的原因：①实验用的细胞状态不好，应选用生长良好的细胞进行实验；②细胞收集后存放的时间太长，没有及时染色；③细胞表面原有的 PS 相对较多；④外周血单个核细胞表面往往有血小板黏附在细胞表面，造成 Annexin V 阳性率偏高；⑤样本制备时过分吹打、振荡或胰蛋白酶消化等也可能使 PS 暴露。

（2）处理组的细胞凋亡比例过低，可能的原因：①凋亡刺激不够；②细胞本身对刺激因素不敏感；③Annexin V 结合缓冲液失效；④贴壁细胞消化时间过长，膜表面的 PS 受损，Annexin V 结合位点减少。

（3）Annexin V 和膜表面的 PS 结合，必须有 Ca^{2+}、Mg^{2+} 的存在，因此在整个实

验过程中必须保证有二价阳离子的存在。

（4）介于 PI 阴性和 PI 阳性之间若有一群 PI 弱阳性细胞出现，可能是因为 PI 染料浓度过高，应当适当降低 PI 染料的浓度。

（5）贴壁细胞发生凋亡后多漂浮在培养液上层，收集细胞时需收集这部分细胞。

（6）整个操作过程动作要尽量轻柔，勿用力吹打细胞，尽量在 4℃ 下操作，以免影响细胞状态。

（7）为了保证细胞的活性，样本制备好后如果不能立即上机检测，应该低温保存（置于 4℃ 冰箱或冰盒中保存）。

（8）为减少细胞丢失，样本制备过程中建议使用聚苯乙烯管，其他类型的试管会使细胞在管壁沉积，造成细胞丢失，并影响染色效果。

（9）洗细胞时应注意洗到管壁内侧细胞可能附着的位置，使细胞充分悬浮。这样可以避免在随后的染色步骤中，由于细胞贴壁或悬浮不充分造成的细胞染色不均。

（10）如果一次实验中的样本很多，加入 PI 时，应考虑第一个样本和最后一个样本 PI 染色时间会相差很多。所以，一次检测多个样本，加入 PI 应控制在 30～60 秒内为宜。如果加入 PI 时间太长，因 PI 本身有细胞毒性，有可能造成测得的凋亡比例偏高。

（11）Annexin V/PI 双染色法是检测早期凋亡细胞的敏感方法，为了捕捉到细胞早期凋亡的时间，收集细胞时，不应该等到大量细胞漂浮或脱落下来，而是细胞形态稍稍变圆时就应该收集，否则收集的大多是处于凋亡中晚期或坏死的细胞。

（12）除实验设计中的各组样本，还应备有三个质控样本来设定流式细胞仪的荧光补偿和设置十字标尺的范围：①没有染色的细胞；②仅用荧光标记的 Annexin V 染色细胞；③仅用 PI 染色的细胞。

二、TUNEL 法检测细胞凋亡

脱氧核糖核苷酸末端转移酶介导的缺口末端标记法（Terminal－Deoxynucleotidyl Transferase Mediated Nick End Labeling，TUNEL）实际上是分子生物学与形态学相结合的研究方法，对完整的单个凋亡细胞核或凋亡小体进行原位染色，能准确地反映细胞凋亡典型的生物化学和形态学特征，可用于石蜡包埋组织切片、冰冻组织切片、培养的细胞和从组织中分离的细胞的细胞形态测定，并可检测出极少量的凋亡细胞，灵敏度远比一般的组织化学和生物化学测定法要高，因而在细胞凋亡的研究中被广泛采用。

（一）原理

细胞凋亡中，染色体 DNA 的断裂是个渐进的分阶段的过程。染色体 DNA 首先在内源性的核酸水解酶的作用下降解为 50～300kb 的大片段。然后大约 30％ 的染色体 DNA 在 Ca^{2+} 和 Mg^{2+} 依赖的核酸内切酶作用下，在核小体单位之间被随机切断，形成 180～200bp 核小体 DNA 多聚体。DNA 双链断裂或单链断裂而产生大量的黏性 $3'-OH$ 末端，可在脱氧核糖核苷酸末端转移酶（TdT）的作用下，将脱氧核糖核苷酸和荧光素、过氧化物酶、碱性磷酸酶或生物素形成的衍生物标记到 DNA 的 $3'$－末端，从而可进行凋亡细胞的检测。由于正常的或正在增殖的细胞几乎没有 DNA 断裂，因而没有 $3'-OH$ 形成，很少能够被染色。

（二）实验用品

1. 仪器与材料

仪器与材料包括光学显微镜、染色缸、湿盒、滤纸、移液枪、枪尖、盖玻片。

2. 试剂

（1）PBS（pH 值 7.4）：磷酸钠盐 50mM、NaCl 200mM。

（2）蛋白酶 K（200μg/mL，pH 值 7.4）：蛋白酶 K0.02g、PBS 100mL。

（3）含 2%H_2O_2 的 PBS（pH 值 7.4）：H_2O_2 2.0mL、PBS 98.0mL。

（4）TdT 缓冲液：Trlzma 碱 3.63g 用 0.1N 盐酸调节 pH 值至 7.2，加 ddH_2O 定容到 1000mL，再加入二甲砷酸钠 29.96g 和氯化钴 0.238g。

（5）TdT 反应液：TdT 32μL，TdT 缓冲液 76μL，混匀，置于冰上备用。

（6）洗涤与终止反应缓冲液：氯化钠 17.4g、柠檬酸钠 8.82g、ddH_2O 1000mL。

（7）0.05%二氨基联苯（DAB）溶液：DAB 5mg、PBS 10mL，pH 值 7.4，临用前过滤后，加 H_2O_2 至 0.02%。

（8）无水乙醇、95%乙醇、90%乙醇、80%乙醇和 75%乙醇以及二甲苯、10%中性甲醛溶液、乙酸、松香水、苏木素等。

（9）过氧化物酶标记的抗体。

（三）操作步骤

1. 石蜡包埋的组织切片预处理

将组织切片置于染色缸中，用二甲苯洗两次，每次 5 分钟。用无水乙醇洗两次，每次 3 分钟。用 95%乙醇和 75%乙醇各洗一次，每次 3 分钟。用 PBS 洗 5 分钟加入蛋白酶 K 溶液（20μg/mL），于室温水解 15 分钟，去除组织蛋白。用蒸馏水洗 4 次，每次 2 分钟。

2. 冰冻组织切片预处理

将冰冻组织切片置 10%中性甲醛中，于室温固定 10 分钟后，去除多余液体。用 PBS 洗两次，每次 5 分钟。置乙醇：乙酸（2∶1）的溶液中，于－20℃处理 5 分钟，去除多余液体。用 PBS 洗两次，每次 5 分钟。

3. 培养的或从组织分离的细胞的预处理

（1）将约 $5×10^7$/mL 细胞于 4%中性甲醛中于室温固定 10 分钟。在载玻片上滴加 50~100μL 细胞悬液并使之干燥。用 PBS 洗两次，每次 5 分钟。

（2）染色缸中加入含 2%H_2O_2 的 PBS，于室温反应 5 分钟。用 PBS 洗两次，每次 5 分钟。

（3）用滤纸吸去载玻片上组织周围的多余液体，立即在切片上加 2 滴 TdT 缓冲液，置室温 1~5 分钟。

（4）用滤纸吸去切片周围的多余液体，立即在切片上滴加 54μL TdT 反应液，置保湿盒中于 37℃反应 1 小时（注意：阴性染色对照，加不含 TdT 的反应液）。

（5）将切片置于染色缸中，加入已预热到 37℃的洗涤与终止反应缓冲液，于 37℃

保温 30 分钟，每 10 分钟将载玻片轻轻提起和放下一次，使液体轻微搅动。

（6）组织切片用 PBS 洗 3 次，每次 5 分钟，然后直接在切片上滴加两滴过氧化物酶标记的抗体，于保湿盒中室温反应 30 分钟。

（7）用 PBS 洗 4 次，每次 5 分钟。

（8）在组织切片上直接滴加新鲜配制的 0.05％DAB 溶液，室温显色 3~6 分钟。

（9）用蒸馏水洗 4 次，前 3 次每次 1 分钟，最后 1 次 5 分钟。

（10）采用苏木素复染，3 秒左右后立即用自来水冲洗。梯度乙醇脱水（75％、80％、95％、100％各 1 分钟）。

（11）用二甲苯透明两次，每次 1 分钟，封片、干燥后，在光学显微镜下观察并记录实验结果。

【注意事项】

（1）设立阳性和阴性细胞对照。阳性对照的切片可使用 DNase Ⅰ 部分降解的标本，阳性细胞对照可使用地塞米松（1μM）处理 3~4 小时的大、小鼠胸腺细胞或人外周血淋巴细胞。阴性对照不加 TdT，其余步骤与实验组相同。

（2）保证充分脱蜡和水化，以便后面的结合反应充分、均匀。

（3）一般根据切片的厚薄，选择蛋白酶 K 的孵育时间，常用 10~30 分钟。

（4）DAB 显色要控制好反应时间，勿使背景颜色过深。

三、免疫印迹法检测细胞凋亡

可采用免疫印迹法检测细胞凋亡信号传导通路上相关蛋白的表达来分析细胞凋亡。目前认为，细胞凋亡发生的途径分为三种：内源性线粒体途径、内源性内质网途径、外源性死亡受体途径。

（一）内源性线粒体途径

细胞凋亡的内源性线粒体途径：当细胞受到内部凋亡刺激因子作用时，如癌基因的活化、DNA 损伤、细胞缺氧、细胞生长因子缺失等，可激活细胞内部线粒体凋亡途径，引起细胞凋亡。内源性线粒体途径也可以被死亡配体激活。此途径中，Bcl-2 家族蛋白通过调节膜电位从而控制线粒体外膜通透性，是控制线粒体相关的凋亡因子释放的主要调节因子，包括：①Bcl-2 亚家族，抑制细胞凋亡的发生，成员有 Bcl-2、Bcl-xL、Bcl-W 和 Mcl-1 等；②Bax 亚家族，促进细胞凋亡的发生，成员有 Bax、Bak、Bok 等；③Bcl-2 同源结构域 3 亚家族，促进细胞凋亡，成员有 Bik、Blk、Bad 和 Bid 等。

（二）内源性内质网途径

内质网是蛋白质合成的主要加工厂，也是 Ca^{2+} 的重要储存库。因此，内质网在维持细胞 Ca^{2+} 的稳定、蛋白质的合成及加工中起到关键性作用。内质网腔内 Ca^{2+} 失衡、错误折叠或未折叠蛋白增多，则会引起内质网的应激反应（Endoplasmic Reticulum Stress，ERS）。内质网应激反应可减少细胞中蛋白质的合成、增加蛋白质正确折叠、维持 Ca^{2+} 稳态，但过度的应激反应会触动细胞内的凋亡信号，促使细胞凋亡。此路径可通过 ERS 介导的 PERK、IRE1、ATF6 三条信号通路诱导促进凋亡信号分子 CHOP/

GADD153 的表达，进而促进细胞凋亡。

（三）外源性死亡受体途径

死亡受体属于肿瘤坏死因子受体超家族，共同拥有富含 Cys 的胞外结构域和胞内死亡结构域（Death Domain，DD）。当死亡受体与特定的死亡配体结合后，其接收胞外的死亡信号，激活细胞内的凋亡机制，诱导细胞凋亡。目前所知的死亡受体－配体主要有 Fas（APO－1/CD95）－FasL（CD95L）、TNFR1（DR1）－TNF、TRAILR1（DR4）－TRAIL（APO－2L）、TRAILR2（DR5）－ TRAIL（APO－2L）、DR3（APO－3/TRAMP）－TL1A 等。而细胞凋亡的死亡受体信号通路主要有三条：Fas、TNFR1、TRAIL。

（四）Caspase 家族

Caspase 家族成员大多数是凋亡的启动子或者效应子，在细胞凋亡的过程中发挥重要作用。根据 Caspase 在级联反应上下游的位置及功能，Caspase 家族可分为三大类：第一类为凋亡启动子，位于级联反应上游，包括 Caspase－2、Caspase－8、Caspase－9、Caspase－10 等，能在其他蛋白参与下发生自我活化并激活下游的 Caspase；第二类为凋亡效应子，位于级联反应下游，包括 Caspase－3、Caspase－6、Caspase－7，能被上游的启动子激活，激活后的 Caspase 作用于特异性底物使细胞发生生化和形态学改变，导致细胞凋亡；第三类包括 Caspase－1、Caspase－4、Caspase－5、Caspase－13、Caspase－14，主要参与细胞因子介导的炎症反应并在死亡受体介导的细胞凋亡途径中起辅助作用。

第六节　细胞的多向分化

成体干细胞的一个重要生物学特性就是其具有多向分化潜能，也就是既能够分化为特定的组织，又可实现跨胚层分化成与其发育无关的其他组织的细胞。例如牙髓干细胞经过特定诱导条件可表现出三个胚层细胞分化：经过成神经诱导后，可分化为外胚层来源的神经细胞等；经各自特殊诱导，可分化为成骨细胞、软骨细胞、脂肪细胞、成牙本质细胞等中胚层来源细胞；而通过与成熟肝细胞等共培养，可分化为内胚层来源肝细胞等。然而，这种特异向分化往往需要特殊相关诱导液才能完成体外诱导分化。因此，熟悉相关多向分化诱导液的配制方法，将有助于干细胞多向分化能力体外研究。

一、成脂诱导液

（一）使用试剂及设备

使用试剂及设备：地塞米松注射液、3－异丁基－1－甲基黄嘌呤（IBMX）、胰岛素（胰岛素若为针剂，1.1mL=5mg，1IU=45.4μg，3mL/支，3mL：300IU）、吲哚美辛，以及烧杯（100mL）、磁力搅拌器、电子天平、微量移液枪、0.22μm 滤器。

（二）配制所需浓度

成脂诱导液配方见表6－5。

表 6-5 成脂诱导液配方

药品名称	稀释液	储存液浓度	100mL 培养基加入量	终浓度
IBMX	DMSO	111.0mg/mL	100μL	111.0μg/mL
吲哚美辛	DMSO	72.0mg/mL	100μL	72.0μg/mL
胰岛素	HCl（pH 值 2.0）	5.0mg/mL	500μL	5.0μg/mL
地塞米松	无水乙醇	0.4mg/mL	100μL	0.4μg/mL
青霉素	PBS	100.0μg/μL	100μL	100.0μg/mL
链霉素	PBS	100.0μg/μL	100μL	100.0μg/mL

（三）配制方法

（1）在超净台内将主要试剂按表 6-5 内标注比例稀释。在超净台内取 100mL α-MEM 培养基，将稀释后主要试剂按表 6-5 内所标注的量逐一加入，并用孔径为 0.22μm 的滤器过滤。

（2）在除菌后的诱导液内加入青霉素和链霉素各 100μL。

（3）按需求加入适量的血清。

【注意事项】

（1）工作液在室温下于超净台内配制。

（2）日常使用时保存于 4℃冰箱，储存时间一般不超过 3 个月。

（3）未使用的储存液和工作液保存于 -20℃冰箱。

（4）阳性结果：细胞经过 2~3 周诱导后可见细胞体积和细胞核明显增大，细胞质中大量脂质沉积，脂滴变多变大。油红 O 染色可见脂滴染为红色（附图 9）。

二、成神经诱导液

（一）使用试剂及设备

使用试剂及设备：丁羟基茴香醚（Butylated Hydroxyanisole，BHA）、Forskolin、丙戊酸钠（Valporic Acid Sodium Salt）、氢化可的松、胰岛素、KCl、DMSO、α-MEM，以及烧杯（100mL）、磁力搅拌器、电子天平、微量移液枪、0.22μm 滤器。

（二）配制所需浓度

2% DMSO、200μM 丁羟基茴香醚、25mM KCl、2mM 丙戊酸钠、10mM Forskolin、1mM 氢化可的松、5μg/mL 胰岛素（注：本配方没有添加 10%FBS、2mM L-谷氨酰胺、100μg/mL 青霉素、100μg/mL 链霉素）。

（三）配制方法

（1）配制 10mM Forskolin 和 1mM 氢化可的松：精确称取 Forskolin 0.4g，然后溶于 1mL α-MEM 中；同理，称取氢化可的松 0.0362g，溶于 1mL α-MEM 中。

（2）称量试剂：分别按下列剂量精确称取试剂后加入烧杯中：丙戊酸钠 0.0331g、BHA0.0038g、KCl 0.0375g。然后，用 1 毫升注射器吸取胰岛素 0.11mL，再用移液枪吸取 DMSO 2mL、Forskolin 1μL、氢化可的松 1μL。

（3）溶解试剂：用量筒量取 80mL α－MEM 培养基倒入烧杯中，将磁力搅拌子放入烧杯中，开启磁力搅拌器，调到适当速度，使搅拌子在烧杯底部中央转动，直至试剂完全溶解。

（4）定容溶液：用 α－MEM 培养基将完全溶解的溶液定容至 100mL。

（5）过滤并转移溶液：将完全溶解的溶液用 0.22μm 滤器进行过滤，过滤后转移至无菌的玻璃瓶中保存。

【注意事项】

注意事项同成脂诱导液配制的注意事项。

（四）阳性结果

细胞经过 1~2 周诱导后开始变成星形并形成不规则多边树枝状触角，同时细胞质明显变少。免疫荧光染色证实神经细胞相关蛋白 Tubulin 阳性表达（附图 10）。

三、成骨诱导液

（一）使用试剂及设备

使用试剂及设备：地塞米松、维生素 C、1,25－二羟维生素 D_3、β－磷酸甘油钠，以及磁力搅拌器、电子天平、微量移液枪、0.22μm 滤器。

（二）配制所需浓度

成骨诱导液配方见表 6－6。

表 6－6　成骨诱导液配方

药品名称	稀释液	储存液浓度	100mL 培养基加入量	终浓度
地塞米松	PBS	50.0μg/mL	10.3280μL	10^{-8}M
维生素 C	PBS/培养基	50.0mg/mL	100.0000μL	50.00μg/mL
1,25－二羟维生素 D_3	无水乙醇	10.0μM	100.0000μL	0.01μM
β－磷酸甘油钠	PBS/培养基	0.4mg/mL	0.3061g	10.00mM
青霉素	PBS	100.0μg/μL	100.0000μL	100.00μg/mL
链霉素	PBS	100.0μg/μL	100.0000μL	100.00μg/mL

（三）配制方法

（1）在超净台内将主要试剂按表 6－6 内标注比例稀释。

（2）在超净台内取适量 α－MEM 培养基（使得加入血清及抗生素和成骨诱导相关试剂后总体积为 100mL），将稀释后主要试剂按表 6－6 内所标注的量逐一加入，并用孔径为 0.22μm 的滤器过滤除菌。

（3）按需求加入适量的血清及抗生素。

（四）阳性结果

细胞经过 2~3 周诱导后，细胞重叠性排列，细胞形态由梭形变为多边形，形成含少量矿盐沉积的钙化结节，钙化结节可逐渐变大、明显，呈分散状。茜素红染色结果显示，红色表示成骨基质矿化形成（附图 11）。

【注意事项】

由于 $1,25$-二羟维生素 D_3 见光易分解，故配制及保存时需要避光，余下内容同成脂诱导液配制的注意事项。

四、成软骨诱导液

在 2D 单层细胞成软骨诱导培养时，由于诱导后软骨细胞的胞浆中含有大量特异性蛋白，细胞间基质少而易产生接触抑制现象，从而抑制生成软骨细胞，且细胞极易老化并失去原有软骨样细胞形态而表现出似成纤维细胞形态。因此体外如果采用 2D 培养法，诱导结果相对较差，所以一般干细胞体外成软骨诱导相对比较少。如果需要进行成软骨诱导，建议细胞采用 3D 培养提高诱导效率。以下为 3D 培养时所使用的成软骨诱导液配方：高糖 DMEM 无血清培养基，诱导剂包含地塞米松 10nM、左旋维生素 C（37.5mg/L）、TGF-β3（10ng/mL）、IGF-1（10ng/mL）、BMP-6（10ng/mL）、ITS（6.25pg/mL 牛胰岛素、6.25μg/mL 转铁蛋白）。阳性结果：细胞多变为团状分布的三角形或多角形，类似软骨细胞形态。甲苯胺蓝染色阳性，同时进行软骨细胞特异性基质蛋白聚糖（Aggrecan）以及 Collagen Ⅱ 的免疫组织化学染色，在细胞胞浆及周围可见大量棕色颗粒。

一般而言，由于诱导剂在细胞培养中容易导致细胞凋亡，在诱导前往往需要较大细胞量，因此建议细胞铺满培养瓶/板/皿等面积的 80% 时开始诱导，诱导时间一般为 2～3 周，采用隔天换液方法可以减少培养体系中死细胞对活细胞的干扰。除此之外，不同细胞对以上诱导剂的诱导效果会存在一定差异，建议根据各自特点调整相关诱导剂浓度或者时间，避免过高浓度或者长时间诱导导致细胞过度凋亡而影响实验结果。

参考资料：

[1] DENIZOT F. Rapid colorimetric assay for cell growth and survival：modifications to the tetrazolium dye procedure giving improved sensitivity and reliability [J]. Journal of Immunological Methods，1986，89（2）：271-277.

[2] STROBER W. Trypan blue exclusion test of cell viability [J]. Current Protocols in Immunology，1997，21（1）：A. 3B. 1-A. 3B. 2.

[3] STEPANENKO A A. Pitfalls of the MTT assay：direct and off-target effects of inhibitors can result in over/underestimation of cell viability [J]. Gene，2015，574（2）：193-203.

[4] ISHIYAMA M. A highly water-soluble disulfonated tetrazolium salt as a chromogenic indicator for NADH as well as cell viability [J]. Talanta，1997，44（7）：1299-1305.

[5] ZEPEDA-MORENO A. Innovative method for quantification of cell-cell adhesion in 96-well plates [J]. Cell Adhesion & Migration，2011，5（3）：215-219.

[6] 孙凯. 两种细胞粘附检测方法的比较 [J]. 中国医师杂志，2003（1）：7-9.

［7］ 张庆殷. 细胞黏附性测定的实验方法研究进展［J］. 国外医学临床生物化学与检验学分册，1996（1）：17－20.

［8］ 孙凯. 用于检测细胞粘附的 3H－TdR 掺入实验［J］. 西北国防医学杂志，2002（4）：241－243.

［9］ KUENG W. Quantification of cells cultured on 96-well plates ［J］. Analytical Biochemistry，1989，182（1）：16－19.

［10］ WEETALL M. A homogeneous fluorometric assay for measuring cell adhesion to immobilized ligand using V-well microtiter plates ［J］. Analytical Biochemistry，2001，293（2）：277－287.

［11］ DALEY W P. Extracellular matrix dynamics in development and regenerative medicine ［J］. Journal of Cell Science，2008，121：255－264.

［12］ KESSENBROCK K. Matrix metalloproteinases：regulators of the tumor microenvironment ［J］. Cell，2010，141：52－67.

［13］ MURPHY G. The ADAMs：signaling scissors in the tumour microenvironment ［J］. Nature Reviews Cancer，2008，8（1）：929－941.

［14］ POLLARD J W. Tumour-educated macrophages promote tumour progression and metastasis ［J］. Nature Reviews Cancer，2004，4（1）：71－78.

［15］ COUSSENS L M. MMP-9 supplied by bone marrow-derived cells contributes to skin carcinogenesis ［J］. Cell，2000，103：481－490.

［16］ HIRATSUKA S. MMP-9 induction by vascular endothelial growth factor receptor-7 is involved in lung-specific metastasis ［J］. Cancer Cell，2002，2：289－300.

［17］ 郑杰. 肿瘤的细胞和分子生物学 ［M］. 北京：科技出版社，2017.

［18］ 药立波. 医学分子生物学实验技术 ［M］. 北京：人民卫生出版社，2002.

［19］ SNOEK-VAN BEURDEN P A. Zymographictechniques for the analysis of matrix metalloproteinases and their inhibitors ［J］. Biotechniques，2005，38（1）：73－83.

［20］ BRENNER D. Mitochondrial cell death effectors ［J］. Current Opinion in Cell Biology，2009，21：871－877.

［21］ CHALAH A. The mitochondrial death pathway ［J］. Advances in Experimental Medicine and Biology，2008，615：25－45.

［22］ OLA M S. Role of Bcl-2 family proteins and caspases in the regulation of apoptosis ［J］. Molecular and Cellular Biochemistry，2011，351：41－58.

［23］ HSU S Y. Tissue-specific Bcl-2 protein partners in apoptosis：an ovarian paradigm ［J］. Physiological Reviews，2000，80（2）：593.

［24］ 庞希宁，徐国彤，付小兵. 现代干细胞与再生医学 ［M］. 北京：人民卫生出版社，2017.

［25］ 王亚男，马丹炜. 细胞生物学实验教程 ［M］. 北京：科学出版社，2010.

（陈　杰）

第七章　细胞分子生物学分析

分子生物学是生命科学领域发展最快的分支，同时与医学、化学、物理学、信息科学、材料科学、环境科学等诸多学科正进行着广泛的渗透融合，而分析细胞的分子生物学现象已经成为当前口腔医学研究的核心。细胞分子生物学着重研究以细胞为单位的生命现象本质，是前沿医学研究中不可或缺的重要手段。分子生物学内容广泛且专业，本章主要从细胞实验的角度，对细胞转染、细胞标记、基因分析、蛋白质分析及流式细胞术等关键分子生物学技术进行介绍。

第一节　细胞转染

细胞转染（Transfection）是一种将外源性分子（DNA 和 RNA 等）导入真核细胞的专门技术。随着生命科学及口腔医学研究的深入，细胞转染已成为实验室研究中普及的关键技术，广泛应用于基因功能的探索、基因表达的调控、基因突变的分析及蛋白质功能的研究等热门领域，为生物制药、基因治疗和疾病防控提供重要的理论依据。

一、细胞转染分类和简介

根据外源性分子在宿主细胞中整合程度和持续时间的差异，细胞转染可分为瞬时转染（Transient Transfection）和稳定转染（Stable Transfection）两大类。根据外源性分子转染的方法和性质，细胞转染又可分为化学转染、物理转染和生物转染三大类。

在瞬时转染中，外源 DNA 游离于宿主染色体之外，可通过多个拷贝数使外源基因高水平表达，但由于外源 DNA 未被整合到宿主染色体中，表达通常只持续几天，利用荧光蛋白、β−半乳糖苷酶及报告系统的辅助检测，可分析启动子和其他调控元件。在稳定转染中，外源 DNA 既可以整合到宿主细胞染色体中，也可能作为一种游离体（Episome）存在。鉴于外源分子整合到染色体中的概率很小，可通过遗传霉素（Geneticin）、嘌呤霉素（Puromycin）、博莱霉素（Zeocin）、潮霉素 B（Hygromycin B）及杀稻瘟菌素 S（Blasticidin S）等选择性标记进行反复筛选，从而得到稳定的转染细胞系。上述两种转染的区别见表 7−1。

表 7-1　瞬时转染与稳定转染的区别

区别	瞬时转染	稳定转染
1	转入的遗传物质不传递到子代细胞中，只能暂时改变遗传性状	转入的遗传物质可代代相传，可持续改变遗传性状
2	可转入 DNA 或 RNA	只能转入 DNA 载体
3	由于转入较高拷贝数遗传物质，产物高水平表达	由于转入单拷贝或低拷贝的遗传物质，产物表达水平偏低
4	通常仅需要 24～96 小时即可对转染细胞进行分析	需要 2～3 周时间才能筛选出稳定的细胞克隆
5	不需要进行选择性筛选，通常导入转染率较高的超螺旋 DNA	需要进行选择性筛选，通常导入整合率较高的线性 DNA
6	导入的遗传物质通常不含有诱导型启动子	可对带有诱导型启动子的载体进行研究

要将外源性遗传物质转入细胞，就必须使这些通常带负电荷的大分子穿过也带负电荷的细胞膜磷脂双分子层，常用的方法分为三种：①化学转染，主要将带负电荷的核酸分子包被入载体分子中，使其外源性物质带有正电荷或呈中性；②物理转染，主要通过在细胞膜表面产生多个瞬时的导入孔，转入外源性大分子；③生物转染，主要将外源性基因转入基因工程病毒，并由病毒将目的基因转染到细胞中。不过，针对不同的细胞和实验，通常需要进行方法的筛选和优化，从而获得转染效率高、细胞毒性低、对正常细胞生理影响小且易于使用和重复的转染方法。

（一）化学转染

（1）阳离子脂质体转染：操作快速简单，结果可重复，转染效率高，可转染各种外源性分子，可用于体内转染，可瞬时表达稳定蛋白质。但因某些细胞系对脂质体较为敏感，需进行条件优化。培养基中血清的缺失会增加细胞毒性，但同时血清的存在则可能导致转染效率降低。

（2）DEAE-葡聚糖转染：操作简单，结果可重复，且实验成本低。但对某些细胞有化学毒性，仅限于瞬时转染，且在原代细胞中转染效率低。

（3）磷酸钙共沉淀转染：易操作，实验成本低，适用于表达瞬时和稳定蛋白质，在各细胞系中普遍转染效率高。但磷酸钙溶液对 pH 值、温度和缓冲盐浓度变化敏感，需要仔细制备试剂，对原代细胞存在细胞毒性，不与 RPMI 培养基兼容，且不适用于体内转染。

（二）物理转染

（1）电穿孔转染：又称电转法，原理简单，结果可重复，不需要载体，不受细胞类型的限制，可快速高通量进行转染。但需要使用电转仪，并优化脉冲和电压等参数，会不可逆转地损坏细胞膜，溶解细胞，细胞死亡率高，因此需要制备大量细胞。

（2）细胞显微注射法：不限制细胞类型和条件，可对单细胞进行转染，方法直接，结果可靠，对转入基因的大小和数量没有限制，不需要载体。但所用到的仪器设备成本昂贵，实验手法要求较高，且每次只能对单个细胞转染，耗时费力，常引起细胞死亡。

（3）激光介导转染法：又称光转法，可用于对多种细胞系转染多种物质，包括DNA、RNA、蛋白质、离子、葡聚糖、小分子和半导体纳米晶体，可用于转染非常小的细胞，允许单细胞转染或同时转染大量细胞，不需要载体，转染效率高。但使用的激光显微系统成本昂贵，仅能转染贴壁细胞，且实验手法要求较高。

（三）生物转染

生物转染是指通过病毒介导的转染法，所用到的基因工程病毒主要包括逆转录病毒和腺病毒。病毒转染效率高，尤其对原代细胞转染率可达 $80\%\sim90\%$，适用于较难转染的细胞系，可用于体内转染，以及构建瞬时或稳定表达的细胞系。但细胞系必须含有病毒受体才能转染，转入基因的大小有限制，实验技术难度高，构建重组蛋白耗时费力，存在一定的生物安全隐患，可能造成细胞毒性、诱发基因突变、激发免疫原性反应、促使细胞恶性转化。

二、常用的转染实验

（一）阳离子脂质体转染

阳离子脂质体介导的转染是目前十分常用的转染方式之一。脂质体（Liposome）由带正电荷的头基和一个或两个烃链组成。中性脂质体利用脂质膜包裹外源性分子，借助细胞对脂质膜的内吞作用将转入分子导入细胞膜内。阳离子脂质体则通过带正电荷的头基与带负电荷的遗传物质形成复合物，并吸附到带负电荷的细胞膜表面，再经过内吞作用被导入细胞（附图 12）。阳离子脂质体转染实验的步骤如下：

1. 前期准备

购买商业脂质体试剂（Lipofectin Reagent，LR），如 Invitrogen 公司的 Lipofectamine，进行转染条件优化，找出 LR 对转染某一特定细胞的最佳浓度和作用时间等。因 LR 对细胞有一定的毒性，转染时间一般不超过 24 小时。

2. 细胞培养

6 孔培养板中加入 2mL 含 $(1\sim2)\times10^5$ 细胞的培养液，在 37℃含 $5\%CO_2$ 环境中培养至 $40\%\sim60\%$ 融合。

3. 转染液制备

在聚苯乙烯管中制备 A 液和 B 液。A 液为含有 $1\sim10\mu g$ DNA 的无血清培养基 100mL，B 液为含有 $2\sim50\mu g$ LR 的无血清培养基稀释 100mL。轻轻混合 A 液和 B 液，在室温中静置 $10\sim15$ 分钟备用。如出现浑浊或沉淀，可适当减少 DNA 或脂质体的浓度。

4. 细胞转染

用 2mL 无血清培养基漂洗两次，再加入 1mL 无血清培养基。把 A、B 混合液缓缓加入培养液中，摇匀，37℃静置 $6\sim24$ 小时，吸除无血清转染液，换入正常培养液继续培养。

5. 瞬时转染

换含血清培养液在 48~72 小时细胞长满培养板后，从细胞提取 RNA 或蛋白质，验证转染效率。

6. 稳定转染

换含血清培养液 24 小时后，将细胞以 1:10（或更高的比例）传代，1 天后更换筛选培养基（Geneticin 等）进行筛选。

【注意事项】

转染过程中应避免添加血清，血清会明显影响转染效率。

（二）DEAE—葡聚糖转染

DEAE—葡聚糖介导的转染，其原理还有待进一步研究，不过推测可能是通过内吞作用使外源性大分子进入细胞核。该方法只适用于瞬时转染，转染效率与 DEAE—葡聚糖浓度以及细胞与转染混合液接触时间的长短有很大关系，可采用高浓度的 DEAE—葡聚糖作用较短时间，也可采样低浓度的 DEAE—葡聚糖作用较长时间。DEAE—葡聚糖转染实验的步骤如下：

（1）将（2~5）×10^5 细胞接种于 6 孔板培养，在 37℃ 含 5%CO_2 环境中生长至 50% 融合。

（2）用乙醇沉淀 4μg 的 PSV2—neo 质粒 DNA，空气干燥后溶于 40μL 的 Tris—EDTA 中，获取供体 DNA。

（3）用 PBS 及含有血清的 DMEM 培养基润洗培养板，将 40μL 的 DNA 溶液缓慢加入 80μL 浓度为 10g/L 的 DEAE—葡聚糖中，将 120μL DNA/DEAE—葡聚糖溶液加至每孔细胞中，缓慢转动使其分布均匀，直到显示均匀一致的红色后，培养 4 小时。

（4）吸出 DNA/DEAE—葡聚糖，加入 5mL 的 10%DMSO，室温放置 1 分钟，吸出 DMSO，PBS 清洗后吸出，加入 10mL 含血清培养液。

（5）培养细胞，在适当时间分析细胞，用相应的选择性培养液（如对真核细胞用 Geneticin）培养。

（三）磷酸钙共沉淀转染

磷酸钙共沉淀（Calcium Phosphate—DNA Coprecipitation）转染，是一种能把外源基因导入贴壁细胞的常见转染技术。磷酸钙—DNA 共沉淀物可使 DNA 附着在细胞表面，促进细胞吞入摄取核酸，或通过细胞膜脂相收缩时裂开的空隙进入细胞内。磷酸钙共沉淀转染因为试剂易于获取且成本较低，被广泛用于瞬时转染和稳定转染的研究。此外，磷酸钙还可抑制血清中和细胞内的核酸酶活性，从而保护外源 DNA 免受降解。实验步骤（以 DNA 为例）如下：

（1）将供体细胞 DNA 和 PSV2—neo 质粒载体用 Tris—EDTA 配制成 40mg/L 的 DNA 溶液，向 200μL 的供体细胞 DNA 液中加入 220μL 的 PSV2—neo 质粒溶液和 250μL 的 2 倍 HBS（HEPES Buffered Saline），PSV2—neo 质粒终浓度为 1~2mg/L。

（2）在 200μL 上述 DNA 溶液中，缓慢加入 3.1mL 的 $CaCl_2$ 溶液（2M），旋涡混匀 30 秒，在室温下静置 30 分钟，待溶液轻度混浊，吹打后待用。

（3）处于对数生长期，达到50%～70%融合的受体细胞，在转染前4小时更换一次新鲜培养基后，取0.5mL DNA-磷酸钙共沉淀溶液，加入含5mL培养液的细胞瓶中摇匀。

（4）在37℃含5%CO_2环境中培养至少24小时，使细胞充分吸入DNA-磷酸钙结晶颗粒。更换新鲜培养基，继续培养24小时，诱导转染基因的表达。

（5）更换浓度800mg/L的Geneticin选择性培养液进行筛选，当未转染的对照细胞大部分死亡时，更换浓度为200mg/L的Geneticin选择性培养液继续培养。当对照细胞完全死亡后，转染细胞瓶可见耐药细胞克隆，扩大培养并建立转化细胞株，做进一步鉴定。

（四）电穿孔转染

电穿孔（Electroporation）转染，是利用高强度的电场作用，瞬时提高细胞膜的通透性，从而将培养液中的外源性分子导入细胞的技术，可将DNA、RNA、蛋白质、糖类、染料及病毒颗粒等多种物质导入原核细胞和真核细胞内。电穿孔转染适用于多数类型的细胞，既可进行瞬时转染，也可用于稳定转染，由于操作步骤较少，因而应用广泛。电穿孔转染实验的步骤如下：

（1）培养细胞至处于对数生长期晚期，4℃以640×g离心5分钟，收集细胞。

（2）将细胞以一半体积预冷电穿孔缓冲液重悬洗涤，4℃以640×g离心5分钟。

（3）对于稳定转染，将细胞以10^7/mL的密度重悬于0℃的电穿孔缓冲液中；对于瞬时转染，可根据情况使用较高密度的细胞。

（4）在冰上放置所需数量的电穿孔用的电击池，每池0.5mL细胞悬液。

（5）将DNA加入上述细胞悬液中，混匀细胞悬液，在冰上放置5分钟。

（6）将电击池放入电穿孔仪，以设定的电压及电容值电击一次或多次。

（7）将电击池置于冰上10分钟。

（8）以培养液稀释转染细胞20倍，清洗电击池，移出所有细胞。

（9）对于稳定转染，常规培养液传代两次后，转入选择性培养液。

（10）对于瞬时转染，培养48～60小时后，收集细胞进行表达分析。

（五）逆转录病毒转染

逆转录病毒是RNA病毒，可在转染细胞内逆转录合成DNA互补链，以此作为模板合成第二条DNA链，掺入细胞基因组DNA中。逆转录病毒可利用宿主细胞自身的酶体系自行进行复制和转录，合成蛋白，再包装病毒，从宿主细胞释放，成为感染性病毒，因此可使病毒单拷贝基因稳定进入细胞。

逆转录病毒的增殖需要适当的包装细胞系，提供病毒所需的gag蛋白、pol蛋白和env蛋白，以便产生高滴度的病毒。第一代包装细胞有ψ2，第二代包装细胞有PA317，第三代包装细胞有ψ1-CRIP、PG13、DA和CFA。第一代包装细胞可产生具有复制能力的野生型病毒RCR（Replication Competent Retrovirus），安全性较差；第二代包装细胞未有产生RCR的报道，临床上已广泛应用，安全性较好；第三代包装细胞的结构基因*env*不同，因此更为安全。逆转录病毒转染效率高（10%～100%），有利于构建稳定转染细胞系，整合的外源性基因一般为单拷贝，只选择性转染分裂细胞，但外源性 DNA 长度应小于 8kb。逆转录病毒转染实验的步骤如下：

（1）在 10cm 培养皿中接种 $10\%\sim20\%$ 的包装细胞。在 0.5mL 含 $10\mu g$ 逆转录病毒质粒的 HBS 中，加入 $32\mu L$ 的 $CaCl_2$（2M）混匀，室温培养 45 分钟，直到溶液出现蓝色沉淀。

（2）弃去包装细胞培养液，缓慢滴入 HBS-DNA 沉淀，每 10 分钟轻轻摇动培养皿，混匀两次后加入 10mL 培养液，37℃静置 4 小时。

（3）吸出培养液，逐滴加入 2.5mL 的 HBS-甘油混合液，根据不同包装细胞选用不同时间继续培养（通常 1.5~3.5 分钟）。迅速弃去 HBS-甘油混合液，用培养液清洗两次，加入含血清培养液培养 18~24 小时。

（4）培养液以 $0.45\mu m$ 滤器过滤，获得含病毒的培养上清液，用于转染其他包装细胞系，或-80℃超低温储存。

（5）加入 10mL 培养液于上述转染的细胞，继续培养 2~3 天。

（6）转染细胞按 1∶10 或 1∶20 传代，接种于选择培养液培养 3 天，更换培养液，继续培养 3~4 天，直至克隆出现。

（7）用克隆环挑出分离的克隆，每个克隆接种于 24 孔板或 6 孔板中的两个孔，生长至 $50\%\sim90\%$ 融合。

（8）倾去培养液并更换新鲜培养液，继续培养 1~3 天，收取培养液，马上滴定，或者于-80℃超低温储存。

（9）传代克隆细胞并鉴定，以 $10\%\sim15\%$ 的 DMSO 保护剂液氮冻存鉴定后的细胞。

三、影响转染实验的因素

对于不同的细胞系，转染试剂的效率通常不同。根据研究的目的，选择的细胞系往往是确定的，所以需要根据细胞的特性和实验的具体要求选择适合的转染试剂。一般来说，每种转染试剂供应商都会提供一些已经成功转染的细胞株列表和文献，为了避免转染试剂与细胞不匹配，可以基于这些资料选择低毒、高效且廉价的转染试剂。

一般来说，最适合转染的细胞是几次传代后，处于对数生长期的细胞，细胞生长旺盛，而不是原代细胞或传代很多次的细胞。正在分裂的细胞往往要比处于非分裂时期的细胞更易于导入和表达外源性 DNA，因此接种细胞通常都在转染当天或前一天。但细胞也不宜处于过度生长状态，细胞数量过多，互相叠加，营养物质耗竭，代谢废物积聚，会造成转染效率低下。此外，转染过程还应避免不同细胞的交叉污染，以及细菌、酵母、真菌、病毒、支原体等微生物的污染。

细胞培养液的选择与转染效率也息息相关。早期转染方法一般要求在无血清培养基条件下转染，但有些原代细胞或敏感细胞会因此受损，导致转染效率下降，而对于当前主流的转染试剂，血清已基本不影响转染效率。但是，值得注意的是，对于病毒转染，需要消除血清中 RNA 酶的污染。同时，血清含有生长因子和其他辅助因子，这些未知的成分对不同细胞的生长和转染效率有较大的影响。通常对培养基进行预热，可以提高转染效率。氮磷比（DNA/转染试剂质量比）也是影响转染效率的重要因素，在一定范围内转染效率与氮磷比成正相关，在达到峰值后毒性也随之增加。此外，转染过程还应确保 DNA 的纯度和用量（一般在 $2\mu g$ 以上），并根据具体细胞系的需求去除内毒素。

转染载体的构建也可影响转染效率。虽然病毒载体对宿主细胞转染效率较高，但不同病毒载体往往对特定细胞系和细胞所处周期有一定的要求，例如逆转录病毒转染的宿主细胞需处于分裂期。同时，载体的大小和形态也对转染效率有一定的影响，例如超螺旋 DNA 适用于瞬时转染而线性 DNA 适用于稳定转染。如基因产物有细胞毒性，需选用强度适中的启动子，同时构建空载体转染的正对照排除细胞毒性干扰。

第二节 细胞标记

细胞标记（Cell Marking）是指在多细胞体系中，为了鉴定、追踪和分析某些特定细胞（群）、细胞亚结构、细胞内物质（核酸和蛋白质等）的作用和行为，把研究对象加以可视化标记的专门技术。细胞标记可分为细胞表面标记、细胞结构标记、活细胞标记、核酸探针标记等，是细胞成像技术、免疫荧光分析、细胞共定位、流式细胞术、核酸杂交等常用实验室技术的基础，也是生命科学及口腔医学研究的必备工具。

一、细胞表面标记

细胞表面标记一般可用于细胞的分类以及识别。绝大多数的细胞标记物是细胞膜的表面抗原或受体，不同类型的细胞存在特异的抗原或受体结合位点，通过结合带有荧光或其他可视化标签的抗体或配体，鉴别细胞在特定的生理、病理或干预条件下的行为，进行机制研究，辅助疾病的诊断、治疗和预防。下文主要介绍口腔医学研究中常见的间充质干细胞、上皮细胞、内皮细胞、淋巴细胞和胶质细胞的表面标记物。

（一）间充质干细胞及其表面标记物

间充质干细胞（Mesenchymal Stem Cells，MSCs）是源自发育早期中胚层的多能干细胞，最早在骨髓中被发现，此外还可以从胎盘、脐带组织、脐带血、羊水、外周血、皮肤、脂肪、肌肉、肝脏等组织中获得。MSCs 的特点包括分化潜能多向、可复制增殖、参与免疫调节、可促进造血和细胞植入等，因而日益受到生命科学和口腔医学领域学者的关注。MSCs 在特定的诱导条件下，能分化为骨、软骨、韧带、脂肪、肌肉、肌腱、心肌、肝、内皮、神经等多种组织的细胞，可用于修复病变、衰老、创伤所引起的组织器官损伤。MSCs 常用的表面标记物包括细胞膜单通道 I 型蛋白质 STRO−1、血管内皮细胞黏附蛋白 CD146、神经生长因子受体 CD271、神经节苷脂 GD2、跨膜受体 CD349（Frizzled−9）以及阶段特异性胚胎抗原 SSEA−4 等。

（二）上皮细胞及其表面标记物

上皮细胞（Epithelial Cells，EpCs）是位于皮肤或腔道表层的细胞，皮肤表层的 EpCs 通常角质化，起保护和吸收的作用，腔道表层的 EpCs 则较为分化，起吸收、分泌和排泄等作用。EpCs 可来源于外胚层、内胚层和中胚层，而角质细胞则由上皮干细胞分化而来，含有许多特异性表面标记位点。EpCs 常用的表面标记物包括各亚型的角蛋白（Keratin）、钙黏蛋白（Cadherin）、上皮细胞膜抗原（EMA、CD227、MUC-1）、上皮钠离子通道蛋白（α、β、γ、δ）等。鳞状上皮细胞的表面标记物为 Keratin-1、Keratin-2 和 Keratin-3，导管和腺上皮细胞的表面标记物为 Keratin-7，消化道各组织的上皮细胞可用 Keratin-8 进行表面标记，而 Keratin-18 则可作为恶性增殖的上皮细胞表面标记物。此外，前列腺特异抗原（Prostate Specific Antigen，PSA）和表面活性型蛋白（Surfactant Protein，SP）可分别用于标记前列腺和肺上皮细胞。

（三）内皮细胞及其表面标记物

内皮细胞（Endothelial Cells，EnCs）是一层扁平的上皮细胞，形成所有血管的内壁，包括动脉、静脉和毛细血管。内皮细胞参与多种生理功能，包括血管的收缩及舒张、血栓的形成与溶解、凝血与抗凝、动脉硬化、血管生成、炎症反应以及包括血-脑屏障在内的过滤功能。EnCs 的特异性标记物包括血管性血友病因子 von Willebrand Factor（vWF）、血管内皮细胞钙黏蛋白 CD144、血栓调节蛋白 CD141、血管内皮特异性抗原（Pathologische Anatomie Leiden-Endothelium，PAL-E）、N-天冬酰胺酰胺酶抗体 MECA-79、达菲抗原趋化因子受体 CD234 等。其中，PAL-E 可用于区分淋巴管内皮细胞和血管内皮细胞。此外，EnCs 的其他非特异性标记物包括血小板内皮黏附分子 PECAM-1（CD31）、血管内皮生长因子受体 Flt-1 和 Flk-1、荆豆凝集素 I（UEA-I）、内皮一氧化氮合酶（eNOS）等。

（四）淋巴细胞

淋巴细胞（Lymphocyte）是一种参与机体免疫应答的重要白细胞，可分为 T 细胞（T Cell）、B 细胞（B Cell）和自然杀伤细胞（Natural Killer Cell）。T 细胞主要参与抵抗胞内感染、瘤细胞与异体细胞等；B 细胞主要产生抗体参与体液免疫，并分泌细胞内因子参与免疫调节；而 NK 细胞则可不依赖抗原，发挥细胞毒性，杀伤靶细胞。T 细胞的主要表面标记物包括 T 细胞表面抗原 CD2、白细胞分化抗原 CD3、免疫细胞表面糖蛋白 CD4、跨膜糖蛋白 CD8、T 细胞受体（TCR）、细胞因子受体（如白细胞介素受体 IL-1R 和 IL-2R）等，B 细胞的主要表面标记物包括白细胞分化抗原 CD19、CD20 及 CD22，主要组织相容性复合体抗原（I 型和 II 型），膜表面免疫球蛋白（Surface Membrane Immunoglobulin，SmIg），埃-巴二氏（EB）病毒受体 CD21 等，NK 细胞的标记主要通过表面特异抗原神经细胞黏着分子（Neural Cell Adhesion Molecule，NCAM）。

（五）胶质细胞

胶质细胞（Glial Cells）是广泛分布于中枢及周围神经系统中的支持细胞。在中枢神经系统中，胶质细胞分为星形胶质细胞（Astrocyte）、少突胶质细胞（Oligodendrocyte）和小胶质细胞（Microglia）。在周围神经系统中，胶质细胞分为施万细胞（Schwann Cells）和卫星细胞（Satellite Glial Cells）。胶质细胞参与的生理功能包括神经元的迁移、神经系统的修复再生、髓鞘和血-脑屏障的形成、免疫应答、维持细胞外钾离子浓度、物质和营养代谢等。星形胶质细胞可通过胶质细胞原纤维酸性蛋白（Glial fibrillary acidic protein，GFAP）进行标记，而小胶质细胞则可表达 I 型和 II 型主要组织相容性复合体（Major Histocompatibility Complex，MHC）。施万细胞的特异性标记物为 S-100 蛋白，而髓鞘施万细胞还可由髓鞘蛋白零（Myelin Protein Zero，MPZ）和髓鞘碱性蛋白（Myelin Basic Protein，MBP）进行特异性标记。

二、细胞结构标记

在现代生命科学和医学研究中，为了加深对细胞分化、增殖、衰老、凋亡等生理现象的理解，探索对疾病的预防和治疗对策，越来越多的机制研究开始强调对细胞及其病变时的结构进行标记和分析，以深入探讨细胞结构与功能的关系。因此，下文将简要介绍几种常用的细胞膜、细胞骨架、细胞核和线粒体的标记技术。

（一）细胞膜标记技术

细胞膜（Cell Membrane）主要由磷脂、胆固醇、脂蛋白、脂糖和跨膜蛋白等分子构成，因此，细胞膜标记可通过免疫荧光探针特异性结合膜蛋白，或引入带有荧光的脂类物质（如细胞膜红色荧光探针，DiI）。麦胚凝集素（Wheat Germ Agglutinin，WGA）可特异性结合碳水化合物成分，通常用来标记细胞膜上的糖蛋白和糖脂。荧光染料三甲胺-二苯基己三烯（TMA-DPH）则通常用来开展细胞膜的流动性研究。实验步骤如下：

（1）DiI-C_{16}标记细胞膜磷脂：将待测细胞固定到盖玻片上，配制含有 1mM Ca^{2+} 和 0.5mM Mg^{2+} 的 PBS，将 1mg/mL 存于乙醇的 DiI-C_{16} 原液用 PBS 稀释 500 倍，吸去盖玻片上培养基并用 PBS 缓慢清洗 3 次，用 DiI-C_{16} 稀释液室温孵育细胞 30 秒后，用 PBS 清洗 3 次，固定于载玻片上观察（最大激发光波长 549nm，最大吸收光波长 565nm）。

（2）FITC-WGA 标记细胞膜糖蛋白和糖脂：将待测细胞固定到盖玻片上，配制 2mg/mL 的 FITC-WGA 原液在 4℃ 避光保存，用含有 1mM Ca^{2+} 和 0.5mM Mg^{2+} 的 PBS 稀释 200 倍，吸去盖玻片上培养基并用 PBS 缓慢清洗 3 次，用 FITC-WGA 稀释液 37℃ 孵育细胞 5～10 分钟后，用 PBS 清洗 3 次，固定于载玻片上观察（最大激发光波长 490nm，最大吸收光波长 525nm）。

（3）TMA-DPH 标记细胞膜：将待测细胞固定到盖玻片上，用二甲基甲酰胺（DMF）配制 1mM 的 TMA-DPH 原液在 -20℃ 避光保存，用含有 1mM Ca^{2+} 和 0.5mM Mg^{2+} 的 PBS 稀释 1000 倍，吸去盖玻片上培养基并用 PBS 缓慢清洗 3 次，用 TMA-DPH 稀释液 37℃ 孵育细胞 5 分钟后，用 PBS 清洗 3 次，固定于载玻片上观察（最大激发光波长 360nm，最大吸收光波长 430nm）。

【注意事项】

（1）使用 DMEM（Dulbecco's Modified Eagle Medium）和 BME（Basal Medium Eagle）等含有酚红的培养基时，应注意避免酚红对荧光信号的干扰。

（2）在将标记好的活细胞盖玻片固定到载玻片时，应在载玻片两侧贴上帕拉胶膜（Parafilm）以避免对细胞造成挤压。

（二）细胞骨架标记技术

细胞骨架（Cytoskeleton）是由中间纤维（Intermediate Filament，IF）、微管

(Microtubule，MT）和微丝（Microfilament，MF）组成的蛋白纤维网架体系，不仅在维持细胞形态和内部空间结构上起重要作用，还参与细胞分裂、物质运输、肌肉收缩、细胞迁移、精子游动等重要生理活动。免疫荧光染色是最常用的细胞骨架标记技术，也可用荧光素对细胞骨架蛋白进行直接标记。在基础医学和口腔医学研究中，较为常见的是用毒伞素（Phalloidins）对微丝的重要成分肌动蛋白（Actin）进行标记。实验步骤如下（以毒伞素标记肌动蛋白为例）：

（1）配制含有 1mM Ca^{2+} 和 0.5mM Mg^{2+} 的 PBS，将 300U/mL 的毒伞素用 PBS 稀释 200 倍。

（2）以 PBS 配制 3.7％甲醛固定液和 0.2％ Triton X－100 透化液，pH 值为 7.4。

（3）吸去细胞培养基，并用 PBS 缓慢清洗 3 次，用 3.7％甲醛固定液在室温固定细胞 10 分钟。

（4）用 PBS 浸泡清洗细胞 3 次，每次 5 分钟，用 0.2％ Triton X－100 透化液在室温处理细胞 5 分钟。

（5）用带有罗丹明（Rhodamine）或 FITC 的毒伞素在室温下孵育细胞 5～10 分钟。

（6）用 PBS 浸泡清洗细胞 3 次后，固定于载玻片上观察相应的荧光信号。

（7）如染色效果不佳，可用 0.2％戊二醛 PBS 溶液替代 3.7％甲醛固定液对细胞进行固定。

（三）细胞核标记技术

细胞核（Nucleus）主要由核膜（Nuclear Membrane）、染色质（Chromatin）、核仁（Nucleolus）以及核基质（Nuclear Matrix）等成分组成，含有细胞中几乎全部的 DNA，是遗传物质储存和复制的场所，也是细胞代谢活动的控制中心。细胞核的标记可主要通过对 DNA 进行荧光染色，从而观察细胞分裂时和不同细胞周期中细胞核和染色体的变化。常用的细胞核 DNA 染料有 4′,6－二脒基－2－苯基吲哚（DAPI）、碘化丙啶（Propidium Iodide，PI）、溴化乙锭（Ethidium Bromide，EB）、吖啶橙、Hoechst 染料等。此外，PI 是非膜透过性的染料，在细胞死亡后，细胞膜通透性增加，才能进入细胞核内，结合 DNA，因此 PI 通常用于标记死亡的细胞。实验步骤（以 DAPI 标记细胞核为例）：

（1）配制 10mg/mL 的 DAPI 原液于 4℃避光保存，PBS 稀释 5000 倍用于标记。

（2）以 PBS 配制 3.7％甲醛固定液和 0.2％ Triton X－100 透化液，pH 值为 7.4。

（3）吸去细胞培养基，并用 PBS 缓慢清洗 3 次，用 3.7％甲醛固定液在室温固定细胞 10 分钟。

（4）用 PBS 浸泡清洗细胞 3 次，每次 5 分钟，用 0.2％ Triton X－100 透化液在室温处理细胞 5 分钟。

（5）用 DAPI 标记液在室温下孵育细胞 1～5 分钟。

（6）用 PBS 清洗细胞 3 次后，固定于载玻片上观察（最大激发光波长 359nm，最大吸收光波长 461nm）。

【注意事项】

DAPI 不易溶解于 PBS，需要用双蒸水溶解配制 DAPI 原液。

（四）线粒体标记技术

线粒体（Mitochondrion）有两层膜，是进行有氧呼吸的细胞器，负责制造生命活动所需的能量。线粒体拥有自身的遗传物质和遗传体系，但其基因组较小。除了为细胞供能，线粒体参与许多关键的代谢过程，如克雷伯循环、氧化磷酸化电子传递、脂肪酸氧化、部分尿素循环等。此外，线粒体还参与细胞的重要生理进程，如细胞分化、细胞生长调控、细胞信息传递、细胞凋亡等。线粒体在产生能量时会将电化学势能储存于线粒体内膜，若质子及其他离子浓度在内膜两侧的分布不对称，就会形成线粒体膜电位（Mitochondrial Membrane Potential，MMP）。分析线粒体膜电位的改变是研究细胞凋亡机制的重要手段之一。常用的线粒体标记方法便是利用了阳离子荧光染料（如罗丹明123）对线粒体膜电位的敏感性进行特异性标记。实验步骤（以罗丹明123标记线粒体为例）：

（1）用双蒸水配制1mg/mL的罗丹明123原液于4℃避光保存，以PBS稀释原液100倍用于标记。

（2）吸去细胞培养基，并用PBS缓慢清洗3次。

（3）用罗丹明123标记液在37℃孵育细胞15分钟。

（4）用PBS清洗细胞3次后，固定于载玻片上观察（最大激发光波长504nm，最大吸收光波长534nm）。

三、活细胞标记

在基础医学研究中，体外实验可以探索生物分子的功能和作用机理，动物实验可以分析疾病和药物对生理和病理现象的影响，而活细胞实验则对研究体外和体内实验的关系极为重要。活细胞实验通常可以用于研究自然细胞的行为和发育，也可以用于分析调控因子诱导的效应改变。目前，许多利用生物化学、分子生物学、免疫学原理的技术都能直接标记和观察活细胞及其内部分子的行为。下文将简要介绍绿色荧光蛋白标记技术、光漂白荧光恢复技术、活细胞钙离子检测技术等几种常用的活细胞实验技术。

（一）绿色荧光蛋白标记技术

绿色荧光蛋白（Green Fluorescent Protein，GFP）是一个由238个氨基酸残基组成的蛋白质，受到激发后发出绿色的荧光（附图13）。1962年，GFP由下村脩等在维多利亚多管发光水母中发现，后来在许多其他海洋生物中也发现类似的绿色荧光蛋白。在细胞与分子生物学研究中，GFP常用作报告蛋白在细胞中表达，以分析某种假设。在基因工程领域，GFP基因能稳定转进不同物种的基因组，在后代中持续表达。GFP的主要应用包括：对活细胞中的蛋白质进行准确定位及动态观察，可实时原位跟踪特定蛋白在细胞生长、分裂、分化过程中的时空表达；GFP基因与分泌蛋白基因连接后转染细胞，可动态观察该分泌蛋白分泌到细胞外的过程；GFP基因与定位于某一细胞器特殊蛋白基因相连，就能显示活细胞中细胞器的结构、生理及病理过程。GFP在多种苛性条件下都较为稳定，分子量小，大量表达对细胞没有毒性，这使其在基因标记、基因表达调控、转基因研究、蛋白在细胞中的功能和定位、蛋白间相互作用等领域有广泛的用途。实验步骤如下（以口腔黏膜成纤维细胞转染 GFP 为例）：

（1）将处于对数生长期的第三代口腔黏膜成纤维细胞用 2.5g/L 胰蛋白酶消化，制成单细胞悬液，进行计数。

（2）在 96 孔板中，以 5×10^4/mL 的密度接种 90μL 细胞，在 37℃含 5%CO_2 环境中培养至 30%～50%融合。

（3）以病毒感染复数（Multiplicity of Infection，MOI）为 5、10、20、30、50 的病毒感染量，加入增强型绿色荧光蛋白慢病毒载体（LV－scrRNAi）和不同浓度（2～8μg/mL）的促进感染试剂聚凝胺（Polybrene），混匀后继续培养。

（4）8 小时后观察细胞的生长状态，更换新鲜的完全培养基。3～4 天后观察荧光蛋白的表达情况，确定最合适的 MOI 值及感染条件。

（二）光漂白荧光恢复技术

光漂白荧光恢复技术（Fluorescence Recovery After Photobleaching，FRAP）又称为荧光漂白复原（Fluorescence Photobleaching Recovery，FPR）或荧光漂白再分布（Fluorescence Photobleaching Redistribution，FPR），主要利用 FITC 和 GFP 等亲脂性或亲水性的荧光分子，与膜结构上的蛋白或脂质耦联，检测所标记分子在活细胞表面或细胞内部运动及其迁移速率（附图 14）。当高能激光照射细胞膜的某一特定区域时，该区域内标记的荧光分子发生不可逆的淬灭，这一过程称为光漂白（Photobleaching）。随后，由于活细胞脂质分子或蛋白质分子的不断运动，非光漂白区周围的荧光分子不断向光漂白区迁移，使光漂白区的荧光强度逐渐恢复到原有水平，这一过程称为荧光复原（Fluorescence Recovery）。在基础医学研究中，FRAP 已应用于膜蛋白的运动、膜脂侧向扩散、胞吞胞吐作用、细胞有丝分裂、蛋白间相互作用、细胞骨架动态等研究中。实验步骤如下（以间充质干细胞 FRAP 为例）：

（1）将生长至 70%～80%融合第三代间充质干细胞，用 PBS 清洗 3 次。

（2）加入 10g/L 的 5,6－羟基荧光素乙酸乙酰盐（5,6－CFDA）在 37℃含 5%CO_2 环境中孵育 10～15 分钟。

（3）用 PBS 清洗 3 次，使细胞外无多余的 5,6－CFDA，确保背景无杂荧光信号。

（4）向细胞中加入少量不含血清的培养液，通过共聚焦显微镜进行检测。

（5）漂白的激光能量为 500mW，漂白脉冲时间为 200ms，漂白后每 20 秒扫描摄像 1 次，共获取扫描图像 12 帧，得到荧光恢复的变化情况，计算荧光恢复率。

（6）主要观察指标为漂白细胞内荧光强度动态恢复过程和最终恢复水平。

（三）活细胞钙离子检测技术

二价钙离子作为通用的第二信使，参与活细胞许多的重要生理活动，包括肌肉收缩、神经信号传导、细胞分裂、受精、凝血等，因此测定活细胞中钙离子在空间和时间上的变化，对生命机制的研究十分重要。由于在活细胞中无法直接观察钙离子，所以可选用荧光指示剂紧密标记活细胞中的钙离子。通常游离的荧光指示剂与被标记的指示剂的最大激发光波长不同，因此，通过检测和比较不同激发波长下的荧光强度，可以判断游离和被标记的钙离子指示剂的比例，从而得到钙离子浓度。实验步骤如下（以钙离子指示剂 Fura2－AM 为例）：

（1）用无水 DMSO 配制 1mM 的 Fura2－AM 原液，以锡箔纸包裹避光，储存在－20℃环境中。

（2）用无水 DMSO 配制 10％（wt/vol）的非离子多元醇表面活性剂 PluronicF－127 溶液，储存在－20℃环境中。

（3）以 DMEM 将 Fura2－AM 稀释至终浓度为 5μM 和 PluronicF－127 终浓度为 0.0625％（wt/vol），作为负载液。

（4）将 2×10^5 个细胞接种于培养皿，设立相应的对照，并根据实验具体需求处理后，用 PBS 清洗 3 次，加入 100μL 含有 Fura 2－AM 和 PluronicF－127 的负载液，37℃孵育 45 分钟。

（5）吸去负载液，再用 PBS 清洗 3 次，加入 1mL 无血清培养液，将负载好的细胞放在共聚焦显微镜载物台上，调节焦平面使荧光图像清晰。

（6）共聚焦显微镜设置条件：激发波长 488nm，发射波长 530nm，激光功率（100±20）mW，扫描方式为 XY 光切扫描，扫描密度 512×512，镜倍数 20 倍，电子放大 2 倍。

四、核酸探针标记

核酸探针（Nucleic Acid Probe）是根据已知 DNA 或 RNA 序列设计的，能与特定的靶分子发生特异性碱基互补，并可被特殊方法识别检测的一段核苷酸序列。核酸探针在经过标记后，与待测目的核酸进行杂交，从而鉴定靶分子，这项技术称为核酸探针杂交或基因诊断技术。核酸探针包括 DNA 探针、RNA 探针、cDNA 探针、寡核苷酸探针等。由于核酸探针检测灵敏度高、特异性强、操作较为简单，被广泛应用于基因分析、疾病尤其是肿瘤的诊断，以及克隆重组菌落的筛选，是基础医学和口腔医学研究中不可或缺的重要技术。下文将简要介绍核酸探针标记物，以及随机引物核酸探针标记、缺口平移核酸探针标记、末端脱氧核苷酸转移酶介导的核酸探针 3′端标记、T4 多聚核苷酸激酶介导的核酸探针 5′端标记等几种常用的核酸探针标记方法。

（一）核酸探针标记物

核酸探针标记分为放射性核酸探针标记和非放射性核酸探针标记两大类。目前，应用最广泛的探针标记物是放射性同位素，放射性同位素是最早使用的，常用的同位素包括 ^{32}P、^{3}H、^{35}S。其中，^{32}P 具有很高的灵敏度，可以检测到样品中低于 1000 个分子的核酸，同时特异性强，假阳性率低，不影响碱基互补和酶促反应，因此应用最为普遍。放射性核酸探针标记普遍具有灵敏度高的特点，可以通过放射自显影显示检测信号，但其缺点也较为突出：易造成放射性污染，同位素半衰期短，探针不稳定，不能长期存放，需要随用随标记等。因此，越来越多对灵敏度没有过高要求的实验，都开始使用非放射性核酸探针标记。

目前应用较多的非放射性核酸探针标记物有生物素（Biotin）、地高辛（Digoxigenin，DIG）以及包括 FITC 和罗丹明在内的荧光分子。生物素属于 B 族维生素（维生素 B7），又称维生素 H、辅酶 R，是一种维持人体自然生长、发育和人体健康必要的营养素。作为最早的非放射性核酸探针标记物，生物素能与核酸分子的 UTP 或 dUTP 5′位上的 C 相结合，通过生物素－亲和素系统（Biotin－Avidin System，BAS）将亲和素携带的信号（酶促反应或荧光信号等）放大而被检测。值得注意的是，原核生物和真核生物都有内源性生物素，因此会对生物素标记的核酸探针造成一定的信号干扰。相比之下，DIG 是来源于洋地黄花和叶的半抗原，不在人体表达，可以避免内源性的信号干扰，因而成为目前应用最广泛的非放射性核酸探针标记物。DIG 通过其间臂链连接到脱氧尿嘧啶三磷酸核苷酸（dUTP）上形成 DIG－11－dUTP，并以此为底物通过酶促反应替代 dTTP 而掺入核酸探针中，而 DIG 标记的核酸探针可利用 DIG 抗体进行免疫检测，原理与生物素检测类似。在上述检测过程中，生物素和地高辛都只用作固定连接，而不用作信号检测。对于荧光分子标记物，则通常以 FITC－11－dUTP 的形式掺入核酸探针中，适用于原位杂交。由于荧光素对光照敏感，因此荧光标记后的核酸探针需要避光保存在－20℃环境中。

（二）随机引物核酸探针标记

随机引物核酸探针标记（Random Priming Labeling）合成的双链核酸探针通过随机序列的寡核苷酸引物与 DNA 模板结合，在 Klenow 酶的作用下，合成 DNA 探针（附图 15）。合成产物的大小、产量、比活性依赖于反应中模板、引物、dNTP 和酶的量。通常，产物平均长度为 400～600 个，可以获得大量的有效探针。反应时对模板的要求不严格，用微量制备的质粒 DNA 模板也可进行反应，此外，还可以在低熔点琼脂糖中直接进行反应。实验步骤如下（以 ^{32}P 标记为例）：

（1）将 200ng 的双链 DNA（1μL）和 7.5ng 的随机引物（1μL）混合后置于 1.5mL 离心管内，水浴煮沸 5 分钟后，立即置于冰浴中 1 分钟。

（2）在置于冰浴的 1.5mL 离心管中将 1μL 的 DTT（20mM）、1μL 未标记的 dNTP 溶液、1μL 的随机标记缓冲液（10 倍浓度）、3μL 的（$\alpha-^{32}P$）dATP 溶液和 1μL 的 ddH$_2$O 迅速混合。10 倍的随机标记缓冲液含 900mM 的 HEPES 和 10mM 的 MgCl$_2$。

（3）将第一步的 1.5mL 离心管中的溶液移到第二步的 1.5mL 离心管中。

（4）加入 5U 的 Klenow 片段（1μL），充分混合，以 12000×g 离心 1～2 秒，使所有溶液沉于试管底部，在室温下保温 3～16 小时。

（5）在反应液中加入 10μL 终止缓冲液后，将放射性标记的探针保存在－20℃下备用。同时计算放射比活性。终止缓冲液含 50mM 的 Tris－HCl（pH 值 7.5）、50mM 的 NaCl、5mM 的 EDTA（pH 值 8.0）和 0.5%（m/v）的十二烷基硫酸钠（Sodium Dodecyl Sulfate，SDS）。

【注意事项】

（1）引物与模板的比例应仔细调整。当引物高于模板时，反应产物比较短，但产物的累积较多；反之，则可获得较长片段的探针。

（2）模板 DNA 应是线性的，如为超螺旋 DNA，标记效率则会降低。

（三）缺口平移核酸探针标记

缺口平移核酸探针标记（Nick Translation Labeling），又叫缺口翻译法，是实验室最常用的一种核酸探针标记法。该方法以适量的 DNase I 在待标记的双链 DNA 的每一条链上产生若干个单链缺口，再利用大肠埃希菌 DNase I 的 5′−3′方向外切酶活性和 5′−3′聚合酶活性，在缺口处的 5′末端，每切除一个核苷酸，同时在 3′末端添加一个掺有标记的核苷酸，以修补缺口，随着缺口在 DNA 链上的移动，新合成的 DNA 链便成为标记的核酸探针（附图 16）。线状 DNA、超螺旋 DNA 及带缺口的环状双链 DNA 均可作为缺口平移法的模板。该方法快速、简便、标记的探针均匀、特异性高，适用于较长的双链 DNA。实验步骤如下（以^{32}P 标记为例）：

（1）将 10μL 未标记的 dNTP、5μL 的切口平移缓冲液（10 倍浓度）、1μg 的待标记的 DNA、7μL ［α−^{32}P］dCTP 或 dATP、4U 的大肠杆菌 DNA 聚合酶、1μL 的 DNA 酶 I（1mg/mL）均匀混合，加双蒸水至终体积为 50μL。

（2）10 倍切口平移缓冲液包含 0.5M 的 Tris−HCl、0.1M 的 MgSO$_4$、10mM 的二硫苏糖醇（Dithiothreitol，DTT）和 100μg/mL 的牛血清白蛋白 BSA。

（3）15℃水浴 60 分钟，加入 5μL EDTA（200mM，pH 值 8.0）终止反应。

（4）反应液中加入醋酸铵，使终浓度为 0.5M，加入两倍体积预冷无水乙醇沉淀回收 DNA 探针。

（5）^{3}H、^{32}P 及^{35}S 标记的 dNTP 都可用于探针标记，但通常使用［α−^{32}P］dNTP。

（6）DNase I 的活性不同，所得到的探针比活性也不同，DNase I 活性高，则所得探针比活性高，但长度比较短。

（7）最合适的切口平移片段一般为 50~500bp。

（8）DNA 模板中的抑制物如琼脂糖会抑制酶的活性，应使用纯化后的 DNA。

（四）末端脱氧核苷酸转移酶介导的核酸探针 3′端标记

末端脱氧核苷酸转移酶（Terminal Deoxyribonucleotidyl Transferase，TdT），又称为末端转移酶，是一种非模板依赖性的聚合酶，可将脱氧核苷酸添加到 DNA 分子的 3′羟基末端。TdT 在 Mg^{2+} 存在的条件下，可在单链 DNA 的 3′羟基端加入核苷酸，在 Co^{2+} 存在的条件下，可在双链 DNA 的 3′羟基端加入核苷酸，形成多聚核苷酸尾，如果在反应体系中加入放射性标记的核苷酸，那么便可得到 3′末端标记的核酸探针。实验步骤如下（以^{32}P 标记为例）。

（1）在 1.5mL 离心管中配制下列反应体系：1μL 的寡核苷酸（10pmol/μL）、10μL 的 TdT 缓冲液（5 倍）、1μL 的 TdT（400U/μL）、5μL 的 CoCl$_2$（25nm）、5μL 的［α−^{32}P］ddATP（10mCi/mL），双蒸水加至 50μL。

（2）5 倍 TdT 缓冲液包括 1M 的二甲基胂酸钾、0.125M 的 Tris−HCl（pH 值 6.6）和 1.25mg/mL 的 BSA。

（3）轻柔而持续地敲击离心管管壁，混匀试剂，瞬时离心收集管底溶液。

（4）于 37℃环境中孵育 15 分钟。

（5）在 70℃中加热 10 分钟，或加入 2μL 0.2M 的 EDTA（pH 值 8.0）终止反应。

（6）在含有放射性标记核酸的离心管中加入 40μL 的 ddH$_2$O 和 240μL 的乙酸铵溶液（5M）混匀，加入冰乙醇 750μL 混匀，冰浴 30 分钟。

（7）在 4℃下，以 12000×g 离心 20 分钟，小心吸去离心管中所有上清液。

（8）在管中加入 500μL 的 80％乙醇，轻弹管壁冲洗核酸沉淀，4℃离心 5 分钟（12000×g）。

（9）小心吸去离心管上清液，置于防护屏后，打开管盖，让剩余乙醇挥发。

（10）用 40μL 的 Tris－EDTA 缓冲液（pH 值 7.6）溶解放射性标记核酸。

（五）T4 多聚核苷酸激酶介导的核酸探针 5'端标记

T4 多聚核苷酸激酶（T4 Polynucleotide Kinase，T4 PNK）可用于标记核酸探针的 5'末端，最常用的标记物是［γ－^{32}P］ATP。T4 多聚核苷酸激酶能特异地将［γ－^{32}P］ATP 中的 ^{32}P 转移到 DNA 或 RNA 的 5'羟基末端，因此被标记的探针必须有一个游离的 5'羟基端。由于大多数 DNA 或 RNA 的 5'端都因磷酸化，使 5'羟基结合了磷酸基团，所以标记前要先用碱性磷酸酶去掉磷酸基团，从而暴露游离的 5'羟基。由于探针分子只掺入了一个同位素分子，故探针活性与其长度有关。短寡核苷酸可被高比活性标记，而较长的探针活性则随其长度增加而降低。这种激酶标记方法最常用于 DNA 序列测定。实验步骤如下（以 ^{32}P 标记为例）。

（1）在 1.5mL 离心管中配制下列反应体系：1μL 的寡核苷酸（10pmol/μL）、2μL 的 T4 多聚核苷酸激酶缓冲液（10 倍）、5μL 的［γ－^{32}P］ATP（10pmol），双蒸水加至 11.4μL。

（2）10 倍 T4 多聚核苷酸激酶缓冲液包括 0.5M 的 Tris－HCl（pH 值 7.6）、0.1M 的 MgCl$_2$、50M 的 DTT、1M 的盐酸亚清胺和 1M 的 EDTA（pH 值 8.0）。

（3）充分混匀，在一装有 10μL 的 10M Tris－HCl（pH 值 8.0）的离心管内加入 0.5μL 上述反应体系，静置备用。

（4）该反应所含［γ－^{32}P］ATP 和寡核苷酸的浓度相等，因此，50％的放射性标记物被转移至寡核苷酸。若将反应中寡核苷酸浓度增至原来的 10 倍，可提高转移的效率，使近 90％的放射性标记物转移至寡核苷酸。但是，寡核苷酸的放射性比活性却会降至原来的 20％。如果需要进行高比活性标记，可以将反应中［γ－^{32}P］ATP 的浓度增加至原来的 3 倍，或将寡核苷酸浓度减小至 3pmol/μL。

（5）在反应体系中加入 10U 的 T4 噬菌体多聚核苷酸激酶（约 1μL）。充分混匀，于 37℃环境中孵育 45 分钟～1 小时。

（6）反应结束后，将 0.5μL 反应体系混合液加至另一个装有 10μL 的 10M Tris－HCl（pH 值 8.0）的离心管中，静置备用。于 68℃将其余的反应体系混合液加热 10 分钟，以灭活 T4 多聚核苷酸激酶，加热后的反应体系置于冰上。

（7）切下一张长 15cm，宽 5cm，浸过聚乙烯亚胺的纤维素纸条，用铅笔在距一端 2.5cm 处划一条横过纸条的细直线，在直线上做两个间距 2.5cm 的记号。

（8）在两个记号处分别点上步骤（3）和（6）中静置备用的液体各 0.5μL，将纸条垂直置于一层析皿内，以使放射性样品处于纸条的下缘。纸条的底部应伸入一盛有高度约为 0.5cm 的展开缓冲液（0.5M 碳酸氢铵）的平皿内，使层析展开直至溶剂前沿迁移 10～12cm。

（9）将聚乙烯亚胺－纤维素纸条进行放射自显影，寡核苷酸仍留在起点处，而

ATP 和无机磷酸将与溶剂做同方向移动，无机磷酸较溶剂前沿迁移得稍慢些，而 ATP 的位置几乎与起点和无机磷酸等距离。这样，如有磷酸从 $[\gamma-^{32}P]$ ATP 转移至寡核苷酸，将导致原点样处出现放射性。

（10）通过测量起点处和整张纸条的放射性活度值，便可计算出从 $[\gamma-^{32}P]$ ATP 转移至寡核苷酸的放射性标记物所占百分比。再根据反应中核苷酸和 $[\gamma-^{32}P]$ ATP 的摩尔数，便可计算出探针的比活性。

（11）如果探针的比活性符合要求，则继续进行放射性标记核酸探针的纯化。如果比活性太低，可另补加 10U 的酶，重复第（5）步，继续于 37℃ 进一步温育 30 分钟，并于 68℃ 加热 10 分钟使酶失活，再次分析该反应的产物。

（12）用乙醇沉淀法纯化标记的核苷酸 [步骤参见 TdT 标记第（6）～（10）步]。

第三节　基因分析

基因（Gene）储存着生命全过程中的各方面的信息，与环境相互依赖和相互作用，维持着生命体的基本构造和功能，负责生、老、病、死等一系列重要的生理过程。因此，在基础医学和口腔医学研究中，在特定条件下，如某生理环境中、某病理状态下、某药物干预后，检测并研究某个或某些基因的沉默、下调、上调、修饰等行为和状态，对了解生命现象的本质、预防和治疗疾病、改善人类健康水平都有重要意义。本节主要从 RNA 和 DNA 两方面介绍常用关键技术。

一、RNA 分析

在细胞中，根据结构和功能，RNA 主要可分为 mRNA、tRNA、rRNA，以及许多种类和功能不一的小型 RNA，如 snRNA 和 siRNA 等。mRNA 根据基因的 DNA 序列转录而成，是蛋白质合成表达的模板，在基础医学和口腔医学常规基因干预调控研究中最为重要；tRNA 负责识别 mRNA 上的遗传密码子，并携带转运密码子对应的氨基酸，是基因翻译的执行者；rRNA 是核糖体的组成成分，为蛋白质的合成提供场所；snRNA 是转录后加工过程中 RNA 剪接体（Spliceosome）的主要成分，参与 mRNA 前体的加工过程；siRNA，又称为短干扰 RNA 或沉默 RNA，目前已知参与 RNA 干扰（RNAi）、调节基因的表达。

（一）总 RNA 的提取

总 RNA 的提取是 RNA 检测和基因研究的基础，但由于 RNA 的化学性质比 DNA 更加活跃，极易被核糖核酸酶（RNase）分解。RNase 可以抵抗高温和变性剂，很难灭活，且广泛存在于皮肤表面、实验器皿上和浮尘中，因此，实验操作中需要严格注意避免 RNase 污染，并使用焦炭酸二乙酯（Diethy Pyrocarbonate，EDPC）等 RNase 抑制剂。实验步骤如下（以 TRIzol 试剂为例）：

（1）对于贴壁细胞，移去培养基用 2mL 冰 PBS 清洗细胞，移去 PBS 后，对于每 100mm 培养皿的细胞加 1mL 的 TRIzol 试剂，吹打细胞裂解液彻底混匀。

（2）对于悬浮细胞，低速（200～1900×g）离心 5～10 分钟收集细胞，移去培养基用 2mL 冰 PBS 重悬细胞，低速离心 5 分钟沉淀细胞，对于每（0.5~1）×10⁷个细胞加 1mL 的 TRIzol 试剂，吹打细胞裂解液彻底混匀。

（3）静置 5 分钟后，加入 0.2mL 氯仿，振荡 15 秒，静置 2 分钟。

（4）在 4℃下，以 12000×g 离心 15 分钟，取上清液。

（5）加入 0.5mL 异丙醇，将管中液体轻轻混匀，室温静置 10 分钟。

（6）在 4℃下，以 12000×g 离心 10 分钟，弃上清液。

（7）加入 1mL 用 EDPC 配制的 75％乙醇，轻洗沉淀。在 4℃下，以 7500×g 离心 5 分钟，弃上清液。

（8）离心干燥或室温风干，加入适量的含 DEPC 的水进行溶解。

（9）对提取的总 RNA 进行定量，可用 260nm 波长分光测定 RNA 浓度，OD 值为 1 约为 40μg/mL 的单链 RNA。

（10）纯 RNA 的 OD260/280 比值为 2，可根据 OD260/280 比值判断 RNA 的纯度。比值较低，可能有残余蛋白质；比值太高，则提示 RNA 可能降解。

（二）实时荧光定量 PCR

实时荧光定量 PCR（Quantitative Real-time PCR，RT-PCR 或 qPCR）是一种在 DNA 聚合酶链扩增反应中，掺入荧光化学物质，实时检测每次 PCR 反应循环后产物总量的方法。由于每个反应管内的荧光信号到达设定阈值时所经历的循环数 Ct 值（Cycle Threshold）和该模板的起始拷贝数存在线性关系，因此，通过内掺法或者外掺法，可以对待测样品中的特定 DNA 序列进行定量分析。

当前，常见的 RT-PCR 包括 SYBR Green 法或 TaqMan 探针法。SYBR Green 是一种可以结合到双链 DNA 上面的荧光染料，当体系中的模板被扩增时，SYBR Green 可以有效结合到新合成的双链上面，随着 PCR 的进行，结合的 SYBR Green 越来越多，被仪器检测到的荧光信号越来越强，从而达到定量的目的（附图 17）。而 TaqMan 探针法是在 PCR 扩增时加入一对引物和特异性的荧光探针，该探针为两端分别标记报告荧光基团和淬灭荧光基团的寡核苷酸。探针完整时，报告荧光基团发射的荧光信号被淬灭荧光基团吸收，反应刚开始时，探针结合在 DNA 任意一条单链上，PCR 扩增时，Taq 酶的 5'端-3'端外切酶活性将探针降解，使报告荧光基团和淬灭荧光基团分离，从而检测到荧光信号，每扩增一条 DNA 链，就有一个荧光分子形成，使得荧光信号的累积与 PCR 产物形成同步。

在生命科学、基础医学、口腔医学研究中，分析基因转录的干预和调控机制，通常需要通过逆转录酶（Reverse Transcriptase）将 mRNA 逆转录为 cDNA，再通过 RT-PCR 分析生理、病理或干预条件下，某个基因的调控行为。此外，RT-PCR 还被广泛应用在临床疾病诊断、动物疾病检测和预防以及食品安全检测和评估等领域。实验步骤如下（以 mRNA 逆转录和 SYBR Green 法为例）：

（1）提取总 RNA，根据市售逆转录试剂盒合成 cDNA。

（2）在 1.5mL 微量离心管中，加入 1~5μg 的总 RNA，补充适量的含 DEPC 的双蒸水使总体积达 11μL。加入 1μL 的 10μM Oligo（dT），轻轻混匀、离心。

（3）70℃加热 10 分钟，立即将微量离心管插入冰浴中至少 1 分钟。

（4）加入 2μL 的 PCR 缓冲液（10 倍）、2μL 的 MgCl$_2$（25mM）、1μL 的 dNTP 混合液（10mM）和 2μL 的 DTT（0.1M）。轻轻混匀低速瞬时离心，42℃孵育 2～5 分钟。

（5）加入 1μL 的逆转录酶（如 SuperScript 等），在 42℃水浴中孵育 50 分钟。

（6）70℃加热 15 分钟终止反应，将管插入冰中，加入 1μL 的 RNase，37℃孵育 20 分钟，降解残留的 RNA，在 −20℃中保存 cDNA 备用。

（7）融解 SYBRR Green qPCR SuperMix 后，放置冰上待用。

（8）在冰上进行 qPCR 反应液的配制，加入 10μL 的 SYBRR Green qPCR SuperMix（2 倍）、0.5μL 的 qPCR 上游引物（10μM）、0.5μL 的 qPCR 下游引物（10μM）、0.5μL 的 cDNA 模板（200～600ng）、8.5μL 的双蒸水，使总体积为 20μL。如需变更总反应体积，需要保持最适条件下各组分的比例。

（9）充分混匀 qPCR 反应液，添加至 PCR 反应管中，短暂离心，确保所有试剂到反应管底部。

（10）将 96 孔板或 PCR 管放入荧光定量 PCR 仪，设定变性时间、退火时间、延伸时间等参数，开始 RT−PCR 反应。一般来说，95℃预变性 10 分钟、95℃变性 10 秒、57℃退火 20 秒、72℃延伸 10 秒，重复退火和延伸循环 40 次，退火和延伸时间可根据实际情况调整。

（11）由于 SYBR Green 这一染料是非特异的染料，只要有扩增，染料就可以镶嵌在双链中发出，因此需要在循环结束后立即进行融解曲线分析，分别在 95℃、55℃和 95℃恒温检测 15 秒，若出现杂峰，可能存在引物二聚体或非特异性扩增。

（12）对于绝对定量分析，需要将未知样品和标准品一起扩增获得标准曲线和线性方程，并把未知样品的 Ct 值带入线性方程，计算未知样品浓度。对于相对定量分析，可通过以下公式：

$$2^{-\Delta\Delta Ct} = 2^{-[(Ct目的基因-Ct内参基因)处理组 - [(Ct目的基因-Ct内参基因)对照组]}$$

进行分析。

（三）Northern 印迹杂交

Northern 印迹杂交（Northern Blot）是一种通过检测 RNA 的转录水平来分析基因表达的方法，可以分析细胞在生长发育等生理状态下的情况，或病理、胁迫、干预环境中的特定基因表达情况。Northern 印迹杂交首先通过电泳，将提取的总 RNA 根据分子量大小区分，随后凝胶上的 RNA 被转移到带有正电荷的膜上，随后经过烘烤或者紫外交联的方法加以固定，然后通过基因互补配对与带有标记的探针杂交，以放射自显影或显色反应来检测目的基因片段。将杂交 mRNA 分子在电泳中迁移位置与标准分子量分子进行比较，即可知道细胞中特定的基因转录产物的大小，对杂交信号的强弱比较，可以分析该基因表达 mRNA 水平的强弱（附图 18）。

Northern 印迹杂交被大量用于检测癌细胞中原癌基因表达量的升高和抑癌基因表达量的下降，器官移植过程中由于免疫排斥反应造成某些基因表达量的上升，以及目的基因是否具有可变剪切产物或者重复序列等。虽然分析基因表达的常用方法有许多，例如基因芯片和 RT−PCR 等，但通常情况下，Northern 印迹杂交的灵敏度要好于基因芯片，而与 RT-PCR 相比，Northern 印迹杂交具有较高的特异性，可以有效地减少实验结果的假阳性。实验步骤如下（以^{32}P探针为例）：

（1）提取总 RNA，制备变性凝胶。取琼脂糖 0.2g，加入 12.4mL 含有 DEPC 的双蒸水，加热熔化，加入 4mL 的甲醛凝胶电泳缓冲液（5 倍）、3.6mL 的 37%甲醛溶液，混匀制胶。待胶凝固后，在甲醛凝胶电泳缓冲液中预电泳 5 分钟。

（2）取 4.5μL 的总 RNA（20～30μg），加入 4μL 的甲醛凝胶电泳缓冲液（5 倍）、3.6μL 的 37%甲醛溶液和 10μL 的甲酰胺，65℃孵育 15 分钟后冰浴 5 分钟，加入 1μL 的 EB（1μg/μL）和 2μL 的上样缓冲液。

（3）电泳上样，50V 电压下电泳约 2 小时。电泳结束后将胶块置紫外灯下，观察 RNA 的完整性，记录 18S、28S 条带的位置。

（4）配制 20 倍柠檬酸钠缓冲液（SSC），将 175.3g 的氯化钠和 88.2g 的柠檬酸三钠加含有 DEPC 的双蒸水至 800mL，pH 值调至 7.0，再用含有 DEPC 的双蒸水定容至 1000mL。

（5）按胶块大小剪取膜一张，用含有 DEPC 的双蒸水浸湿后，置于 20 倍 SSC 中 1小时。剪去膜和胶块的一角，并在 20 倍 SSC 中浸泡两次，每次 15 分钟。

（6）用长和宽均大于凝胶的一块有机玻璃板作为平台，将其放入大的干烤皿上，上面放一张滤纸，倒入 20 倍 SSC 使液面略低于平台表面，当平台上方的滤纸湿透后，用玻棒赶出所有气泡。

（7）将凝胶翻转后置于平台上湿润的滤纸中央，滤纸和凝胶之间不能滞留气泡。

（8）用 Parafilm 膜围绕凝胶四周，作为屏障，阻止液体自液池直接流至胶上方的纸巾。

（9）在凝胶上方放置预先已浸湿的尼龙膜，排出膜与凝胶之间的气泡。

（10）将两张已湿润、与凝胶大小相同的滤纸置于膜的上方，排出滤纸与滤膜之间的气泡。

（11）将一叠 5～8cm 厚、略小于滤纸的吸水纸置于滤纸的上方，并在纸巾上方放一块玻璃，然后用一个重约 500g 的重物压在玻璃板上，建立液体自液池经凝胶向膜上行流路，以洗脱凝胶中的 RNA 并使其聚集在膜上。

（12）将 RNA 从变性胶转移到硝酸纤维素膜或尼龙膜，一般持续 15 小时左右，在此过程中，当纸巾浸湿后，应更换新的吸水纸。

（13）转移结束后，揭去凝胶上方的吸水纸和滤纸，将膜在 6 倍 SSC 中浸泡 5 分钟，去除膜上残留的凝胶。将凝胶置紫外灯下，观察胶块上有无残留的 RNA。

（14）将膜放置在 80℃真空环境中干烤 1～2 小时，随后密封保存于 4℃中。

（15）^{32}P探针标记见上文介绍。

（16）将膜的反面紧贴杂交瓶，加入预杂交液 5mL，42℃中预杂交 3 小时。

（17）将探针置于 95～100℃水浴中变性 5 分钟，冰浴 5 分钟，加至预杂交液中，42℃环境中杂交 16 小时。

（18）杂交完成后进行洗膜，倾去杂交液，用含有 0.1%SDS 的 SSC 于室温清洗 15分钟，再于 55℃清洗 15 分钟，两次。

（19）将膜用双蒸水漂洗片刻，用吸水纸除去膜上的水分。用薄型塑料纸将膜包好，置于暗盒中，在暗室中压上 X 光片，进行放射自显影 3～7 天。

（20）膜的重复使用：结合了待测 RNA 的膜与探针杂交后，可经碱或热变性方法将探针洗脱，膜可反复使用，与其他探针杂交。将保存于湿润环境中的杂交膜置于 0.5％SDS 中煮沸 3 分钟，自然冷却至室温后，将膜放入双蒸水中漂洗 2～3 遍。取出膜，用吸水纸除去膜表面的水分，将膜直接进行另一种探针的杂交或用保鲜膜包好，室温下真空保存。

（四）荧光素酶报告基因实验

报告基因（Reporter Gene）是一种编码可被检测的蛋白或酶的基因。由于荧光素酶（Luciferase）基因不存在于哺乳动物细胞中，是理想的报告基因，转录后可立刻表达功能性荧光素酶，催化底物氧化发光。最常用的荧光素酶有细菌荧光素酶、萤火虫（*Photinus Pyralis*）荧光素酶和海肾（*Rinilla Luciferase*）荧光素酶。细菌荧光素酶对热敏感，因此在哺乳细胞的应用中受到限制。萤火虫荧光素酶灵敏度高，检测线性范围宽达 7～8 个数量级，是最常用于哺乳动物细胞的报告基因，用荧光比色计即可检测酶活性。随着具有膜通透性和光裂解作用的萤火虫荧光素酶的应用，无需裂解细胞即可检测酶活性。海肾荧光素酶可以催化肠腔素的氧化，产物能透过生物膜，可能是最适用于活细胞的报告分子。荧光素酶报告基因实验应用广泛，可分析蛋白质相互作用、启动子的结构和 SNP、microRNA 与 mRNA 的靶向作用、转录因子与调控序列作用、信号通路的激活状态等。

在用荧光素酶分析基因表达时，通常采用双报告基因来减少实验的变化因素，一个报告基因作为内对照，使另一个报告基因的检测均一化。通过这种方法，可减少内在的变化因素对实验准确性的削弱，比如培养细胞的数目和活力的差别、细胞转染和裂解的效率等。传统双报告基因研究常使用萤火虫荧光素酶结合氯霉素乙酰转移酶（CAT）、β-半乳糖苷酶（β-Gal）或葡萄糖醛酸糖苷酶（GUS），但由于这些双报告基因在操作的时间、温度、细胞表达要求方面都存在差异，削弱了荧光素酶的优势。近几年，结合萤火虫荧光素酶和海肾荧光素酶的双荧光素酶报告基因系统，可在单管中完成快速、灵敏、特异性强的检测，突破了常规双报告基因实验的局限性。实验步骤（以萤火虫荧光素酶和海肾荧光素酶双荧光素酶报告基因为例）：

（1）培养转染了萤火虫荧光素酶和海肾荧光素酶表达 DNA 载体的细胞。

（2）转染 24～72 小时，吸去培养液，用不含 Ca^{2+} 和 Mg^{2+} 的 PBS 清洗细胞，小心吸出 PBS。

（3）用市售被动裂解液（Passive Lysis Buffer，PLB）覆盖细胞，通过细胞刮刀刮下贴壁细胞，吹打裂解液数次，获得均一细胞悬液。

（4）通过台盼蓝不相容实验检测细胞活性，将 4％台盼蓝溶液与细胞悬液等体积混合，室温下孵育 3 分钟，在细胞计数板上滴一滴混合液，显微镜下观察，没有染色的细胞为活细胞。

（5）在荧光光度计试管中，加入 $100\mu L$ 的市售荧光素酶检测试剂 Ⅱ（Luciferase Assay Reagent Ⅱ，LAR Ⅱ），每个样品一管。

（6）在含有 LAR Ⅱ 的荧光光度计试管中加入 $20\mu L$ 的细胞裂解液，吹打 2～3 次。

（7）设置荧光光度计执行 2 秒的测量前延时程序，然后测量荧光强度 10 秒，记录萤火虫荧光素酶活性。

（8）加入 $100\mu L$ 的市售 Stop & Glo 试剂（Promega 公司），振荡混匀，放回荧光光度计，执行程序，记录海肾荧光素酶活性。

（9）比较两种荧光素酶反应荧光强度，计算活性比值，进行数据分析。

（五）siRNA 干扰实验

RNA 干扰（RNA Interference，RNAi）是指由双链 RNA（dsRNA）诱发的同源 mRNA 高效特异性降解的现象。RNAi 在进化过程中高度保守，其中一种重要表现形式为转录后基因沉默（Post-Transcriptional Gene Silencing，PTGS）。病毒、转座子、人工转入的基因等外源性基因随机整合到宿主细胞基因组内，并利用宿主细胞进行转录时，常产生一些 dsRNA。宿主细胞的核酸内切酶将 dsRNA 切割成多个具有特定长度和结构的小片段 RNA（siRNA）。siRNA 在细胞内 RNA 解旋酶的作用下解链成正义链和反义链，反义 siRNA 再与体内的多种酶结合形成 RNA 诱导的沉默复合物（RNA-Induced Silencing Complex，RISC）。RISC 与外源性基因表达的 mRNA 的同源区进行特异性结合，由于 RISC 具有核酸酶的功能，可在结合部位切割 mRNA。断裂 mRNA 的降解可诱发宿主细胞针对这些 mRNA 的降解反应。此外，siRNA 还能诱导合成新的 dsRNA，产生大量的次级 siRNA，从而使 RNAi 的作用进一步放大，最终将靶 mRNA 完全降解。

RNAi 具有多种生理功能，包括抵御病毒感染、抑制转座子活性、参与异染色质形成、参与机体的发育调控及生理代谢等。由于使用 RNAi 可以特异性剔除或暂停特定基因的表达，抑制特定基因的活性，所以该技术已被广泛用于探索基因的功能，以及研究恶性肿瘤和传染性疾病的防治中。siRNA 序列的选择可以通过实验经验，以生物信息学软件进行设计。在设计新的 siRNA 之前，可以先搜索已有的 siRNA 数据库和科研文献来寻找已确定的 siRNA 序列。siRNA 可以用化学合成、酶解长链 dsRNA、体外转录等方式进行体外制备，也可利用质粒载体在细胞内表达 siRNA。实验步骤如下（以哺乳动物细胞 RNAi 为例）：

（1）在含有 10％胎牛血清、100U/mL 青霉素和 100U/mL 链霉素的 DMEM 培养液中，37℃，5％CO_2 环境下，培养细胞至 90％融合。

（2）用含有 EDTA 的胰蛋白酶溶液消化细胞，将细胞重悬于不含抗生素、含 10％胎牛血清的 DMEM 培养液中，于 24 孔板中每孔接种 $500\mu L$ 细胞悬液。

（3）细胞在 37℃，5％CO_2 环境下培养过夜，达到 30％～40％融合，每孔约含有 5×10^4 个细胞。

（4）微量离心管中加入 $24\mu L$ 不含抗生素、含 10％胎牛血清的 DMEM 培养液，随后加入 $1\mu L$ 的双链 siRNA（10pmol），轻轻混匀，室温孵育 5 分钟。

（5）向另一个微量离心管中加入 $24\mu L$ 不含抗生素、含 10％胎牛血清的 DMEM 培养液，随后加入 $1\mu L$ 的市售 DharmaFECT 4 转染试剂（Thermo Scientific 公司），轻轻混匀，室温孵育 5 分钟。

（6）将 siRNA 混合液缓慢加入 DharmaFECT 4 转染试剂混合液中，轻轻混匀，在室温下静置 20 分钟，形成 siRNA 脂质体复合物。

（7）将步骤（3）的细胞培养液更换为 $450\mu L$ 不含抗生素、含 10％胎牛血清的 DMEM 培养液（预先平衡温度至 37℃）。

（8）将 $50\mu L$ 的 siRNA 脂质体复合物溶液［步骤（6）］加入每孔，轻摇混匀。

（9）在 37℃，5％CO_2 环境下培养细胞，如 1 天后观察到细胞毒性，将转染试剂更换为新鲜的不含抗生素、含 10％胎牛血清的 DMEM 培养液。

（10）基因沉默效果可通过 RT－PCR 及 Northern 印迹杂交分析目的 mRNA 的变化，或通过免疫荧光及 Western 印迹杂交分析目的基因所表达的蛋白质水平变化来确定。

二、DNA 分析

在基础医学和口腔医学研究中，对 DNA 的检测分析主要集中在基因测序、DNA 图谱分析、基因多态性分析、DNA 修饰等领域，对疾病的预防控制和遗传性疾病的诊断有重要意义。基因测序主要通过罗氏 454 系统、Illumina 系统、SOLiD 系统等二代测序平台完成，同时，基于单分子的第三代测序技术也日渐普及，具体原理、步骤和应用可参见设备制造商说明书，不在此详细讨论。

（一）Southern 印迹杂交

Southern 印迹杂交是进行基因组 DNA 特定序列定位的通用方法。其基本原理：具有一定同源性的两条核酸单链在一定的条件下，可按碱基互补的原则特异性地杂交形成双链。一般利用琼脂糖凝胶电泳分离经限制性内切酶消化的 DNA 片段，将胶上的 DNA 变性并在原位将单链 DNA 片段转移至尼龙膜或其他固相支持物上，经干烤或者紫外照射固定，再与相对应结构的标记探针进行杂交，用放射自显影或酶反应显色，从而检测特定 DNA 分子的含量。

凝胶中的 DNA 变性后，可经过毛细管的虹吸作用（附图 19）、电转法或真空转移法，被转移到硝酸纤维膜上。利用 Southern 印迹杂交可进行克隆基因的酶切、图谱分析、基因组中某一基因的定性及定量分析、基因突变分析、限制性片段长度多态性分析（Restriction Fragment Length Polymorphism，RFLP）等，对临床遗传性疾病的诊断以及基础医学研究有重要意义。实验步骤如下（以 DIG 探针为例）：

（1）取一定量的待测 DNA 样品，用适当的限制性内切酶酶切。DNA 的量根据样品的种类及实验目的不同而异，对于克隆片段的限制性内切酶图谱分析，取 $0.1\sim0.5\mu g$ 即可，而对于鉴定基因组 DNA 中的单拷贝基因序列，则需要 $10\sim20\mu g$，当采用寡核苷酸探针或探针的放射性比活性较低时，则需要 $30\sim50\mu g$。

（2）酶切后，在琼脂糖凝胶中电泳。电泳结束后，EB 染色，长波紫外线下观察电泳结果及照相。

（3）将凝胶左下角切除并做标记，以便于定位，然后将凝胶置于一容器中。

（4）将凝胶浸泡于适量的变性液中，室温下放置 1 小时使之变性，不间断地轻轻摇动。

（5）将凝胶用去离子水漂洗 1 次，然后浸泡于适量的中和液中 30 分钟，不间断地轻轻摇动，更换中和液，继续浸泡 15 分钟。

（6）将滤纸、硝酸纤维素（NC）膜剪成与胶同样大小，NC 膜浸入转移缓冲液平衡 30 分钟。

（7）参照 Northern 印迹杂交实验（6）～（12），逐层铺平，各层之间勿留有气泡和皱褶，虹吸转移 12～16 小时。

（8）取出转移后的 NC 膜，用吸水滤纸吸干 NC 膜，NC 膜光面朝上平铺于变性液中变性 5 分钟，用相同的方法将 NC 膜平铺在中性液中，中和 5 分钟，两次，将膜夹在两张干燥滤纸间，80℃烘烤 1～2 小时。

（9）将膜浸入 5 倍的 SSC 中 2 分钟，将膜放入干净的塑料袋中。将预杂交液事先在 65℃水浴中预热，然后将 10mL 预杂交液加入袋中，封口，65℃预杂交 1 小时，不时摇动。

（10）取出杂交袋，去除杂交液后，加入 5mL 杂交液及 5μL 的变性探针，排除气泡后封口，将杂交袋放入 65℃水浴中杂交过夜。

（11）用 2 倍的含有 0.1％SDS 的 SSC（50mL）在室温下洗膜两次，每次 5 分钟，不时摇动，再用 5 倍的含有 0.1％SDS 的 SSC（50mL）在 65℃下洗膜两次，每次 15 分钟，不时摇动。

（12）室温下用免疫酶联中和液洗膜 2 分钟，再用 50mL 封闭液在室温下洗膜 30 分钟，轻轻摇动，用中和液将抗体 DIG－AP 稀释至 750mU/mL，将膜封入杂交袋，加入 5mL 的稀释抗体轻摇 50 分钟。

（13）用 50mL 中和液在室温下洗膜两次，每次 10 分钟，轻轻摇动，除去未结合的抗体。

（14）用 20mL 平衡液孵育膜 2 分钟，将膜装入杂交袋中，加入 5mL 显色液，避光 30 分钟，当出现颜色时不要晃动。

（15）用 TE 溶液洗膜终止反应，于 80℃烤干。

（二）单核苷酸多态性分析

单核苷酸多态性（Single Nucleotide Polymorphism，SNP）是新一代的遗传标记，主要是指在基因组水平上，由单个核苷酸的变异所引起的 DNA 序列多态性。在基因组内特定核苷酸位置上，存在两种不同的核苷酸，且其出现频率大于 1％的话视为 SNP，如果出现频率低于 1％则看作点突变。SNP 是人类可遗传的变异中最常见的一种，占所有已知多态性的 90％以上。SNP 在人类基因组中广泛存在，平均每 500～1000 个碱基对中就有 1 个 SNP，估计其总数可达 300 万个甚至更多，因此，对 SNP 的分析研究可对疾病的预防和治疗提供重要支撑。

SNP 所表现的多态性只涉及单个碱基的变异，这种变异可以是 CT 或 GA 转换，可以是 CA、GT、CG 或 AT 颠换，也可由单个碱基的插入或缺失所导致，但大多数的变异为转换型，约占所有 SNP 的 2/3，且在 CG 序列上出现最为频繁。编码序列中的 SNP 称为 cSNP（Coding SNP），可根据是否改变编码产生的氨基酸，进一步分为非同义 cSNP 和同义 cSNP。在医学研究中，对比健康人群和患病人群，或者高危人群和低发人群 SNP 发生频率的差异，可分析 SNP 与疾病之间的相关性，应用高密度的 SNP 图谱，可分析多基因复杂疾病（癌症、糖尿病、高血压、忧郁症和哮喘等）的主基因并寻找遗传标记，通过对基因易感性的分析，可确认特定疾病的高发人群，从而进行生活或饮食方式的干预，促进健康。SNP 分析通常涉及 DNA 的提取、DNA 的定量、DNA 的扩增以及 SNP 的检测等几个步骤，由于常规实验室往往不具备 SNP 检测所需的测序或分析平台，所以通常完成扩增后，将样品送专业检测机构进行分析。常用的 SNP 检测方法如下：

1. 同源杂交法

同源杂交法一般用于少量的 SNP 位点分析。常见区分等位基因的同源杂交法包括 TaqMan 探针法和分子信标法（Molecular Beacons）。TaqMan 探针法根据不同 SNP 位点，设计出专用的 PCR 引物和 TaqMan 探针，随后进行 RT-PCR 扩增，TaqMan 探针的 5′端标记一个报告荧光基团，3′端标记一个淬灭荧光基团，两者能发生荧光共振能量转移（Fluorescence Resonance Energy Transfer，FRET）。当溶液中存在 PCR 产物时，该探针与模板退火，产生的底物可被核酸外切酶水解，从而将探针 5' 端和 3' 端的两个荧光分子分开，发出荧光。TaqMan 探针法在 PCR 的同时既可得到检测结果，又可将 PCR 污染的风险降至最低，但该方法对反应的试剂和条件有严格要求，由于需要重叠光谱，不能同时用两个探针进行分析。

用分子信标法进行 SNP 分析，供体和受体荧光染料分别位于有互补序列的探针两侧，当未与靶序列杂交时，探针形成一个发夹环结构，使供体、受体染料对相互靠近而产生淬灭。当探针与正确的靶序列杂交时，染料对分离，荧光信号便显著增强。由于探针的发夹环结构使错误杂交更加不稳定，因此对 SNP 的选择性有所增强，而探针与靶序列的杂交设计在 PCR 的退火步骤，而不像 TaqMan 探针法设计在延伸步骤，因此检测的灵敏性也有所提高。分子信标法无需供体与受体染料的重叠光谱，可以同时使用 4 个或更多不同标记的探针。

2. 直接测序法

直接测序是最容易实施、最常用的 SNP 检测方法，通过对不同个体同一基因或基因片段进行测序和序列比较，以确定所研究的碱基是否变异，其检出率可达 100%。它是由美国 ABI 公司开发的 SNaPshot 测序技术，基于荧光标记单碱基延伸原理，一般用于中等通量的 SNP 位点分析。在反应体系中，加入酶系统、模板和 4 种不同荧光标记的 ddNTP，延伸引物的设计需要紧邻多态位点 5′端且长度不同，引物延伸一个碱基反应便会终止，经测序仪检测后，根据荧光峰的移动位置判断对应的 SNP 位点，通过荧光峰的颜色判断掺入的碱基种类，从而得知该样本的基因型。采用直接测序法，可以得到 SNP 的类型和准确位置等 SNP 分型所需要的重要参数，随着 DNA 测序自动化和测序成本的降低，直接测序法已越来越多地用于 SNP 的检测与分型。

3. 高分辨率熔解曲线分析法

高分辨率熔解曲线分析法（HRM）作为新兴的 SNP 分析技术，通过实时监测升温过程中 PCR 扩增产物与双链 DNA 荧光染料的结合情况，进行 SNP 分析。由于熔解曲线的峰形会受不同 SNP 位点，以及是否是杂合子等因素的影响，因此，HRM 分析能够有效区分不同 SNP 位点和不同基因型。HRM 不受突变碱基位点与类型的局限，无需序列特异性探针，在 PCR 结束后直接运行高分辨率熔解，即可完成对样品基因型的分析，操作较为简便、快速，且成本低、结果准确，成为近期医学研究中较为热门的 SNP 分析技术。

4. 分子量阵列技术

分子量阵列技术是基于质谱分析的基因分析前沿技术，通过将灵敏、快速、可靠的基质辅助激光解吸电离－飞行时间/质谱分析技术（MALDI－TOF/MS）与引物延伸或切割反应相结合，实现基因分型检测。MALDI－TOF/MS 分析核酸的优点：①速度快，核酸分子的离子化、分离及检测在几毫秒内就可完成；②分析结果的绝对性，质谱对核酸分子的分离仅与其自身的质量/电荷（m/z）有关，而传统的电泳或杂交方法易受核酸二级结构的影响；③自动化操作，从样品制备到数据采集加工都可自动化完成，适合大规模筛查。因此，分子量阵列技术可以完成最高达 40 重的 PCR 反应和基因型检测，实验设计灵活，结果准确性、实验性价比较高，适合于全基因组验证实验，检测已知和未知 SNP，以及基因分型和定位研究。

5. DNA 甲基化分析

DNA 甲基化（DNA Methylation）是重要的基因修饰之一，能诱发改变染色质的结构、DNA 的构象、DNA 的稳定性、DNA 与蛋白质的相互作用，进而对基因表达进行调控。在甲基转移酶的催化下，DNA 的胞嘧啶被选择性地添加一个甲基，形成5－甲基胞嘧啶，常见于基因的 5'－CG－3'序列中。大多数脊椎动物基因组的 DNA 都有少量的甲基化胞嘧啶，主要集中在基因 5' 端非编码区，并成簇存在。在 DNA 复制后，甲基化酶可将新合成的未甲基化的位点进行甲基化，因此甲基化位点可随 DNA 的复制而遗传。作为表观遗传学（Epigenetics）的重要组成部分，DNA 甲基化与组蛋白修饰相互作用，调控基因表达。在哺乳动物细胞中，DNA 甲基化与细胞的增殖、衰老、癌变等生命现象有着重要关联。实验步骤如下（以亚硫酸氢盐修饰后测序法为例）：

（1）通过市售 DNA 提取试剂盒，提取样本的基因组 DNA，通过紫外分光光度法和琼脂糖凝胶电泳判断提取 DNA 的纯度。

（2）亚硫酸氢钠修饰基因组 DNA，将约 $2\mu g$ 的 DNA 于 1.5mL 离心管中稀释至 $50\mu L$，加入 $5.5\mu L$ 新鲜配制的 3M 的 NaOH，42℃水浴 30 分钟。

（3）配制 10mM 的对苯二酚（氢醌）溶液，加 $30\mu L$ 至上述水浴后混合液中，溶液变成淡黄色。

（4）配制 3.6M 的亚硫酸氢钠溶液，将 1.88g 亚硫酸氢钠溶解，以 3M 的 NaOH 滴定溶液至 pH 值为 5.0，最终体积为 5mL。

（5）离心管外裹以铝箔纸避光，轻柔颠倒混匀溶液，加 $200\mu L$ 的石蜡油防止水分蒸发，限制氧化，50℃避光水浴 16 小时。

（6）纯化回收修饰后的 DNA，将移液枪枪头伸入石蜡油层下，先轻轻加压使其中一小段石蜡油排出，然后吸取混合液至一洁净的 1.5mL 离心管中。

（7）使用市售 DNA 纯化回收系统（如 The Wizard DNA Clean-Up System）获得纯化的 DNA。

（8）加入 5.5μL 新鲜配制的 3M 的 NaOH，室温放置 15 分钟。

（9）加入 33μL 的乙酸铵（10M），中和 NaOH，使溶液 pH 值为 7.0。

（10）加入 4μL 的糖原（10mg/mL），作为与乙醇混合后可产生沉淀的指示剂，便于后续离心后辨别回收物的位置，防止在吸取残余乙醇时将回收物吸走。

（11）加入 270μL 的冰无水乙醇，置于−20℃，过夜沉淀。

（12）在 4℃环境下，以 12000r/min 离心 30 分钟，倒去上清液，收集沉淀。

（13）加入 500μL 的 70%乙醇洗涤，不吹打沉淀，轻柔倾斜离心管，旋转一圈，再次于 4℃以 12000r/min 离心 5 分钟，倒去上清液，重复上述洗涤步骤。

（14）倒去上清液，常温瞬时离心后，将附壁乙醇离至离心管底，用移液枪小心将残余液体吸净，室温干燥 5 分钟，加入 20～30μL 的双蒸水溶解沉淀，−20℃保存。

（15）将修饰后 DNA 进行 PCR 扩增和 PCR 产物的凝胶回收。

（16）将 PCR 产物与 T 载体连接、转化，进行蓝白斑筛选后，送样测序。

第四节　蛋白质分析

蛋白质（Protein）是构成生命物质、细胞基本结构的有机大分子，是生命活动的主要承担者。蛋白质紧密参与各种形式的生命活动，除了是生命的结构物质，还参与维持新陈代谢、运输各类物质、负责机体的免疫抵抗、催化调节各类生化反应等。因此，研究蛋白质的表达水平、翻译后修饰、蛋白与蛋白相互作用等，对探索生命规律、预防和治疗疾病有着关键的作用。

一、蛋白质的表达水平

由于蛋白质是生命活动的执行者，因此，在生命科学、基础医学和口腔医学研究中，分析特定蛋白质的表达水平，是研究编码该蛋白的基因在生理、病理、胁迫或干预条件下的功能和行为的最佳途径，对探索疾病的发病机制以及预防和治疗手段有重要意义。

（一）Western 印迹杂交

Western 印迹杂交（Western Blot），又称蛋白质印迹法或免疫印迹试验，是分子生物学、生物化学和免疫遗传学中常用的一种实验方法。Western 印迹杂交通过 SDS-PAGE 分离蛋白质样品，随后将蛋白质转移到硝酸纤维素薄膜等固相载体上，以非共价键形式吸附，并保持电泳分离的多肽类型及其生物学活性不变，通过特异性抗体，一抗标记靶蛋白，带有荧光或其他可供检测信号的二抗标记一抗进行显色，经过底物显色或放射自显影，分析着色的位置和着色深度，获得特定蛋白质在所分析的细胞或组织中表达情况的信息。Western 印迹杂交可从蛋白质混合物中检出目标蛋白，定量或定性确定细胞或组织中蛋白质的表达情况，用于蛋白质与生物大分子相互作用的分析。实验步骤如下：

（1）倾去细胞培养液，并将瓶倒扣在吸水纸上使吸水纸吸干培养液。

（2）以 3mL 的冷 PBS 洗涤细胞 1 分钟，弃去洗液，重复以上操作 2 次。

（3）每 1mL 细胞裂解液加入 10μL 的 PMSF（100mM），摇匀置于冰上。

（4）加入 400μL 含 PMSF 的裂解液，冰上裂解 30 分钟，不时摇动培养瓶。

（5）在冰上迅速将细胞碎片和裂解液移至 1.5mL 离心管中。

（6）于 4℃下 12000r/min 离心 5 分钟，上清液分装保存于−20℃。

（7）用 1mg/mL 的 BSA 和考马斯亮蓝制作蛋白含量测定标准曲线。

（8）在 1.5mL 离心管中加入考马斯亮蓝溶液 1mL，加 0.15M 的 NaCl 溶液 100mL，混匀放置 2 分钟作为空白样品检测。

（9）弃空白样品，用 0.5mL 的无水乙醇清洗比色杯 2 次，再用无菌水清洗。

（10）在含有 1mL 考马斯亮蓝离心管中加 0.15M 的 NaCl 溶液 95mL 和 5mL 待测蛋白样品，混匀后静置 2 分钟检测。

（11）以 40~60V 的电压进行 SDS−PAGE 4~5 小时后转膜。

（12）佩戴手套，准备 6 张 7.0~8.3cm 的滤纸和 1 张 7.3~8.6cm 的硝酸纤维素膜，将切好的硝酸纤维素膜置于水中浸泡 2 小时，注意避免膜与水之间形成一层空气层，阻止膜吸水。

（13）在加有转移液的搪瓷盘里放入转膜用的夹子、两块海绵垫、一支玻棒、滤纸和浸过的膜。

（14）将浓缩胶轻轻刮去，小心剥下分离胶盖于滤纸上，用手调整使其与滤纸对齐，轻轻用玻棒撵去气泡。

（15）将膜盖满于整个胶上，在膜上盖 3 张滤纸和海绵垫。整个操作在转移液中进行，要不断地撵去气泡。膜两边的滤纸不能相互接触，接触后会发生短路。

（16）电转移时会产热，在槽一边放一块冰来降温。一般用 40~60V 电压转移 2~3 小时。

（17）转完后，在脱色摇床上，将膜用丽春红染液染 5 分钟，然后用水冲洗掉没染上的染液，将膜晾干备用。

（18）将膜用 TBS 从下向上浸湿后，移至含有封闭液的平皿中，室温下脱色摇床上摇动封闭 1 小时。

（19）将一抗用 TBST 稀释至适当浓度，将抗体溶液加到平铺的保鲜膜上。

（20）从封闭液中取出膜，用滤纸吸去残留液后，将膜蛋白面朝下放于抗体液面上，去除残留气泡，室温下孵育 1~2 小时。

（21）用 TBST 在室温下脱色摇床上洗 2 次 10 分钟，再用 TBS 清洗 10 分钟。

（22）根据上述方法准备二抗稀释液并与膜接触，室温下孵育 1~2 小时。

（23）用 TBST 在室温下脱色摇床上洗 2 次 10 分钟，再用 TBS 清洗 10 分钟。

（24）利用相关仪器设备进行化学发光、显影、定影和凝胶图像分析，获得目标条带的分子量和净光密度值。

（二）酶联免疫吸附测定

酶联免疫吸附测定（Enzyme Linked Immunosorbent Assay，ELISA），是指利用抗体分子能与抗原分子特异性结合的特点，将游离的杂蛋白和结合于固相载体的目的蛋白分离，并利用特殊的标记物对其定性或定量分析的一种检测方法（附图20）。在 ELISA 实验中，首先将抗原或抗体物理性地吸附于固相表面，并保持其免疫活性，抗原或抗体与酶通过共价键形成酶结合物，并与相应的抗原或抗体结合，通过加入底物的颜色变化，来分析目的蛋白的表达水平。ELISA 除了可以定量游离（分泌）蛋白质的表达水平，还可以对细胞成分进行定位、研究抗酶抗体的合成，以及分析微量的免疫沉淀反应等。实验步骤如下（以双抗夹心法为例）：

（1）吸出培养板中的培养基，用胰蛋白酶消化细胞，然后加入适量的培养基将培养板上的细胞冲洗干净，悬浮细胞可以省略该步骤。

（2）将细胞悬浮液收集到离心管中，以 1000×g 离心 10 分钟，然后吸去培养基，用预冷 PBS 洗涤细胞 3 次。

（3）加入适量含 PMSF 的冷 PBS 重悬细胞。

（4）使样本在−20℃或−80℃条件和室温条件下反复冻融，重复冻融数次，直至细胞完全裂解，也可用超声波细胞破碎仪处理悬浮液来裂解细胞。

（5）4℃下以 10000×g 离心 10 分钟，去除细胞碎片，收集上清液，−20℃或−80℃保存，避免反复冻融。

（6）用 0.05M 的碳酸盐包被缓冲液（pH 值 9.6）将抗体稀释为 1~10μg/mL，在每个反应孔中加 0.1mL，4℃过夜。弃去孔内溶液，用洗涤缓冲液洗 3 次，每次 3 分钟。

（7）在已包被的反应孔中加入 0.1mL 待测样品，置于 37℃孵育 1 小时，洗涤。

（8）于各反应孔中加入新鲜稀释的酶标抗体 0.1mL，于 37℃孵育 0.5~1 小时，洗涤。

（9）各反应孔中加入新鲜配制的 TMB 底物溶液 0.1mL，置于 37℃孵育 10~30 分钟，加入 2M 柠檬酸或硫酸 0.05mL 终止反应。

（10）通过酶标仪，检测每孔 OD 值，分析结果。

（三）免疫细胞化学技术

免疫细胞化学技术（Immunocytochemistry，ICC），是应用免疫学中抗原抗体紧密结合的基本原理，通过化学反应使标记荧光素、酶、金属离子或同位素的抗体显色或被识别，来分析细胞内多肽和蛋白质等抗原，对其进行定位、定性及相对定量研究的一门技术。一般来说，ICC 需要先将细胞中的某种蛋白质提取出来，以此作为抗原或半抗原，通过免疫动物后获得特异性的抗体，再以此抗体去检测细胞中的目的抗原，由于抗原与抗体的复合物是无色的，因此还必须借助组织化学的方法将抗原−抗体复合物显示出来，以对细胞中的未知抗原进行定性、定位或定量的研究。实验步骤如下（以免疫荧光实验为例）：

（1）用聚乙烯亚胺或多聚赖氨酸涂覆盖玻片，在室温下放置 1 小时，用无菌水充分漂洗盖玻片 3 次，每次 1 小时。

（2）充分干燥盖玻片，在紫外光下灭菌至少 4 小时，使细胞在玻璃盖玻片上生长，用 PBS 漂洗细胞。

（3）室温下，在 100％甲醇中孵育细胞 5 分钟，在溶于 PBS 的 4％多聚甲醛（pH值 7.4）中孵育细胞 10 分钟，用冰 PBS 洗涤细胞 3 次。

（4）查看选购抗体的产品信息，了解每种一抗的使用建议。将抗原修复缓冲液〔100mM Tris，5％（wt/vol）尿素，pH 值 9.5〕预热至 95℃。

（5）用小型宽头镊子小心将盖玻片置于盖玻片染色缸内的抗原修复缓冲液中，标记长有细胞的盖玻片面，在 95℃下加热盖玻片 10 分钟。

（6）从抗原修复缓冲液中取出盖玻片，浸入 6 孔组织培养板内的 PBS 中，保持长有细胞的一面朝上，用 PBS 洗涤细胞 3 次，每次 5 分钟。

（7）如果靶蛋白位于细胞内，需要用含 0.1％～0.25％ Triton X－100 的 PBS 孵育样品 10 分钟，对细胞进行通透处理，用甲醇固定的样品则不需要进行通透处理。Triton X－100 会破坏细胞膜，因此不适用于细胞膜抗原，可选用 100μM 的 Digitonin 或 0.5％的 Saponin 进行通透处理。

（8）用 PBS 洗涤细胞 3 次，每次 5 分钟。

（9）用含 1％BSA 和 22.52mg/mL 甘氨酸的 PBST 孵育细胞 30 分钟，封闭抗体的非特异性结合。

（10）室温下，用溶于 1％BSA 的 PBST 中的稀释抗体在湿盒中孵育细胞 1 小时，或 4℃孵育过夜。倒出溶液，用 PBS 洗涤细胞 3 次，每次 5 分钟。

（11）室温下用溶于 1％BSA 中的二抗避光孵育细胞 1 小时，倒出二抗溶液，用 PBS 避光洗涤细胞 3 次，每次 5 分钟。

（12）用 0.1～1μg/mL 的 Hoechst 或 DAPI 孵育细胞 1 分钟，进行 DNA 复染，并用 PBS 漂洗细胞。

（13）用一滴封片介质封闭盖玻片，并用指甲油密封盖玻片，避免样品变干和在显微镜下移动，进行荧光观察。样本可避光保存于－20℃或 4℃。

二、蛋白质翻译后修饰

蛋白质翻译后修饰（Post－Translational Modification，PTM）是指在特定的酶的作用下对 mRNA 翻译后的蛋白质进行共价化学修饰的过程。PTM 在生命过程中发挥着非常重要的调节作用，可改变蛋白质的物理或化学性质，影响蛋白质的活性、稳定性和在细胞中的定位。有些 PTM 可动态地对蛋白质添加或移除修饰基团，实现对蛋白质功能可逆的调节。常见的 PTM 包括磷酸化、泛素化、糖基化、甲基化、苏素化、乙酰化、亚硝基化、酰基化、硫酸化等。

（一）蛋白质磷酸化分析

蛋白质磷酸化（Phosphorylation）是指在蛋白质激酶（Kinase）催化下，把 ATP 的磷酸基团转移到底物蛋白质的丝氨酸、苏氨酸、酪氨酸残基上的过程。真核细胞中大约有 30％的蛋白质都经过磷酸化修饰，而蛋白质的磷酸化和去磷酸化这一可逆过程，是调节和控制蛋白质活性和功能的最基本、最普遍、最重要的机制，几乎调节着细胞的增殖、发育、分化以及细胞骨架调控、细胞凋亡、神经活动、肌肉收缩、新陈代谢、肿瘤发生等生命活动的所有过程。此外，蛋白质异常的磷酸化常常与多种疾病状态相关，是医学研究的重点。蛋白质磷酸化分析可用市售磷酸化抗体进行常规 Western Blot，步骤同上。

【注意事项】

（1）取样品过程要迅速，样品要新鲜，样品处理在冰上操作，操作时间尽量短。

（2）裂解液需要新鲜配制，特别注意，裂解液中需要蛋白酶抑制剂和磷酸酶抑制剂。

（3）如果检测的蛋白质磷酸化位点是酪氨酸，裂解液中需要加入 $1\mu M$ 的原钒酸钠（Sodium Vanidate）。

（4）上样前不要煮沸，避免磷酸化位点被破坏。

（5）加入一抗后 4℃ 孵育过夜，保证抗体有充分的结合时间。

（6）选择知名磷酸化抗体制造商，如 Cell Signaling 公司，根据厂商推荐的使用步骤操作实验。

（7）封闭液需要使用 BSA，而非脱脂牛奶。

（8）进行膜再生时，膜需要完全浸泡在再生试剂中，使受热均匀。

（9）如目的蛋白质磷酸化程度较弱，可选用更强的电化学发光 ECL 试剂显色。

（二）蛋白质泛素化分析

泛素（Ubiquitin）是一个由 76 个氨基酸残基组成的非常保守的多肽。泛素化是指泛素分子在一系列酶的作用下，对靶蛋白进行特异性修饰的过程。如果泛素化发生在第 48 位赖氨酸残基上，靶蛋白会被介导进入蛋白酶体降解；如果泛素化发生在其他位点，如第 63 位赖氨酸残基，靶蛋白则不会被降解，并参与信号传导。泛素化在蛋白质的功能定位和代谢调节中起关键作用，并参与几乎一切生命活动的调控，如细胞的增殖、凋亡、分化、转移，基因的表达、调节、信号传递等。泛素化与肿瘤、心血管疾病、损伤修复、炎症免疫都密切相关，已成为医学研究的热点。实验步骤如下（以 Western Blot/Strip 法为例）：

（1）利用市售试剂盒提取细胞总蛋白。

（2）利用市售总泛素化抗体，通过常规 Western Blot 检测所有发生泛素化的蛋白条带，进行拍照。

（3）利用市售再生试剂（Stripping Solution）将膜进行再生（Strip）。

（4）随后与特定蛋白的抗体，以及与特定泛素化位点抗体（如 Ub K63 抗体）反应，显色拍照。

（5）通过阳性条带的对比，来初步判断某一特定蛋白的特定位点是否发生了泛素化。例如，总泛素化蛋白条带，与特定目标蛋白条带和 K63 位点条带发生重合，可推断目标蛋白第 63 位赖氨酸残基发生了泛素化。

（三）蛋白质糖基化分析

蛋白质糖基化（Glycosylation）是指在糖基转移酶作用下，将糖类转移至蛋白质和蛋白质上特殊的氨基酸残基，形成糖苷键的过程。在糖基化过程中，糖基转移酶和糖苷酶非常重要，而糖基化使不同的蛋白质呈现不同的标记，并且多肽的构象被改变，蛋白质的稳定性也随之增加。糖基化主要发生在内质网和高尔基体，在和氨基酸残基形成糖苷键后，经过一系列转运、糖链末端剪切、修饰、岩藻糖化或唾液酸化后，完成糖基化蛋白质的组装。哺乳动物的糖基化主要分为 N－糖基化和 O－糖基化。70％的人类蛋白包含一个或多个糖链，而 1％的人类基因组参与了糖链的合成和修饰。糖基化可以影响酶的活性、蛋白质的定位和稳定性、蛋白质的相互作用、信号传导和细胞黏附。此外，当肿瘤发生和恶性转化时，体液中和细胞表面的蛋白质糖基化模式常常也会发生改变，因此，蛋白质糖基化分析对许多疾病，尤其是对肿瘤的发生发展十分重要。实验步骤如下（以生物素－亲和素复合物观察选择性标记的糖蛋白为例）：

（1）在 0.1M 的醋酸钠缓冲液中制备蛋白质溶液，在冰上预冷。

（2）制备新鲜的 0.5M 过碘酸钠原液，暗处保存，并在冰上预冷。

（3）加入新鲜的过碘酸钠原液至蛋白样品中至 10mM，室温下避光保存 1 小时，或在 4℃保存 4～24 小时。

（4）加入 1/10 体积的 1,2－亚乙基二醇（0.5M）终止反应。

（5）在样品中加等体积的含 50％三氯乙酸（TCA）的 10mM 脱氧胆酸钠（DOC）溶液，在冰上放置 20 分钟，以 16000×g，在 4℃下离心 15 分钟。

（6）冷丙酮清洗沉淀物 2 次，或者通过对 PBS 透析去除 1,2－亚乙基二醇。

（7）在 DMSO 中制备生物胞素酰肼的贮备液，冷冻保存。

（8）将过碘酸钠氧化后获得的沉淀悬浮于 pH 值为 7.4、100mM 的磷酸钠中，并滴定至 pH 值为 7。

（9）加入 1/10 体积的生物胞素酰肼原液，在室温下保温样本 1 小时。

（10）在样品中加等体积的含 50％三氯乙酸（TCA）的 10mM 脱氧胆酸钠（DOC）溶液，在冰上放置 20 分钟，以 16000×g，在 4℃下离心 15 分钟。

（11）在 PBS 中，用 1％BSA 封闭固定有蛋白的 PVDF 膜。

（12）用 PBS 清洗印迹膜 3 次，用 0.1M 醋酸钠（pH 值 4.5）清洗 1 次。

（13）将膜放置在含 10mM 过碘酸钠的 0.1M 醋酸钠溶液中，室温下避光保温 1 小时，用 PBS 清洗印迹膜 3 次。

（14）用含 3μg/mL 的生物胞素酰肼的 PBS 覆盖膜，室温静置 1 小时。

（15）用 PBS 清洗 3 次，以链霉亲和素－辣根过氧化物酶（HRP）进行染色。

三、蛋白质的相互作用

蛋白质的相互作用（Protein－Protein Interaction，PPI）是指两个或两个以上的蛋白质分子通过非共价键形成蛋白质复合体的过程。蛋白质间复杂的相互作用决定着生物体的复杂程度，而研究细胞内的蛋白质的相互交叉作用，可以从分子层面揭示蛋白质的功能，提示生长、发育、分化、凋亡，并有助于理解生物调控机制等生命活动的规律，为探讨重大疾病的机制、疾病治疗、疾病预防和新药开发提供了重要的理论基础。因此，了解、阐明蛋白质的相互作用的机制意义重大，是后基因组时代生命科学与其他学科交叉研究的热点。研究蛋白质相互作用的方法众多，包括免疫共沉淀技术、GST 标签蛋白下拉技术、荧光共振能量转移、等温滴定量热法、表面等离子共振技术、圆二色分析、酵母双杂交系统等。

（一）免疫共沉淀技术

免疫共沉淀（Co-Immunoprecipitation）基于抗体和抗原之间的特异性相互作用，是研究蛋白质相互作用的经典方法，可以确定两种蛋白质在完整细胞内的生理性相互作用（附图 21）。在非变性条件下，裂解细胞后，细胞内存在的蛋白质相互作用被完整保留下来，当某蛋白质被预先固定在琼脂糖珠上的特异性抗体免疫沉淀后，与该蛋白质在体内相互作用的另一种蛋白质也能一起沉淀下来，再通过 SDS-PAGE 和 Western Blot 进行分析，说明两者间的相互作用。通过该方法检测到的相互作用蛋白质都是经翻译后修饰处于正常生理状态的，避免了人为的影响，还可以分离获得天然状态的蛋白复合物。实验步骤如下：

（1）向细胞中加入含有蛋白酶抑制剂的细胞裂解液，冰上裂解 30 分钟，以$16000\times g$，在 4℃下离心 30 分钟后取上清液。

（2）取少量裂解液以备 Western Blot 分析，剩余裂解液加 $1\mu g$ 相应的抗体溶液，4℃缓慢摇晃孵育过夜。

（3）取 $10\mu L$ 市售蛋白 A（Protein A）琼脂糖珠，用适量裂解缓冲液洗 3 次，每次低速离心 3 分钟。

（4）将预处理过的 $10\mu L$ 蛋白 A 琼脂糖珠加入和抗体孵育过夜的细胞裂解液中，4℃缓慢摇晃孵育 2~4 小时，使抗体与琼脂糖珠耦联。

（5）免疫沉淀反应后，在 4℃以低速离心 3 分钟，将琼脂糖珠离心至管底，小心吸去上清液，琼脂糖珠用 1mL 裂解液洗 3~4 次，最后加入 $15\mu L$ 的 2 倍 SDS 上样缓冲液，沸水煮 5 分钟。

（6）进行 SDS-PAGE 和 Western Blot 分析。

（二）GST 标签蛋白下拉技术

GST 标签蛋白下拉技术（GST Pull-Down Assay）是能有效验证蛋白质相互作用的经典体外实验技术。该技术的基本原理是将一种蛋白质和谷胱甘肽巯基转移酶（Glutathione-S-Transferase，GST）的融合蛋白，亲和固化在谷胱甘肽亲和树脂上作为支撑物，充当"诱饵蛋白"，随后将目的蛋白质溶液流过亲和树脂支撑物（过柱），或与谷胱甘肽（GSH）琼脂糖球珠混合，从而得到与"诱饵蛋白"相互作用的"捕获蛋白"，将结合物洗脱后，通过 SDS-PAGE 分析，进而说明两种蛋白质的相互作用，或筛选相应的目的蛋白（附图 22）。其中，"诱饵蛋白"和"捕获蛋白"均可通过细胞裂解物、纯化的蛋白质、质粒体外表达系统等方法获得。此方法简单易行，操作方便。实验步骤如下（以 GSH 琼脂糖球珠为例）：

（1）将细胞裂解液与 $50\mu L$ 50％的 GSH 琼脂糖球珠悬液和 $25\mu g$ 的 GST 在 4℃翻转混合孵育 2 小时。

（2）由于裂解液的用量需要根据实际情况调整，起始可用能裂解 $(0.1\sim1.0)\times10^7$

个细胞的裂解液。

（3）对每个反应制备足够量的预清除裂解液，使试剂有效地混合，反应体积起始值一般为 500~1000μL。

（4）预清除可去除非特异性相互作用的蛋白质，如实验目的是验证已知纯化蛋白质的相互作用，可不进行预清除。如实验目的是验证未知蛋白质的相互作用，预清除则有助于降低本底。

（5）在微量离心机上以最大转速 4℃离心 2 分钟，将上清液转移到新的离心管中。

（6）取两个离心管，分别加入等量的预清除裂解液和 50μL 的 GSH 琼脂糖球珠。一管中加 10μg 的 GST 蛋白，另一管中加 10μg 的 GST 融合"诱饵蛋白"，GST 的终浓度要与 GST 融合蛋白相同。

（7）将离心管在 4℃翻转混合孵育 2 小时，在微量离心机上以最大速度离心样品 2 分钟，收集上清液至新离心管，用于后续 SDS−PAGE。

（8）用 1mL 冰裂解液清洗球珠，在微量离心机上以最大速度离心 1 分钟，弃去上清液，重复洗 3 次。

（9）以 50mM 的 Tris−HCl（pH 值 8.0）缓冲液配制 20mM 的 GSH 溶液，将 50μL 的上述 GSH 溶液加入球珠中，洗脱 GST 融合蛋白及任何与其结合的蛋白质，在微量离心机上以最大速度离心 2 分钟。

（10）将步骤（8）的球珠或步骤（9）的洗脱蛋白质与等体积 2 倍 SDS−PAGE 上样缓冲液混合。

（11）将样品煮沸 4 分钟，进行 SDS−PAGE。用仅含 GSH 琼脂糖球珠和细胞裂解液的对照，用以分析与球珠非特异性结合的蛋白质。

（12）如果实验目的是检测与融合蛋白结合的所有 ^{35}S 标记的蛋白，可用干胶仪将胶抽干，并用 X 线胶片曝光进行放射自显影。

（13）如果实验目的是检测特异性结合的蛋白质，就将蛋白质从 SDS−PAGE 凝胶转移到膜上，进行 Western Blot 分析。

（14）如果实验目的是分析与融合蛋白结合的蛋白质的大小和丰度，可用考马斯亮蓝或硝酸银将胶染色进行分析。

第五节　流式细胞术

流式细胞术（Flow Cytometry，FCM）是一种快速、准确、客观的，并且能够同时检测快速直线流动状态中的单个细胞的多项物理及生物学特性，加以分析定量的技术，同时可以对特定群体加以分选。自从 1973 年美国 BD 公司（Becton, Dickinson and Company）推出世界上第一台流式细胞仪以来，流式分析和分选技术不断发展。目前，FCM 不仅可以测量细胞大小、内部颗粒的性状，还可以检测细胞表面和细胞浆抗原、细胞因子、细胞内 DNA 及 RNA 含量等。此外，FCM 还可对群体细胞在单细胞水平进行分析，在短时间内分析大量细胞，并收集、储存和处理数据，从同一个细胞进行多参数定量分析，并且能够分选出某几群目标细胞或单细胞。因此，FCM 已成为临床医学、基础医学和口腔医学研究中不可或缺的重要技术。

一、FCM 的原理

FCM 的原理：通过单克隆抗体，在细胞水平上，对单个细胞或其他生物粒子进行多参数、快速的定量分析。它可以高速分析上万个细胞，并能同时从一个细胞中测得多个参数，具有速度快、精度高、准确性好的优点，是当代先进的细胞定量分析技术之一。

流式细胞仪主要由光学系统、液流系统、信号检测传输和数据分析系统组成（附图23）。将待测细胞或微粒进行荧光染色后制成悬液标本，在一定气体压力下将待测样本压入流动池，在流动池中鞘液以一定角度和压力喷出，形成包裹着细胞或微粒流的圆柱形流束，待测细胞在鞘液的包裹下呈单细胞排列，依次通过流式细胞仪的检测区域，经激光激发后产生荧光信号和散射光信号。

散射光信号在激光照射前方进行检测的为前向角散射光信号，这种信号反映细胞体积和大小；在激光照射 90°方向检测的为侧向角散射光信号，这种信号反映细胞部分结构的信息。荧光信号接收方向也是激光照射 90°方向，经过一系列滤光片的分离，形成多个不同波长的荧光信号。这些荧光信号的强度代表检测细胞膜表面抗原的强度、细胞内及核内物质的浓度等。FCM 中，光学信号经光电转换器（一般为光电倍增管 PMT）转换为电信号，对经计算机采集所测量的各种信号进行计算处理，将分析结果显示在软件中。

二、FCM 的应用

目前，FCM 已经广泛应用于医学基础研究与临床检测，涉及领域包括免疫学、细胞生物学、遗传学、血液学、肿瘤学、药物学、植物学、水生物学、分子生物学等，是现代生物医学研究的一个全新的视角和强有力的手段。流式细胞仪的主要应用及热门领域如下：

（一）细胞表型分析

在研究免疫疾病、血液疾病、肿瘤、不同发育阶段组织胚胎以及干细胞时都常常需要通过对细胞膜表面抗原、受体类型、胞内蛋白等多方面的检测分析来判断细胞的类型和数量。分选式 FCM 配合针对不同目标的特异性抗体，可以将目标细胞群进一步分选，是细胞表型分析的最准确和最经典的方法。

（二）细胞增殖及细胞周期分析

细胞周期和细胞增殖与生命科学有着密切的关系，比如肿瘤的发生、增殖和转移，胚胎的有序发育，成熟机体的健康，组织的再生及衰老等，无不与细胞周期密切相关。某些细胞周期蛋白基因本身就是原癌基因。FCM 一直以来就是细胞周期研究的有效工具之一，对 DNA、RNA 含量及细胞周期的分析具有独特之处：测定细胞内 DNA 变异系数小，一般为 $1\%\sim2\%$；可正确分辨二倍体、四倍体、近二倍体及非整倍体，准确进行细胞周期分析；分析数据多、统计结论可靠；分析结果直接以图形形式显示，形象直观。

（三）细胞凋亡及细胞功能检测

细胞凋亡与信号传导在生命科学和医学领域研究中非常重要，通过特异性抗体对凋亡分子与各信号传导通路中的蛋白分子进行标记，FCM 可发现新的凋亡相关分子和新的信号通路分子，对各种免疫机制的发现有着重大的意义。此外，FCM 还可进行细胞活化、细胞因子、磷酸化蛋白、膜电位、钙流及 pH 值等功能检测，这些研究涉及免疫学、药理学、细胞学、病理学、组织胚胎学、蛋白质组学、病毒学等领域。分选式FCM 依靠其多参数高速分选功能，可以通过分析细胞的大小、形状、表面标记和细胞不同状态下的某种特性等，高速分选出相应的靶细胞和分子。

（四）细胞间及蛋白质间相互作用分析

细胞的相互作用，如 Naïve T/Treg/TH17、DC/MDC、干细胞等是免疫学和细胞生物学近年来非常受关注的研究领域。FCM 可通过不同细胞表面的特异性标记，分析并发现多种疾病的发生发展过程中不同细胞之间的相互作用机制。此外，荧光蛋白转染是日常研究中常用的研究手段之一，FCM 还可对荧光蛋白及 FRET 等蛋白质间的相互作用进行研究，561nm 和 488nm 的激光可有效激发荧光蛋白分子，从而鉴定转染效果，并追踪转染的细胞，分选出感兴趣的细胞群。

（五）单克隆细胞及成分分选

FCM 的多孔板单克隆定位分选功能，可以在细胞培养板的指定位置分选出一到数十万个细胞，使得烦琐的传统单克隆筛选变得简单和有效。而稀有的细胞群的分离纯化一直是传统研究手段无法解决的问题，通过分选式 FCM 可轻松地分选出感兴趣的稀有细胞群，在体外进行培养。此外，部分高速流式细胞分选仪还具有独特的成分分选功能，可以根据自行设定的不同成分比例，分选出目的细胞群，从而探索这些细胞在不同条件下的功能差异、细胞调控以及相互作用。

（六）干细胞及肿瘤细胞分选

干细胞研究是近年来十分热门的研究方向之一，但人们对它的种类、分布以及功能还不是很明确。通过 FCM 发现、鉴定不同种类的干细胞，进行分离培养，研究不同干细胞在不同分化和发育阶段的功能，是近来研究干细胞最为有效的方法。FCM 具有无菌分选功能，而通过 FCM 分离相应的干细胞，为后续的干细胞培养和治疗提供了支持，是目前医学领域热门的研究方向。此外，通过 FCM 分选出感兴趣的肿瘤细胞，可以对肿瘤细胞进行分子生物学、免疫学和细胞生物学方面的后续研究，包括检测 DNA含量、P53/Bcl-2 比例、CD44 亚型、肿瘤多药耐药性（MDR）、雌激素受体和细胞周期蛋白表达等。

三、FCM 的抗体和染料选择

抗体和染料的选择对 FCM 至关重要。所需抗体的基本要求：确定目的细胞的特异性表面标记或者胞内标记，确定检测指标；严格按照样本种属来源进行选择，流式抗体基本无法进行种属交叉反应；抗体说明书中明确标注可用于 FCM，最好有实验数据图和用量说明。

（一）流式细胞仪的配置

任何荧光物质都具有以下两个特征光谱：第一个是激发光谱（Excitation，Ex），也称为吸收光谱，能特异性地激发某种荧光素的一定波长范围内的光线；第二个是发射光谱（Emission），指某一波长激发光引起荧光素发射一定波长范围内的荧光。在设计流式配色方案前，根据可能需要同时检测指标的数量，确定流式细胞仪的参数配置，并了解两个方面的信息：①激发器，常见的流式细胞仪通常有 405nm、488nm 和 635nm 三种型号的激光器，不同流式细胞仪激光器的配置不同。需要注意的是，型号相同的机器也未必激光配置相同，激光器跟荧光素的激发波长相关，因此所选荧光抗体需在激光激发范围内。②滤光片，决定了最多可以同时检测多少个指标，也就是流式细胞仪上有几个检测通道，荧光素的发射波长跟滤光片有关，一定要在流式细胞仪检测范围之内。

（二）荧光抗体的选择建议

流式细胞仪检测的抗体必须都有荧光标记，抗体荧光标记的方式包括直接标记和间接标记两种。间接标记二抗会增加实验步骤，清洗多次造成细胞浪费，会影响实验的准确性，所以在 FCM 过程中，为了尽量减少实验工序和过程，以保证实验的真实性和准确性，建议尽量用直接标记的抗体进行实验。高表达的抗原可用不太"亮"的染料，更"亮"的荧光素分配给表达低的抗原。荧光本身有强弱之分，可视抗原表达强弱及分群情况选择合适的荧光。抗原表达弱或分群不明显的，建议选择强荧光 PE；反之，抗原表达强或分群明显的，建议选择最常用的弱荧光 FITC。常用荧光强弱排序为：PE＞APC＞PE－cy5＞Percp－cy5.5＞FITC。例如，Treg 的检测常用指标是 CD4、CD25 和 FOXP3，由于 CD4 表达较多，所以使用不太亮的荧光素 FITC，而 CD25 和 FOXP3 表达较低，可以使用较强的荧光素 APC 和 PE，因此，配色可选 CD4－FITC、CD25－APC 和 FOXP3－PE。

（三）流式多色分析荧光搭配的原则

很多实验需要同时检测多个指标，比如同时检测 CD3、CD4、CD8、IFN－γ、IL－4等，这就需要给每个指标搭配不同的荧光素以便分析，多色分析方案中荧光抗体的选择和搭配，主要考虑两个因素：①每个检测通道只能选择一种荧光素，各通道之间的荧光素可以随意搭配，例如使用仪器是 BD Calibur，在进行双标实验时，FL1 通道选择了 FITC 标记的抗体，就不能再选择 Alexa Fluor488 标记的抗体，而同组实验的其余抗体选择 PE 或者 APC 标记，可以随意组合。②选择光谱重叠小的染料，由于荧光素的宽发射谱特点，荧光通道间有光谱重叠现象，进行多色流式实验的时候需要通过补偿调节消除光谱重叠的影响。最常用的四色荧光搭配是 FITC、PE、Percp－cy5.5 和 APC。

（四）抗体的使用与保存

建议实验细胞的数量和抗体的比例要适当，细胞过量或抗体过量都可能使实验结果受影响，因此需要优化实验条件。以 Test 为计量单位的抗体，按照总体积计算出每次加入抗体溶液的体积（μL）即可；以 μg 为计量单位的抗体，需要根据说明书上每次抗体加入的质量（μg），先计算出可供使用的次数，再通过总体积算出每次加入的抗体溶液的体积（μL）。通常市售荧光抗体均附有详细的使用说明，抗体的保存应以生产厂家的产品说明书为准。

（五）同型对照抗体的选择

同型对照（Isotype Control）用于消除抗体非特异性结合到细胞表面而产生的背景染色，是真正意义上的流式阴性对照。它不但可以用来设定流式细胞仪的电压，而且还可以省去烦琐的竞争封闭步骤。同型对照使用与一抗相同种属来源、相同亚型及亚链、相同荧光标记的免疫球蛋白，也要求使用相同剂量。例如同时做 CD3 和 CD4 双标检测，对应流式一抗为 Anti Human CD3－FITC（Mouse IgG1）和 Anti Human CD4－PE（IgG2a），同型对照为 Mouse IgG1－FITC 和 Mouse IgG2a－PE。如果是纯化的一抗加荧光标记的二抗，那么应该选择与一抗相对应的同型对照抗体，例如样品管为纯化的 CD3＋PE 标记的二抗＋样本，则对照管应为纯化的同型对照＋PE 标记的二抗＋样本。此外，有些抗体在细胞表面或细胞内表达不高，而与其类似的抗原却非常多，那么同型对照非特异性的结合会超过抗体的特异性，造成同型对照表达高于抗体阳性表达的现象，这时推荐使用其他阴性对照，如空白对照等。

四、常见 FCM 实验样本制备

（一）细胞凋亡样本制备（以外周血 Annexin V－ PI 法为例）

（1）血样采集：用 EDTA 真空采血管采集静脉血 2mL，反复颠倒 8～10 次，充分混匀，血样采集后 6 小时内处理、检测。

（2）标记：取 4 支 5mL 规格流式管，分别标记为 1 号空白管、2 号 FITC 单阳管、3 号 PI 单阳管、4 号样本管。

（3）加样：每管中加入 100μL 新鲜采集的充分混匀的 EDTA 抗凝全血。

（4）配制裂红素：将 1 体积的 10 倍 BD Pharm Lyse 加入 9 体积的双蒸水中，制备 1 倍不含有多聚甲醛的 BD Pharm Lyse。

（5）红细胞裂解：每支流式管中加入 2mL 的 BD Pharm Lyse，避光室温裂解红细胞 20～25 分钟，以 300×g 低速离心 5 分钟。

（6）洗涤：离心后去上清液，每管加入 2mL 的冷 PBS 洗涤，以 300×g 低速离心 5 分钟，然后去上清液。

（7）吸取 1 体积的 10 倍 Annexin V 结合缓冲液加入 9 体积的双蒸水中，制备 1 倍的 Annexin V 结合缓冲液。每管加入 1 倍的 Annexin V 结合缓冲液 2mL，以 300×g 低速离心 5 分钟，然后去上清液。

（8）热激：每管加入 1 倍的 Annexin V 结合缓冲液 100μL，将 2 号管和 3 号管放入 55℃水浴锅中热激 10 分钟。

（9）热激后取出管，1 号空白管不加入荧光染料，2 号 FITC 单阳管加入 5μL 的 Annexin V－FITC，3 号 PI 单阳管加入 5μL 的 PI，4 号样本管加入 5μL 的 Annexin V－FITC 和 5μL 的 PI，室温避光孵育 15 分钟。

（10）重悬：每管加入 1 倍的 Annexin V 结合缓冲液 $400\mu L$ 重悬，混匀后在 1 小时内上机检测，FITC 单阳管和 PI 单阳管用作补偿调节。

（二）细胞周期样本制备（以 BD Cycletest Plus 分析外周血样为例）

（1）市售 BD Cycletest Plus 试剂 A，含有胰蛋白酶的精胺四盐酸洗涤剂缓冲液，用于酶解固体组织碎片，消化细胞膜和细胞骨架，在室温下使用。

（2）市售 BD Cycletest Plus 试剂 B，含有胰蛋白酶抑制剂和核糖核酸酶 A 的柠檬酸稳定缓冲液，其中也加入四盐酸精胺，可抑制胰蛋白酶活性并消化 RNA，在室温使用。

（3）市售 BD Cycletest Plus 试剂 C，含有 PI 和精胺四盐酸盐的柠檬酸稳定缓冲液，PI 结合在 DNA 上的终浓度至少为 $125\mu g/mL$，试剂 C 需避光且于 $2\sim8℃$ 保存。

（4）确认样本的细胞浓度为 $(0.5\sim1.0)\times10^6/test$。

（5）向做好标记的流式管中加入 $100\mu L$ 的抗凝外周血，加入 2mL 的裂红素，避光静置 10 分钟。

（6）以 $300\times g$ 低速离心 5 分钟，然后去上清液。

（7）往流式管里加入 2mL 的 PBS 洗涤细胞，以 $300\times g$ 低速离心 5 分钟，然后去上清液，再重复洗涤一次。

（8）弃去上清液后，往只剩下沉淀的流式管里加入 $250\mu L$ 的试剂 A，轻轻混匀，勿震荡，室温静置 10 分钟。

（9）往流式管里加入 $250\mu L$ 的试剂 B，轻轻混匀，勿震荡，室温静置 10 分钟。

（10）往流式管里加入 $200\mu L$ 的试剂 C，轻轻混匀，勿震荡，低温静置 10 分钟。

（11）低温避光放置以待上机检测，建议加入试剂 C 3 小时内上机，上机前可用 300 目尼龙网过滤样本。

（三）细胞增殖样品制备（以 BrdU Flow Kits 为例）

（1）使用 BD Cytofix/Cytoperm Buffer 对细胞进行固定渗透：每管加入 $100\mu L$ 的 Cytofix/Cytoperm 重悬细胞，室温或冰上孵育 $15\sim30$ 分钟，并用 1mL 的 1 倍 BD Perm/Wash Buffer 洗涤，准备阴性管作为对照。

（2）使用 BD Cytoperm Permeabilization Buffer Plus 孵育细胞：每管加入 $100\mu L$ 的 Cytoperm Permeabilization Buffer Plus 重悬细胞，冰上孵育 10 分钟，加入 1mL 的 1 倍 BD Perm/Wash Buffer 洗涤。

（3）重新固定细胞：每管加入 $100\mu L$ 的 Cytofix/Cytoperm 重悬细胞，室温或冰上孵育 5 分钟，加入 1mL 的 1 倍 BD Perm/Wash Buffer 洗涤。

（4）酶解：将 DNase 在 DPBS 中稀释至 $300\mu g/mL$，每管加入 $100\mu L$ 稀释过的 DNase 重悬细胞，37℃孵育 1 小时，加入 1mL 的 1 倍 BD Perm/Wash Buffer 洗涤。

（5）BrdU 染色：用 $50\mu L$ 含有 anti-BrdU 稀释过的 BD Perm/Wash Buffer 重悬细胞，室温孵育 20 分钟，加入 1mL 的 1 倍 BD Perm/Wash Buffer 洗涤。

（6）DNA 染色：使用 $20\mu L$ 的 7-Aminoactinomycin（7-AAD）溶液重悬细胞，加入 1mL 的 Staining Buffer，上机检测。

（四）间接染色样品制备

（1）收集并洗涤细胞，然后确定细胞总数。

（2）用冷的含 10% 胎牛血清和 1% 叠氮化钠的 PBS 将细胞重悬成 (1～5)×10^6/mL。

（3）每支流式管中加入 100μL 的细胞悬液。

（4）加入 0.1～10μg/mL 的一抗，如有必要可用 3%BSA/PBS 稀释。

（5）在室温或 4℃ 避光至少孵育 30 分钟。

（6）以 400×g 低速离心 5 分钟洗涤细胞，并用冷 PBS 重悬，根据细胞类型调整离心力和离心时间。

（7）用 3%BSA/PBS 将荧光标记的二抗稀释到最佳浓度（参照厂家说明书），然后用此溶液重悬细胞。

（8）在室温或 4℃ 至少孵育 20～30 分钟，注意避光。

（9）洗涤细胞 3 次，每次以 400×g 低速离心 5 分钟，并用冰的含 10% 胎牛血清和 1% 叠氮化钠的 PBS 重悬。

（10）将细胞悬液立即放于 4℃ 避光保存。为了获得最佳实验结果，应尽快进行上机分析。

参考资料：

[1] 翟中和. 细胞生物学［M］. 北京：高等教育出版社，2011.

[2] 查锡良. 生物化学与分子生物学［M］. 北京：人民卫生出版社，2013.

[3] 陈誉华. 医学细胞生物学［M］. 北京：人民卫生出版社，2013.

[4] 魏文祥. 医学生物化学与分子生物学［M］. 北京：科学出版社，2017.

[5] 王洪波. 细胞生物学和医学遗传学［M］. 北京：人民卫生出版社，2014.

[6] 李虹. 医学生物学与医学细胞生物学实验教程［M］. 北京：科学出版社，2014.

[7] 冯作化. 生物化学与分子生物学［M］. 北京：人民卫生出版社，2015.

[8] 左伋. 细胞生物学［M］. 北京：人民卫生出版社，2015.

[9] 高晓明. 医学免疫学［M］. 北京：高等教育出版社，2007.

[10] 陈丽梅. 分子生物学实验：实用操作技术与应用案例［M］. 北京：科学出版社，2017.

[11] 药立波. 医学分子生物学实验技术［M］. 北京：人民卫生出版社，2014.

[12] 曾凡龙. 医学细胞生物学与医学遗传学实验［M］. 北京：科学出版社，2014.

[13] 吕冬霞. 细胞生物学实验技术［M］. 北京：科学出版社，2012.

[14] 吕建新. 临床分子生物学检验技术［M］. 北京：人民卫生出版社，2015.

[15] 陈慰峰. 医学免疫学［M］. 北京：人民卫生出版社，2006.

[16] 冯文丽. 医学分子生物学［M］. 北京：北京大学医学出版社，2013.

[17] 安威. 医学细胞生物学［M］. 北京：北京大学医学出版社，2013.

[18] 章静波. 细胞生物学实验技术［M］. 北京：化学工业出版社，2011.

[19] 印丽萍. 分子细胞生物学实验技术［M］. 北京：首都师范大学出版社，2001.

[20] 汪川. 分子生物学检验技术［M］. 成都：四川大学出版社，2016.

［21］WEAVER R F. 分子生物学［M］. 郑用琏，马纪，李玉花，等译. 北京：科学出版社，2016.

［22］GREEN M R. 分子克隆实验指南［M］. 4 版. 贺福初，译. 北京：科学出版社，2017.

［23］BONIFACINO J S. 精编细胞生物学实验指南［M］. 章静波，方瑾，王海杰，等译. 北京：科学出版社，2007.

［24］SPECTOR D L. 细胞实验指南［M］. 黄培堂，译. 北京：科学出版社，2001.

［25］WATSON J D. 基因的分子生物学［M］. 杨焕明，译. 北京：科学出版社，2015.

［26］吴长有. 流式细胞术的基础和临床应用［M］. 北京：人民卫生出版社，2014.

［27］陈朱波. 流式细胞术——原理、操作及应用［M］. 北京：科学出版社，2014.

［28］杜丽颖. 流式细胞术［M］. 北京：北京大学出版社，2014.

［29］YANG F，MOSS L G，PHILLIPS G N. The molecular structure of green fluorescent protein［J］. Nature Biotechnology，1996，14（10）：1246－1251.

（熊静远）

第八章 口腔细胞培养鉴定

取材于口腔组织的各类细胞在目前的基础医学研究中占据越来越重的比例。近年来，牙源性干细胞因其强大的分化潜能，作为组织工程的种子细胞，研究潜力尤为突出。本章从颌面发育相关细胞、牙源性相关细胞以及非牙源性相关细胞三个方面总结了各类口腔细胞的生物学特征、细胞鉴定的方法和详细的体外细胞培养方法。本章展示了到目前为止的口腔各类细胞的培养、鉴定现状，以期为口腔医学研究者和口腔医学专业研究生提供直接的细胞实验操作流程，为口腔基础医学的细胞操作提供规范化的实验技术指导。

第一节 颌面发育相关细胞

颌面发育需要表面外胚层、近轴中胚层、神经嵴和内胚层的参与，其中颅神经嵴细胞在脊椎动物口腔颌面的构建中起着关键作用。颅神经嵴细胞起源于神经板和表面外胚层的交界处，形成头部神经、神经节、软骨、骨和结缔组织。因此，许多颅面畸形在很大程度上可归因于该细胞群的增殖、迁移或分化缺陷。后脑被分成七个节段（Rhombomeres），大量神经嵴细胞从 r1、r2、r4、r6 和 r7 横向迁移到鳃弓。一些神经嵴细胞迁移到鳃弓并分化为骨，其中迁移至第一鳃弓的神经嵴细胞形成 Meckel 软骨。Meckel 软骨的近端区域发育成中耳的锤骨和砧骨。迁移至第二鳃弓的神经嵴细胞形成 Reichert 软骨。Reichert 软骨形成中耳的镫骨、颞骨的茎突、小角和舌骨的一部分。每个鳃弓由软骨、主动脉、弓动脉、神经、肌肉组成，它们是构成面部、颈部和口咽的基础。第一鳃弓在远端分叉，分别形成上颌原基和下颌原基。第二鳃弓将形成颈部和舌的部分。

一、神经嵴干细胞的培养

神经嵴干细胞从神经管的背表面分散并广泛迁移至整个胚胎，向各种各样的细胞类型分化。神经嵴干细胞主要来源于四个不同的神经轴：颅神经轴、心神经轴、迷走神经轴、躯干神经轴。其中颅神经嵴起源于后脑和中脑，可分化为外胚间充质干细胞，参与形成颌面部骨、软骨和周围连接组织。躯干神经嵴不能参与骨和软骨组织的形成，主要形成黑色素细胞、施万细胞和广泛的神经元，从而参与形成感觉和自主神经系统。不同神经嵴干细胞的取材见表 8-1。

表 8-1 不同神经嵴干细胞的取材

神经嵴	胚胎	对应体节
颅神经嵴	d8.0～d8.5	靠近眼泡——第5体节
迷走/心神经嵴	d8.5～d9.0	靠近耳泡——第3至5体节
躯干神经嵴	d9.0～d10.0	第6体节——最后一个体节

（一）实验用品

（1）小鼠：前一天晚上10点将雌雄小鼠2∶1或3∶1合笼，第二天早上8点分笼，检查雌鼠阴道栓记为d0，中午12点记为d0.5。提取颅神经嵴以d8～d8.5胚胎作为实验材料。

（2）实验器材：眼科剪、眼科镊、显微镊、1mL注射器、巴氏吸管、10cm及35mm培养皿、24孔板。

（3）实验试剂：PBS、CollagenⅠ 60mg/mL、Pancreatin 25mg/mL。清洗培养基：DMEM/F12基础培养基＋1mg/mL BSA＋30％ Neurobasal。神经嵴干细胞培养基：DMEM/F12基础培养基＋20ng/mL FGF2＋20ng/mL EGF＋1％ N2 Supplement＋2％ B27 Supplement。

（二）操作步骤

1．取出胚胎

（1）准备超净台，打开超净台电源，照射30分钟紫外光。

（2）打开超净台，用75％乙醇进行超净台台面消毒。

（3）倒15mL左右的PBS（4℃）在2个10cm培养皿中。

（4）用断颈法处死孕鼠，用75％乙醇浸泡尸体1分钟左右进行消毒。

（5）将小鼠转移到超净台，用一副眼科剪和镊子沿着腹中线剪开皮肤，用另一副眼科剪和镊子沿腹中线剪开肌肉。

（6）小鼠子宫呈"Y"字形。取出子宫放入盛有PBS（4℃）的培养皿中，体视显微镜下用显微外科器械剪开子宫壁，沿胎盘剪下胚胎，除去表面羊膜。

（7）用巴氏吸管将胚胎转移到另一个干净的盛有PBS（4℃）的P35中。用PBS（4℃）清洗2次。

2．提取神经管

（1）从眼泡做顶端截取，在第5体节处做底端截取。去除心脏和鳃弓，沿着神经管将周围的组织切除。

（2）吸走PBS，用巴氏吸管加入1.5mL Pancreatin到P35中（22～37℃）。

（3）室温消化6～7分钟，此时外胚层将会与体节分离，呈薄薄的一层。而神经管呈轻微的波浪状。

（4）将样品转移到另一个盛有PBS的10cm培养皿中，避免将Pancreatin转移到新的培养皿中。

（5）在体视显微镜下，用镊子快速梳理黏性侧面组织，不要直接接触神经管，以免损伤所需组织的上皮完整性。去除内胚层，然后剥去外胚层。沿管的横向分离体节或咽部和中胚层，最后，夹住脊索的一端并将其与神经管分开，得到分离干净的神经管。

3．培养神经管

（1）神经管转移到35mm培养皿中，加入等量的神经嵴干细胞培养基以中止消化。

（2）提前20分钟加入315μL胶原铺在6孔板中。

（3）用巴氏吸管将神经嵴转移到孔板中，并将其完全浸没在培养基中。

（4）将孔板放于37℃细胞培养箱中过夜。

4．换液

（1）第2天早上，预热10mL培养基。

（2）轻轻地加入1mL培养基浸没神经嵴，避免将神经管吹起，否则神经嵴干细胞不能迁移到培养皿上。

（3）将培养皿放回培养箱，继续培养24小时去除神经嵴块。

5．去除神经团块

（1）到第3天时，大量的细胞从神经嵴中迁移出来，去除多余的团块。

（2）取一个玻璃巴氏吸管，在酒精灯上灼烧，用镊子拉出一个弧形。

（3）用巴氏吸管从神经管一段向外推，使其脱离培养皿底部。把周围的外胚层和一些细胞随便刮下来，吸走上清液。

（4）在显微镜下确认这些组织被清除，避免它们重新贴在培养皿上。

6．传代

神经嵴干细胞从神经嵴中迁移出来，其细胞呈梭形，有些类似于成纤维细胞。传代之后细胞呈多角形。到细胞长到80%，进行传代。

（三）细胞鉴定的方法

HNK-1是神经嵴干细胞的标志基因，是探究神经嵴迁移途径的重要基因。可通过免疫荧光法检测HNK-1的表达，从而验证所分离的细胞为神经嵴干细胞。

【注意事项】

（1）在整个实验过程中保证无菌环境和无菌操作。可在PBS中加入抗生素以减少被污染的可能。

（2）在去除胚胎的过程中，一定要小心操作，保证胚胎的完整性。

（3）在分离神经嵴的过程中，避免神经嵴遭到破坏。

（4）在免疫荧光染色的过程中，润洗和换液时，避免将贴壁细胞吹起。

二、第一鳃弓和第二鳃弓上皮细胞的培养

哺乳动物的牙齿是由上皮细胞和间充质细胞相互作用产生的。牙上皮的下陷标志着牙齿形成的开始。诱导成牙潜能是可转移的，因为在E12天之前，诱导成牙的潜能存在于上皮，而E12天之后转移至间充质。因此将E9～E12天的第一鳃弓上皮和非牙源

性细胞（如第二鳃弓间充质细胞）重组，能长出牙齿样结构。

（一）实验用品

（1）小鼠：前一天晚上 10 点将雌雄小鼠 2：1 合笼，第二天早上 8 点分笼，检查雌鼠阴道栓记为 d0。中午 12 点记为 d0.5。提取第一鳃弓和第二鳃弓上皮以 d10.5 胚胎作为实验材料。

（2）实验器材：眼科剪、眼科镊、显微镊、1mL 注射器、巴氏吸管、10cm 及 35mm 培养皿、24 孔板。

（3）实验试剂：PBS、Dispase Ⅱ。培养基：基础培养基（EpiCM，ScienCell，USA）+2％牛胎血清+1％上皮细胞生长因子+1％青霉素/链霉素。

（二）操作步骤

1．取出胚胎

取出胚胎的具体步骤与神经嵴干细胞实验部分相同。d10.5 胚胎如附图 24 所示。

2．提取第一鳃弓和第二鳃弓

（1）准备两个注射器：一个注射器斜面向外，轻轻将针弯曲与针筒大约呈 110°，此注射器可作为刀使用，用于切割胚胎；另一个注射器用于固定胚胎。

（2）左手用注射器针固定胚胎，使胚胎腹面朝上，右手用注射器针从胚胎上下颌开口处做顶端截面，从胚胎第二鳃弓下方处做底端截面。

（3）修整鳃弓边缘，去除周围组织，即可获得第一鳃弓和第二鳃弓（附图 25）。最后将所有第一鳃弓和第二鳃弓样品转移到 35mm 培养皿中。

3．分离第一鳃弓和第二鳃弓上皮和间充质

（1）加入 1mL 0.75mg/mL Dispase Ⅱ，放置于 37℃细胞培养箱消化。

（2）Dispase Ⅱ 处理 15 分钟后，实时观察样品，当上皮已经不再与间充质紧密贴合时，取出样品在体视显微镜下分离第一鳃弓和第二鳃弓。将所有的第二鳃弓转移到一个新的盛有培养基的培养皿中，混合均匀。第一鳃弓继续消化 3 分钟。

（3）向盛有第一鳃弓样品的培养皿中加入 2mL 培养基，混合均匀后吸走培养基，再加入 2mL 新鲜的培养基。吸走液体时需在体视显微镜下，避免吸走样品。

（4）用注射器针轻轻将上皮与间充质剥离（附图 26、附图 27）。剥离时，注意保持组织的完整性。

4．培养上皮细胞

（1）将所有第一鳃弓与第二鳃弓上皮分别收集到 EP 管中，加入 $500\mu L0.125$％ Tripson-EDTA，37℃细胞培养箱消化 3 分钟。

（2）加入 $500\mu L$ 培养基中和。1000r/min 离心 5 分钟。

（3）吸走上清液，加入 1mL 培养基。计数细胞后，接种 3×10^5/孔到 6 孔板。每孔 2mL 培养基。

（4）当细胞长到 90％时，进行传代，并可通过传代去除上皮中少量的间充质细胞。

（三）细胞鉴定方法

CK14 即角蛋白 14，是 I 型角蛋白家族中间丝蛋白的成员。它是构成上皮细胞骨架的主要成分。CK14 经常被用作上皮细胞的标志基因。可通过免疫荧光法检测 CK14 对分离的第一鳃弓和第二鳃弓上皮细胞进行鉴定。上皮细胞为 CK14 阳性，Vimintin 阴性。

【注意事项】

消化上皮和间充质时，如果消化时间过长，上皮组织容易破碎，如果消化时间过短，也不利于将上皮和间充质分开。

三、第一鳃弓及第二鳃弓间充质细胞的培养

从小鼠胚胎发育第 8 天开始，6 对咽弓在胚胎咽区依次发生。其中第一咽弓最早形成。第一鳃弓间充质又称为外胚间充质，部分来源于颅神经嵴干细胞的迁移。在胚胎发育第 9 天，第一鳃弓在远端分叉，分别形成上颌原基和下颌原基。第一鳃弓不断增殖分化形成上下颌和牙体组织，具体包括除牙釉质外的牙槽骨、牙周膜、牙本质、牙骨质、牙髓。第一鳃弓间充质细胞是一类干细胞，其可分化为多种其他细胞，如脂肪细胞、软骨细胞、成骨细胞等。第二鳃弓间充质细胞也是颅神经嵴干细胞迁移形成的。第二鳃弓主要参与颈部和舌的形成。

（一）实验用品

（1）小鼠以及实验器材同第一鳃弓和第二鳃弓上皮细胞的提取。

（2）实验试剂：PBS、0.125% Tripson-EDTA。间充质培养基：DMEM，F12＝1：1、10%FBS、10^6 U/L 白血病抑制因子、100U/mL 青霉素、100g/mL 链霉素。

（二）操作步骤

（1）可按照第一鳃弓和第二鳃弓上皮细胞的提取方法分离除去鳃弓上皮从而得到间充质细胞（附图 26、附图 27）。

（2）将分离的组织收集到 EP 管中。

（3）用 0.125% Tripson-EDTA 消化 5 分钟，用 $200\mu L$ 枪头吹打成单细胞，如果消化不完全，在细胞培养箱中孵育 1 分钟再吹打，直至完全消化成单细胞为止。

（4）1000r/min 离心 3 分钟，用培养基重悬并接种到细胞培养瓶中，放置到细胞培养箱中。

（5）20 分钟后，大量的细胞已经贴壁，少量上皮细胞未贴壁。吸走上清液，重新加入新鲜的培养基。

（6）每两天换一次液，当细胞长满培养瓶 90% 时进行传代。传代时，用 0.125% Tripson-EDTA 消化 5 分钟，用培养基中和。将细胞吹打成单细胞后，1000r/min 离心 3 分钟。按照一定比例传代。将细胞接种到一个新的培养皿中。20 分钟后吸走上清液，加入新鲜的培养基。以此方法传代 2~3 次后即可除去残余的上皮细胞。

（三）细胞鉴定方法

波形蛋白（Vimentin），是间充质细胞的主要细胞骨架成分。因此，波形蛋白常被

用作间充质来源的细胞或在正常发育和转移过程中经历上皮－间充质转变（EMT）的细胞的标志。第一鳃弓间充质细胞是 CD57（HNK－1）阳性细胞。*Hoxa*2 控制着面部的中下部分和中耳的胚胎发育，是第二鳃弓的标志基因。因此波形蛋白，CD57 阳性细胞且 *Hoxa*2 阴性细胞为第一鳃弓间充质细胞。波形蛋白和 *Hoxa*2 阳性细胞为第二鳃弓间充质细胞。

第二节　牙源性相关细胞

本节根据牙源细胞的不同功能，总结了目前牙源性各类细胞的生物学特性、细胞鉴定方法及其具体的体外培养方法。通过概括总结，为从事实验细胞研究的科研工作者提供详尽的方法学支撑。

一、牙板上皮细胞的培养

（一）操作步骤

（1）选取性成熟的小鼠，雄雌比 1∶2 或 1∶3，每日光周期结束前合笼。次日早晨查看雌鼠孕栓，发现孕栓时记为 d0.5 天。

（2）将 d11.5 的孕鼠断颈处死后，用酒精棉擦拭其腹部，用手术剪剪开腹部，取出胎鼠置于预冷的 PBS 中。

（3）在显微解剖镜下，将胎鼠剥离，再用镊子将胎头部与身体分离，将头部置于新的 PBS 中。

（4）小心将胎鼠下颌从头部分离，并转移到新的小皿中，加入 2mL DispaseⅡ消化液（2U/mL），37℃下消化 30 分钟。

（5）体视显微镜下观察，消化后的牙胚上皮卷曲，加入 2mL DMEM 培养基终止消化，并将消化后的下颌转移至含预冷 PBS 的小皿中。

（6）用显微镊轻轻夹持上皮和间充质，分离牙胚上皮部分和间充质部分（牙胚组织重组实验可在此步骤后进行）。

（7）分别收集牙胚上皮，分别加入 TE 酶（0.25％胰蛋白酶＋0.02％EDTA）于 37℃下消化；每隔 10~15 分钟吹打一次，直至消化成单细胞悬液。

（8）将已消化好的牙胚上皮细胞用含血清的细胞培养液终止消化，用移液枪轻轻吹打均匀后以 1500r/min 离心 5 分钟。

（9）弃上清液，用细胞培养液轻缓重悬沉淀，均匀接种于细胞培养皿中，置细胞培养箱培养；培养 24 小时观察细胞贴壁情况；换新鲜培养液，去除未贴壁的细胞；每 2 天换液；细胞生长至 85％左右传代。

（二）细胞鉴定方法

牙板上皮原代细胞阳性表达上皮干细胞标记物 CK14、CD29，胚胎干细胞标记物 SSEA－4、OCT4，阳性表达 SHH、PITX2，弱阳性表达 BMP4 和 FGF8，不表达成釉蛋白 AMBN、AMGN。

二、牙板周间充质细胞的提取

牙板周间充质细胞的提取与牙板上皮一样，只不过在显微镊轻夹分离上皮和间充质后，将间充质组织作为目标培养组织。牙板周间充质细胞阳性表达间充质干细胞标记物CD90、CD105、CD146等，阳性表达BMP4、FGF3、PAX9、MSX1等。

三、成釉上皮细胞的提取

提取成釉上皮细胞的实验步骤如下：

（1）取新生小鼠断颈处死后浸泡于75%乙醇中消毒3分钟，用眼科剪分离小鼠下颌，并置于预冷无菌的PBS中去除血迹并转移至含有预冷PBS的新的小皿中，体视显微镜下用显微镊完整分离小鼠下颌第一磨牙牙胚。

（2）体视显微镜下，用一显微镊轻轻夹持牙胚的牙冠部分，另一显微镊轻轻去除牙乳头（分离后的牙乳头组织经消化后可用于牙乳头细胞培养），获取牙冠部分的上皮组织，用干净的EP管收集。

（3）牙冠部分上皮组织用眼科剪剪碎；加入TE酶（0.25%胰蛋白酶+0.02%EDTA）于37℃下消化；每隔5分钟吹打一次，直至消化成单细胞悬液；加入含血清的培养基终止消化。

（4）将所得细胞悬液以1500r/min离心5分钟，吸去上清液，用含有10%胎牛血清的DMEM培养基重悬，接种于培养皿中。

（5）成釉上皮细胞呈铺路石状，差速消化法去除可能存在的间充质细胞，纯化原代成釉细胞。

（6）每2天更换培养液，细胞融合至85%左右传代，一般可传2~3代。

（7）成釉上皮细胞阳性表达CK14，成釉蛋白AMBN、AMGN。

四、牙囊细胞的提取

牙囊是包绕于成釉器和牙乳头外周的疏松结缔组织，不仅对牙萌出起重要的作用，还包含大量未分化的前体细胞，在牙发育后期形成牙周膜、牙槽骨和牙骨质。牙囊细胞的分化和功能受生长因子和细胞因子网络系统调节。人牙囊细胞是阻生第三磨牙牙囊中提取的最常见的细胞。在培养过程中快速附着及表达神经细胞标记物Nestin和Notch1的特点，使得牙囊细胞较容易从人牙囊组织中分离出来。

（一）生物学特征

牙囊细胞（Dental Follicle Cells，DFCs）与牙囊前体（干）细胞（Dental Follicle Precursor Cells，DFPCs）具有多向分化的潜能，在体外可以诱导其向成脂、成骨及成神经方向分化。DFPCs在体外还可以形成致密钙化结节，显示其可以分化为成骨细胞。牙囊干细胞具有分化为成牙骨质细胞的能力，也可以在牙本质框架形成的时候辅助牙本质形成。DFPCs在体内同样具有形成牙周膜的能力。已有牛源性牙囊细胞相关实验证实，这种细胞可以形成纤维组织。被植入免疫缺陷大鼠体内时也可在羟磷灰石表面形成牙骨质样细胞。

有研究对 DFPCs 在牙根形成中的作用进行了评估。研究者将 DFPCs 与牙本质基质支架一起植入小鼠的三个不同部位：在网膜囊内，DFPCs 可以促进牙本质再生；在头盖骨缺损处，DFPCs 可以促进矿化基质的形成；而在牙槽窝中，DFPCs 可以促进牙根样组织形成牙本质－牙髓复合体及连接在宿主牙槽骨和类牙骨质样组织间的牙周膜。这些结果证实，干细胞所处的微环境不同，其所形成的组织不同。

Saito 等用携带人 B 淋巴细胞莫洛尼着丝区（B lymphoma Mo－MLV Insertion Region，BMI）－1 基因和人端粒酶逆转录酶 *LXSH－hTERT* 基因的复制缺陷逆转录病毒转导牛牙囊细胞，获得了一个成牙骨质前体细胞系，并将其命名为 BCPb8。BCPb8 相对于普通的牙囊细胞寿命明显增长，呈 90 次群体倍增。之后该课题组又培养出了小鼠牙囊前体细胞（Murine Dental Follicle Precursor Cells，mDFPCs），呈 150 次群体倍增并表达韧带相关基因。Luan 等采用含猿猴空泡病毒 40（SV40）大 T 抗原的 pSV3 载体转染原代小鼠牙囊细胞，建立了三个永生化牙囊细胞系：①不具备矿化能力的长梭形的成纤维样细胞系，提示可能为 DFPCs；②多角形未分化细胞系，类似成纤维细胞，碱性磷酸酶活性较高；③纺锤形成骨和（或）成牙骨质样细胞系，von Kossa 染色呈阳性，提示有矿化现象。虽然上述研究显示牙囊细胞具备多向分化潜能，但均未能直接从牙囊组织中获取前体细胞。2005 年，Morsczeck 等将 18～24 岁人群正常拔除的第三磨牙牙囊剥离并将其组织消化成单细胞悬液后接种于培养皿，利用有限稀释技术筛选贴壁细胞，成功地获得了人 DFPCs。该细胞可在体外传至 15 代以上。Yao 等也以类似的方法培养出大鼠 DFPCs。

（二）细胞鉴定方法

DFPCs 的鉴定主要从细胞形态、克隆形成能力和特异性标记物等方面实现。

（1）BCPb8 系表达 I 型胶原和骨桥蛋白（Osteopontin，OPN）。

（2）mDFPCs 表达特异性蛋白 Scleraxis（SCX）、生长分化因子 5（GDF－5）、生促红素肝细胞受体激酶 A4（Erythropoietin－Producing Hepatocyte Receptor Kinase A4，EphA4）、SIX－1 蛋白和 I 型胶原。

（3）人 DFPCs 具备典型的成纤维细胞样形态，可形成克隆并长期表达 MSC 特异性标记物蛋白 Notch1 和巢蛋白 Nestin，提示其具有间充质干细胞特性。此外，人 DFPCs 表达 I 型胶原、骨涎蛋白（Bone Sialoprotein，BSP）、骨钙蛋白（Osteocalcin，OC）和胰岛素样生长因子 2（Insulin－Like Growth Factor，IGF－2），表达一系列 MSC 标记物，例如基质细胞抗原 1（STRO1）以及 CD90、CD105、CD73、CD166 和骨形态发生蛋白受体（Bone Morphogenetic Protein Receptor，BMPr），但是造血干细胞标记物 CD34、CD45 和 CD133 呈阴性。

（4）大鼠 DFPCs 原代培养 2 周后可检测到克隆形成且 ALP 染色阳性，提示 DFPCs 的成骨分化特性。用流式细胞仪鉴定出 2%～4% 的 DFPCs 细胞 Hoechst 33342 染色呈阴性，腺苷三磷酸结合区转运蛋白 G 超家族成员 2（ABCG2）表达升高。因 Hoechst 33342 和 ABCG2 是侧群细胞的特异性标记物，因而推测所培养出的大鼠 DFPCs 是具有干细胞特质的侧群细胞。

（三）组织取材来源与细胞差异性

（1）18~24 岁人群正常拔除的第三磨牙牙囊。

（2）大鼠：出生 5~7 天的大鼠上颌第一磨牙。

（3）不同来源细胞、细胞系之间的差异见细胞鉴定。

（四）原代培养方法

现将 18~24 岁人群正常拔除的第三磨牙牙囊细胞的提取方法总结如下。

（1）取正常拔除的第三磨牙牙囊组织后，先用高浓度双抗（5％）的 PBS 清洗 1 次，然后放入含 1％双抗的 PBS 中反复清洗 6 次，保证牙囊组织无菌。

（2）用 DMEM 或 F12 培养基作溶剂的 I 型胶原酶和中性蛋白酶进行牙囊组织的消化，1 小时。保证消化液中的 I 型胶原酶浓度为 0.1U/mL，中性蛋白酶浓度为 1.0U/mL。整个过程中将组织放置于 37℃的水浴中。

（3）消化完成后，用 10％FBS 的 DMEM 或 F12 培养基终止消化。

（4）终止消化后吹打均匀，观察细胞液里是否还存在牙囊组织块。应去除多余的未消化牙囊组织块（也可以用 200 目的滤网实现）。

（5）将细胞液在 1000r/min 下离心 5 分钟，弃上清液。

（6）用 MSCGM Bullet Kit（PT-3238 & PT-4105）间充质干细胞生长培养基进行重悬。

（7）死、活细胞计数，之后种板培养。隔天换液，去除未贴壁的死细胞。待细胞增殖达到融合后，进行传代或者实验。

五、牙乳头细胞的提取

（一）生物学特征

牙乳头在颈环之间形成，位于成釉器的体部。牙乳头通常被认定是被动形成的——获得于伸长的帽状或者钟状的成釉器之间不断聚集的间充质。牙乳头后端成为有血管神经供给的牙髓。剩余聚集的牙间充质包绕外层成釉器和牙乳头成为牙囊，牙囊将会发育成为牙周组织、成牙骨质、牙周韧带及牙槽骨。在牙发育的钟状期，牙囊被清晰地分为三层：内层毗邻成釉器及牙乳头的外层，外层毗邻正在发育中的牙槽骨，还有疏松的中间层将内外两层分开。内层可能是牙囊最重要的组成部分，将形成牙骨质及牙周韧带。外层负责形成牙槽骨。

牙乳头细胞来源于牙间充质干细胞，被报道拥有干细胞特性，包括成骨、成脂以及成神经的分化潜能。然而细胞的特性也会受到内外不同信号通路的调控。牙乳头细胞作为牙再生的种子细胞，易受体外培养分化生态微环境的影响，其维持干细胞性质的能力及分化的潜能需要周围微环境的特殊信号维持。在牙发育过程中，牙乳头和牙囊组织促使两种类型细胞的相互交流，创造了细胞－细胞交流的特殊微环境，其中也包括一些关键的分子。牙的发育过程通过上皮及神经来源外胚间充质细胞之间的相互作用实现。在牙发育过程的帽状期，间充质细胞部分被上皮细胞包绕并形成牙乳头。而在钟状期，近上皮的牙乳头细胞分化成牙本质细胞。通常大家普遍接受牙本质细胞是由牙乳头间充质细胞分化而成，并合成及分泌细胞外基质蛋白（包括胶原蛋白及非胶原蛋白）。这样一来，牙乳头细胞为研究成牙本质向分化提供了良好的工具。

（二）细胞鉴定方法

实验证实牙乳头细胞呈间充质标记波形蛋白阳性，呈上皮标记细胞角蛋白阴性，同时 Ape1 显示核定位。同样，MSC 标记呈现高表达，如 CD29、CD44、CD90、CD105 和 CD166。造血标记如 CD34 和 CD45、单核/巨噬标记 CD14、巨核细胞标记 CD31，通过流式细胞术在牙乳头细胞中都呈现非常低的水平。

现在已知的早期形态发生时期的牙间充质细胞的标记物都被认为表达在牙乳头细胞中，包括 Msx-1 和 Msx-2，Dlx-1、Dlx-2 和 Dlx-5，Runx2，Pax9，Lef1，Gli-1、Gli-2 和 Gli-3，Lhx-6、Lhx-7 和 Lhx-8，Prx-1 和 Prx-2。

尽管牙来源的间充质干细胞呈现一些共同的标记，如 CD105、CD146 及 STRO-1，体内及体外的干细胞因来源于不同组织，其存在不一样的增殖和克隆分化的潜能。

（三）组织取材来源

体外获得的常见的牙乳头细胞来源一般为人、大鼠或小鼠。

（四）原代培养方法

现以人的牙乳头细胞培养为例，来说明整个原代培养过程。

（1）取临床废弃的人的下颌第三磨牙，在无菌条件下分离出牙乳头组织。将分离出的牙乳头组织先放入较高浓度（5%）双抗的 PBS 中清洗 1 次，之后取出，并放入 1% 双抗的 PBS 中清洗 6 次。

（2）将牙乳头组织放入新鲜的 DMEM 中，切成小块，之后放入 2mg/mL 的 Ⅰ 型胶原酶消化液中在 37℃下消化约 15 分钟。

（3）吸出组织块，使其均匀贴附于培养瓶（皿）中。将培养瓶（皿）倒扣于孵箱内约 1 小时，使组织块在培养瓶（皿）底部贴牢。

（4）从孵箱中取出培养瓶，加入 3~4mL 10%FBS 的 DMEM 培养基（内含 vol/vol 为 1% 的双抗）进行培养。待细胞爬出组织块并逐渐融合后，挑走组织块，将融合的细胞用于传代。细胞尽量在 5 代内使用。

（5）挑出的组织块放入新的培养瓶（皿）中，继续培养，长出原代细胞。

【注意事项】

（1）对于小鼠和大鼠的牙乳头细胞培养而言，小鼠的牙乳头组织取自出生后 3 天内的下颌第一磨牙，大鼠一般取自出生后 1 天内的下颌第一磨牙。其培养过程和人的牙乳头细胞的培养过程类似，只是在 2mg/mL 的 Ⅰ 型胶原酶消化的时间上要注意调整。

（2）除了以上的组织块培养法，还可以用消化法实现。但是在消化过程中，Ⅰ 型胶原酶的浓度应该控制在小于 0.5%，用消化过夜的方式收集细胞。

六、成牙本质细胞的提取

成牙本质细胞起源于外胚间充质，胚胎时期在内釉上皮的诱导下，位于上皮附近的牙乳头细胞分化成前成牙本质细胞，前成牙本质细胞继续分化为极化的成牙本质细胞、分泌性成牙本质细胞和位于牙髓最外层的终末分化的成牙本质细胞。它们的终末分化特征是退出细胞周期，细胞伸长和细胞极化，细胞核占据细胞体的近端部分。

（一）生物学特征

成牙本质细胞位于牙本质-牙髓复合体的界面处，单层排列呈栅栏状，有长细胞突嵌入牙本质小管中在矿化组织（牙釉质和牙本质）与牙齿的活组织（牙髓）之间提供天然屏障。成牙本质细胞突延伸到牙本质的小管中，形成一层高柱状和高度极化的细胞体。

成牙本质细胞在牙齿形成期间在其顶端分泌Ⅰ型胶原基质网络以及非胶原蛋白和蛋白多糖，产生牙本质前基质并控制其矿化（初期牙本质）。在受到轻度有害刺激时，成牙本质细胞分泌活性增强，形成反应性牙本质；在严重龋齿的情况下，原发性成牙本质细胞被破坏，牙髓细胞可分化形成成牙本质样细胞（继发性成牙本质细胞），可以形成修复性牙本质。

成牙本质样细胞引发牙髓中的先天免疫反应。在龋齿感染期间，进入外周牙齿硬组织（牙釉质和牙本质）的口腔细菌及其毒性产物首先接触成牙本质样细胞。体外培养的成牙本质样细胞表达模式识别受体 TLR1-6、TLR9 和 NLR 家族蛋白，表明它们能够识别多种病原体相关分子，包括三乙酰化脂肽（通过 TLR1/TLR2）、二乙酰化脂肽和 LTA（TLR2/TLR6）、病毒 dsRNA（TLR3）、LPS（TLR4）、鞭毛蛋白（TLR5）、未甲基化的含 CpG 序的 DNA（TLR9）和胞壁酰二肽（NOD2）。成牙本质样细胞可以产生抗菌肽、细胞因子和趋化因子，形成牙髓的第一道防线。

成牙本质样细胞表达几类与伤害感受和信号传导有关的离子通道，例如 L 型 Ca^{2+} 通道、机械敏感 K^+ 通道和电压门控 Na^+ 通道。成牙本质样细胞表达在感觉生理学中起关键作用的 TRP 超家族成员、酸敏感离子通道（ASIC）、TREK-1（K^+ 通道）。这些受体充当热、机械和化学刺激的感受器；成牙本质样细胞感知外部刺激并将信号传导到附近的神经细胞。但成牙本质样细胞如何将有害信号传导到周围的神经纤维的机制问题尚未解决。采用牙乳头细胞和牙髓细胞诱导分化形成的成牙本质样细胞，细胞呈梭形，不呈现典型的成牙本质细胞的高柱状细胞形态，无核极化，但部分细胞可见单侧较长细胞突起，似成牙本质细胞突，表达 ALP、DSPP 和 DMP1。

对于成牙本质细胞系而言，细胞系 MDPC-23 的细胞呈上皮细胞样，细胞为圆形或多角形，而不像成纤维细胞表现为长梭形，胞体较小，胞核较大，居中，核仁清晰，可见数目不等的细胞突起，表达 ALP、COL1A2、DSPP 和 DMP1。而细胞系 MO6-G3 在低密度下细胞呈成纤维细胞样外观。随着细胞的融合，它们的形态变为多边形，可见数目不等的细胞突起。DPP、DSP、DMP、ALP 和Ⅰ型胶原表达阳性。

（二）细胞鉴定方法

一般来讲，可从细胞形态、细胞功能和特异性分子标记物三个方面鉴定。

1. 细胞形态

成牙本质细胞形态特征：高柱状、核极化、单侧较长细胞突起。体外培养无法完全模拟体内复杂的环境以及上皮细胞和外胚间充质细胞间相互作用的过程，如成釉细胞分泌的信号分子和基底膜的诱导作用，体外培养细胞未能呈现典型的成牙本质细胞形态。

2. 细胞功能

成牙本质细胞的主要功能是形成牙本质。碱性磷酸酶（ALP）是参与骨等矿化组织代谢和再生的一种功能性标志酶，成牙本质细胞具较高的 ALP 水平，并在矿化液的诱导下形成矿化结节。ALP 试剂盒检测其活性：矿化液为含 20％胎牛血清、50 mg/mL 维生素 C、10mM β-磷酸甘油的 DMEM，细胞结节用 von Kossa 进行染色。

3. 特异性分子标记物

牙本质涎磷蛋白（DSPP）、牙本质磷蛋白（DPP）和牙本质涎蛋白（DSP）。DPP 和 DSP 并不是牙齿特有的蛋白成分，在骨组织中也含有 DPP 和 DSP，但是含量极少，是牙本质中含量的 1/400。因此，DPP 和 DSP 仍可作为成牙本质细胞的标志性蛋白。特异性分子标记物还包括牙本质基质蛋白-1（DMP-1）。

（三）组织取材来源与细胞差异性

组织取材来源主要包括：①胎鼠（大鼠、小鼠）、胎牛、人胚磨牙牙乳头组织（以胎鼠为主，人胚涉及伦理问题，较少使用）；②取新鲜的、完整的年轻患者（年龄从 18 岁到 25 岁）的第三磨牙及牙髓进行培养。

（四）原代培养方法

1. 小鼠胚胎牙乳头细胞诱导分化为成牙本质细胞

（1）分离胚胎第 18.5 天的 Swiss 小鼠的第一磨牙牙乳头组织，并用磷酸盐缓冲液洗涤，然后在 37℃下在 3mg/mL 的Ⅰ型胶原酶和 4mg/mL 的中性蛋白酶的溶液中消化约 1 小时。

（2）使用含有 10％胎牛血清和 1％双抗的 DMEM 培养基，在 37℃下，5％CO_2 细胞培养箱中培养。

（3）每 2 天更换培养基。

（4）第二代牙乳头细胞通过慢病毒 pLOX-tTagiresTK 转染进行永生化，获得成牙本质细胞前细胞系。

（5）向培养基中加入 50μg/mL 维生素 C、10mM β-甘油磷酸钠和 10nM 地塞米松诱导细胞向成牙本质细胞分化。

2. 人牙髓细胞诱导分化成牙本质细胞

（1）取健康人第三磨牙的牙髓组织用组织块法原代培养的 hDPCs，用含有 10％胎牛血清、1％双抗的 DMEM 培养基，于 37℃在 5％CO_2 条件下培养。

（2）使用第三代和第六代之间的细胞，以每孔 $1×10^5$ 个细胞的初始密度接种于 6 孔板中，用含有 10％胎牛血清、1％双抗、50μg/mL 维生素 C、10mM β-甘油磷酸钠和 10nM 地塞米松的 DMEM 培养基培养，用于成牙本质细胞诱导分化。

3. 成牙本质细胞原位培养

目前的方法只能对其进行较短期培养，过程如下。

（1）牙齿拔除后，迅速置于磷酸盐缓冲液中保存，用 75％酒精浸泡 3 分钟。

（2）去除软组织和牙骨质，用硬组织切片机距根尖 5mm 处沿牙根表面做 2mm 深环形切口，但不切到牙髓，然后将冠根分开，将牙冠置于磷酸盐缓冲液中取出牙髓。

（3）将牙冠部分置于加样孔的琼脂凝胶中，髓腔朝上高出凝胶表面 2~3mm。

（4）每 10 分钟用培养液冲洗髓腔 3 次以去除牙髓组织液。

（5）用含有 10％胎牛血清、$1\mu g/mL$ 维生素 K_1、$50\mu g/mL$ 维生素 C、$100U/mL$ 青霉素 G、$100\mu g/mL$ 链霉素和 $0.25\mu g/mL$ 两性霉素 B 的 DMEM/F12（1∶1）混合的成骨细胞培养基注满髓腔，玻璃板盖在牙齿表面防止培养液蒸发，将 $200\sim300\mu L$ 培养基置于凝胶表面减少水分蒸发。保证于 37℃、$5\%CO_2$ 细胞培养箱里培养。

4. 细胞系培养

成牙本质细胞系培养在完全培养液中，即含 10％胎牛血清（FBS）的 $\alpha-MEM$。$\alpha-MEM$培养液中额外加入 1％双抗、50mg/mL 谷氨酰胺和 50mg/mL 维生素 C，置于 37℃、$5\%CO_2$ 细胞培养箱中培养。

七、脱落乳牙干细胞的提取

脱落乳牙干细胞是一个高增殖克隆的细胞群体，拥有分化成多种细胞类型（如神经细胞、脂肪细胞和成牙本质细胞）的能力。其增殖率显著高于一般牙髓干细胞及骨髓间充质干细胞。研究表明，脱落乳牙干细胞具有在体内形成大量健康骨质及牙本质－牙髓复合体的潜能，而且它们可以缓解帕金森病。然而，因为病理性牙根吸收存在于脱落牙，只有小部分的牙髓存留，因此，脱落乳牙干细胞有一定的局限性。

（一）生物学特征

脱落乳牙干细胞较其他牙来源干细胞有几点优势：第一，脱落乳牙干细胞可以自然获得，非侵袭性地获得于几乎每一个人。第二，研究已经表明脱落乳牙干细胞有着良好的增殖及分化为多种细胞类型的特征，而且在这方面，优于牙髓干细胞。第三，在脱落的乳牙中，牙髓腔由于牙根的吸收暴露于髓底，导致冷冻保存剂容易吸收。

从人脱落牙来源的干细胞被认为拥有高再生能力及多项分化潜能。之前的研究已经表明脱落牙干细胞比牙髓来源的干细胞有更强的分化率，而且有极高的成骨/牙本质潜能。另外，有 Microarray 分析暗示脱落乳牙干细胞有几个生长因子的较高表达，包括成纤维因子、转化生长因子、结缔组织生长因子、神经生长因子和骨形成蛋白。这些数据显示脱落乳牙干细胞可以提供比骨髓干细胞更有用的细胞资源。早期临床研究已经显示脱落乳牙干细胞对骨缺损模型、皮肤溃疡、脊柱损伤和新生儿缺血缺氧症等有治疗作用。

脱落乳牙干细胞是个多相的群体，同时表达胚胎干细胞标记物 Oct4 和 Nanog，以及神经前体标记物 Nestin、$\beta-Tub\,III$ 和 GFAP，这些可能跟牙髓的神经嵴起源有关。它们在定向诱导的条件下也有更好的向神经分化的潜能。这个向神经分化的潜能以及其易得性，使得其成为神经再生的重要细胞资源。

（二）细胞鉴定方法

脱落乳牙干细胞对单克隆特异性抗体 CD90、CD105 及 CD146 呈阳性。Microarray

分析暗示脱落乳牙干细胞有几个生长因子的较高表达，包括 FGFs、TGFs、CTGFs、NGFs 和 BMPs。

脱落乳牙干细胞的特征为表达了一系列的间充质干细胞的标记，如 CD90、CD73、CD105 和 CD44。流式细胞分析表明脱落乳牙干细胞不表达上皮或造血标记物，如 CD45、CD34、CD11b、CCD14 和 HLA-DR。另外，类似于骨髓间充质细胞，脱落乳牙干细胞有成脂肪、成软骨和成骨的分化潜能。

（三）组织取材来源

脱落乳牙干细胞的组织取材来源通常是人。

（四）原代培养方法

（1）组织来源于 3～10 岁乳牙（无龋坏）。

（2）分离出牙髓组织。

（3）将分离获得的牙髓组织进行清洗。先将牙髓组织放入高浓度（5%）的 PBS 中清洗 3 次，再将牙髓组织快速放入 1% 双抗的 PBS 中清洗 6 次。洗掉多余的双抗和可能的污染。

（4）将牙髓组织放入 I 型胶原酶和中性蛋白酶的混合消化液中进行消化。I 型胶原酶浓度取 3mg/mL，中性蛋白酶浓度取 4mg/mL。消化过程中放置于 37℃ 的细胞培养箱内，消化 30～60 分钟，视组织的分散程度而定。

（5）用等体积的 15% FBS 的 α-MEM 培养基终止消化。待混合均匀后，放入 15mL 离心管进行离心（1000r/min，5 分钟）。弃上清液后，加入新鲜的 15% FBS 的 α-MEM 培养液进行重悬。

（6）先进行细胞计数，之后种板培养。种板后 24 小时观察细胞的贴壁情况，对细胞进行换液，去除死细胞。

（7）之后隔两天换液一次。待细胞融合后，进行传代培养或使用。一般取 3～5 代细胞进行实验。

八、根尖牙乳头干细胞的培养

牙根的发育在牙冠发育即将完成之际开始，由成釉器的内釉上皮与外釉上皮在颈环处向未来根尖孔方向增生，形成上皮根鞘，进而启动牙根的发育。

（一）生物学特征

在上皮根鞘生成之后，其内侧的牙乳头细胞也向根尖方向增生，牙乳头的外周细胞与上皮根鞘的基底膜紧密结合，使得牙乳头间充质细胞分化成成牙本质细胞，后者形成原发性牙本质，将牙乳头包围起来并使其发育成为牙髓。2006 年，Sonoyama W 等从根尖未发育完全的年轻的第三磨牙根尖牙乳头组织中分离出了一种新的干细胞群，他们发现其不仅具有类似间充质干细胞的特征，而且这类细胞的溴脱氧尿苷（BrdU）吸收率非常高，并具有很强的端粒酶活性，他们将其命名为根尖牙乳头干细胞（Stem Cells From the Apical Papilla，SCAPs）。SCAPs 在牙根的发育过程中起着非常重要的作用，且在成牙分化过程中 SCAPs 的分化潜能可被生长因子、机械刺激等多种因素影响。

SCAPs 不仅仅是研究牙根发育的非常重要的体外细胞，而且是一种非常好的牙组织工程种子细胞，具有极其良好且广阔的临床应用前景。

目前认为 SCAPs 是牙根部牙本质的主要来源。临床诊疗中的去牙髓治疗后的根尖组织继续形成的原因极有可能是根尖牙乳头干细胞向成牙本质细胞分化，促进牙本质的产生，进而完成牙根的发育。有学者通过动物实验证实牙根发育早期摘除牙乳头的同时保留完整的牙髓，这时牙根在去除了牙乳头后便停止发育，但其余保留了牙乳头组织的牙齿牙根发育则正常，证实了 SCAPs 在牙根发育中的重要性。对同一个体来源的 SCAPs 与牙髓干细胞（Dental Pulp Stem Cells，DPSCs）进行比较，发现 SCAPs 具有较高的增殖能力，并且细胞迁移能力、体外组织再生能力均强于 DPSCs，且具有一定的成牙本质分化能力。SCAPs 中 STRO-1 表达的阳性率高达 20%～30%，而 DPSCs 的阳性表达率为 5%～10%。STRO-1 是间充质干细胞表面分子之一，阳性表达率高表明其干性较 DPSCs 更强。在多种牙源性干细胞中，热稳定性抗原（CD24）仅在 SCAPs 中表达，而在 DPSCs 和骨髓间充质干细胞中均不表达，其表达量随着成骨分化过程中的碱性磷酸酶的升高而下降。而在成牙分化中，研究发现 SCAPs 所表达的牙本质涎蛋白（DSP）、胞外磷酸糖蛋白基质（MEPE）、转化生长因子 β 受体 Ⅱ（TGF-βRⅡ）、成纤体维细胞因子受体 3（FGFR3）、血管内皮生长因子受体 Ⅰ（VEGFR1/FLT1）和成纤维细胞因子受体 1（FGFR1）等因子的水平均低于 DPSCs。因此，多数学者认为其是牙根部牙本质前体细胞的来源。

目前的研究多集中于不同处理条件对成牙本质向分化的影响，进而为组织工程化牙再生奠定基础。

（二）细胞鉴定方法

SCAPs 可以通过组织来源和多向分化能力来鉴定。

1. 组织来源鉴定

SCAPs 表达以下标记物。

（1）间充质干细胞标记物：STRO-1、CD90 和 CD146。

（2）神经细胞标记物：微管蛋白（Tubulin βⅢ）、巢蛋白（Nestin）和 CD24。

（3）干细胞标记物：波形蛋白和 ALP。

CD24 为 SCAPs 表面特有标记物，DPSCs 和 BMSCs 均不表达。

2. 多向分化能力鉴定

成骨分化：茜素红染色呈红色钙结节。成脂分化：油红 O 染色可以看到红色油滴的生成。

（三）组织取材来源与细胞差异性

一般均取材于人，也可见其他来源，如犬或大鼠，常为牙根发育未成熟的阻生智齿（16～24 岁），也可取自正畸拔除的前磨牙。

（四）原代培养方法

（1）从牙根平根尖分离出牙根尖乳头。

（2）将分离获得的牙根尖乳头组织进行清洗。先将牙根尖乳头组织放入高浓度双抗（5％）的 PBS 中清洗 3 次，再将牙根尖乳头组织快速放入 1％双抗的 PBS 中清洗 6 次。洗掉多余的双抗和可能的污染。

（3）将牙根尖乳头组织剪碎，放入Ⅰ型胶原酶和中性蛋白酶的混合消化液中进行消化。Ⅰ型胶原酶浓度取 3mg/mL，中性蛋白酶浓度取 4mg/mL。消化过程中放置于 37℃的细胞培养箱内，消化约 30 分钟，视组织的分散程度而定。

（4）用等体积的含 15％FBS 的 α-MEM 培养基终止消化。

（5）将终止消化后的细胞悬液在 15mL 的离心管中进行离心（1000r/min，5 分钟）。

（6）弃上清液，用新鲜的含 15％FBS 的 α-MEM 培养基重悬细胞。

（7）进行细胞计数，之后种板培养。

（8）种板后 24 小时观察细胞的贴壁情况，对细胞进行换液，去除死细胞。

（9）之后隔两天换液一次。待细胞融合后，进行传代培养或使用。一般取 3~5 代细胞进行实验。

九、牙髓干细胞的培养

先前的研究已经证实在已发育完成的牙髓中存在一些潜在的牙髓干细胞，尽管这些未分化的细胞约占细胞总量的 1％，但它们在特定的细胞外信号的介导下，会展现出高度且多样的分化潜能。

（一）生物学特征

Gronthos 等于 2000 年首次从牙髓中分离得到干细胞，他们将人类健康的第三磨牙牙髓经过酶消化的方法制成单细胞悬液并培养，得到了具有形成细胞克隆能力以及表现出高度增殖能力的细胞，他们将其命名为牙髓干细胞（Dental Pulp Stem Cells，DPSCs）。这些细胞在体内和体外都可形成矿化组织。将 DPSCs 与骨髓基质干细胞进行比较，结果发现，它们具有相似的免疫表型，包括 CD44、CD106、CD146、3G5 和 STRO-1 等。它们均表达与矿化相关的基质蛋白，如 ALP、OCN 和 OPN 等。但牙髓干细胞具有更高的克隆形成率和增殖率，且表现出很强的钙化组织形成能力。它们具有向骨、软骨、脂肪、成纤维及神经五个方向分化的潜能。目前认为牙髓组织中存在的具有形成细胞克隆能力和高度增殖能力、具备多向分化潜能、在光学显微镜和相差显微镜下呈均一的成纤维细胞样的细胞就是牙髓干细胞。

就形态学特征而言，酶消化法分离的单个人牙髓干细胞均以单细胞方式贴壁生长。接种 24 小时，细胞呈类圆形或不规则形，伸展不完全；48 小时可见部分细胞贴壁生长，开始分裂增殖。细胞体积较小，大多数为成纤维细胞样，呈梭形或多角形，单个或成簇生长。连续培养可形成细胞集落，细胞克隆呈三角形、多角形或各种形态，细胞间排列紧密，界限不清，从中心向四周放射生长。原代细胞培养 2~3 周基本长满，可进行传代，以后每 3~5 天传代 1 次，随传代次数增多，细胞胞体逐渐增大，呈长梭形，核清楚。

（二）细胞鉴定方法

1. 形态观察

牙髓干细胞主要与成纤维细胞形态较为类似，多为梭形和星形，胞浆丰富，核位于中央，核仁清晰，当达到融合后，细胞排列成典型的"旋涡状"或束状。细胞为波形丝蛋白阳性及角蛋白阴性，可证明为中胚层来源，无上皮细胞混杂。

2. 牙髓干细胞向成牙本质细胞分化的标记物

（1）碱性磷酸酶（ALP）：许多学者对发育期牙体组织中ALP的变化规律进行了研究，发现不同发育时期细胞中的ALP活性不同。在牙本质形成前，牙乳头中所有细胞ALP活性均较弱。随着间充质细胞的增殖，ALP活性增强。前期牙本质开始形成时，成牙本质细胞中ALP活性明显增强。牙本质开始钙化时，成牙本质细胞层下的牙髓细胞ALP活性显著增强。这说明ALP活性随发育时间的持续而增强。

（2）矿化结节：1990年，Bouvier等首次报道了牙髓细胞体外培养时的钙化现象，观察到接种于含有硫酸软骨素的三维培养基中的人牙髓干细胞出现钙化。Tsukamoto等通过实验得出结论，体外牙髓干细胞呈复层生长的能力是细胞形成结节的先决条件，而细胞结节具有的三维结构又是矿化的先决条件。经检测，这种矿化结节主要为牙本质样的矿化基质，具有牙本质的特性。因此，矿化结节的出现被作为牙髓干细胞向成牙本质细胞分化的标志。随后，Hayashi等观察到甘油磷酸钠对矿化的诱导作用，完善了诱导矿化的条件。

（3）Ⅰ型胶原：Ⅰ型胶原是牙本质中主要的有机成分，约占总胶原量的80%。对牙齿发育的研究也表明，随着发育的不断进行，Ⅰ型胶原表达逐渐增多。Ⅰ型胶原能形成交联的网络，为牙本质的矿化提供支持。在牙髓干细胞体外培养时，Ⅰ型胶原占细胞分泌胶原的90%，分化程度上接近成牙本质细胞，而非原先的牙髓干细胞。Murakami等也证实，牙髓干细胞分化为成牙本质样细胞后，成牙本质样细胞和内层牙本质小管中Ⅰ型胶原染色明显。大多数学者支持Ⅰ型胶原的表达量同细胞分化程度相一致，二者呈线性关系的观点。

（4）其余标记物还有DSPP、MEPE等。

（三）组织取材来源与细胞差异性

牙髓干细胞主要有两种来源：一是从人的第三磨牙和正畸牙等恒牙牙髓中分离得到的牙髓干细胞；二是从人脱落的乳牙牙髓中分离出来的间充质干细胞，称为乳牙牙髓干细胞（SHEDs）。SHEDs与DPSCs的形态、细胞表面标记物及多向分化潜能相似。SHEDs较DPSCs展现出更高的增殖活性及克隆增殖能力。牙髓干细胞不仅能从人类牙髓中提取，从鼠、犬、猪、羊、兔、猩猩和恒河猴等其他物种中也能提取。

（四）原代培养方法

（1）收集因正畸或阻生拔除的完整、健康牙齿。去除牙体表面的软组织。

（2）无菌条件下自釉牙骨质界劈开牙齿，取出牙髓，去除根尖2mm牙髓区。

（3）将分离获得的牙髓组织进行清洗。先将牙髓组织放入高浓度双抗（5%）的

PBS 中清洗 3 次，再将牙髓组织快速放入 1％双抗的 PBS 中清洗 6 次。洗掉多余的双抗和可能的污染。

（4）将牙髓剪成 1mm×1mm×1mm 小块，以 1∶1 体积比例加入 3mg/mL 的Ⅰ型胶原酶和 2mg/mL 的 DispaseⅡ消化液，在 37℃的细胞培养箱内消化 30～90 分钟（依据供体年龄不同消化时间不等）。

（5）用等体积的 10％FBS 的 DMEM 培养基终止消化。混合均匀后，用 15mL 离心管在 1000r/min 下离心 5 分钟。

（6）去掉上清液，用新鲜的含 10％FBS 的 DMEM 培养基进行重悬。

（7）重悬后的细胞悬液进行细胞计数，并种板培养。

（8）24 小时后观察细胞的贴壁情况。进行细胞换液，去除没有贴壁的死细胞。

（9）每 3 天换液一次，培养达到融合后传代或使用。对于原代细胞而言，一般使用前 5 代细胞进行实验。

十、牙周膜细胞的培养

（一）生物学特征

牙周膜包含多种类型的细胞，包括牙周膜成纤维细胞、成牙骨质细胞、成骨细胞、Malassez 上皮剩余细胞以及牙周膜干细胞、血管内皮细胞和平滑肌细胞。仅牙周膜成纤维细胞被称为牙周膜细胞（Periodontal Ligament Cells，PDLCs）。成纤维细胞是牙周膜中数量最多、功能最重要的细胞，细胞核大，胞浆嗜碱性，且含有大量合成与分泌蛋白的细胞器，排列方向与主纤维平行，并伸有伪足。此外，牙周膜细胞还具有发育良好的细胞骨架，能使其形状和移动发生改变以适应外界应力。牙周膜细胞间通过黏着、缝隙连接等形式进行频繁的联系，它们沿着胶原纤维束的长轴排列并环绕纤维束，持续不断地对胶原纤维进行改建，这种改建由牙周膜成纤维细胞合成胶原的同时也降解胶原来实现。牙周膜细胞分泌细胞外基质如胶原、矿化基质，构建牙周韧带及其纤维，连接牙骨质和牙槽骨。牙周膜细胞不仅参与牙周膜的改建，也参与牙周组织的修复和再生，机械应力可能调节牙周膜细胞一些因子的表达，如 COX-2、ALP、Ⅰ型胶原酶和骨钙素。

牙周膜细胞既可以分化为成牙骨质细胞来形成牙根面牙骨质，也可以分化为成骨细胞，具有一些成骨细胞的特点，能够产生骨结合素，由于碱性磷酸酶活性高，可以在体外形成矿化，产生矿化小球，形成牙槽骨。同时牙周膜细胞类似成纤维细胞，以生成胶原蛋白为特征。最近的研究表明，牙周膜细胞也产生细胞因子和趋化因子，这些特征类似白细胞和巨噬细胞。体外培养的牙周膜细胞至少存在两种表型：成纤维细胞表型和成骨细胞表型。成纤维细胞表型细胞具有较强的合成胶原的能力，成骨细胞表型细胞能发育为成骨细胞或成牙骨质细胞。在人的一生中，成纤维细胞不断形成新的主纤维、牙骨质并改建牙槽骨。

（二）细胞鉴定方法

1. 细胞形态鉴定

将牙周膜细胞进行 HE 染色，相差显微镜观察牙周膜细胞形态，通常细胞以组织块为中心呈放射状排列，形成生长晕，单个细胞呈长梭形，核圆，居中，可见 2~3 个清晰核仁，胞体丰满，胞浆均匀，有明显的细胞分叉。

2. 免疫组织化学鉴定

将第 2 代细胞接种于放置有盖玻片的培养皿中培养，待细胞长满盖玻片时取出，采用免疫组织化学染色法进行抗角蛋白和抗波形蛋白的染色，并进行 ALP 染色。IHC 染色抗波形蛋白阳性，抗角蛋白染色阴性，符合间叶来源细胞特征，ALP 染色阳性，符合牙周膜细胞特征，可与牙龈细胞鉴别。

（三）组织取材来源与细胞差异性

牙周膜细胞取自 12~18 岁因正畸需要拔除的牙周健康的青少年的健康恒前磨牙的根中 1/3 的牙周膜。牙周膜细胞与牙龈细胞有显著不同的生物特性，即牙周膜细胞具有高的碱性磷酸酶活性，而牙龈细胞没有。因此，取材过程必须严格区别操作，防止其他细胞混入。

第 3 代到第 5 代的细胞对激素和生长因子的刺激的反应一致，表明它们的表型较稳定，第 6 代以后，一些成骨 Marker 如碱性磷酸酶的活性降低。第 3 代到第 5 代的细胞形态类似成纤维细胞，呈梭形。第 7 代以后细胞开始衰老。

牙周韧带培养的细胞具有多种细胞表型特征，类成纤维细胞的细胞可形成胶原，而类成骨细胞的细胞则可具有碱性磷酸酶活性和表达骨相关蛋白。

（四）原代培养方法

原代培养一般采用酶消化法。

（1）收集因正畸需要拔除的牙周健康的 12~18 岁青少年的恒前磨牙，拔出后立即置于含双抗的无菌 α-MEM 培养液中，冰浴保存。

（2）在超净台内，用含双抗的无菌 PBS 反复冲洗牙根面。除去血污，同时牙冠部分浸入 75% 乙醇消毒 5 分钟。

（3）用无菌手术刀刮取根中 1/3 的牙周膜，将刮取的牙周膜放入预备的盛有无菌 PBS 的 10cm 培养皿中。

（4）将分离获得的牙周膜组织进行清洗。先将牙周膜组织放入高浓度双抗（5%）的 PBS 中清洗 3 次，再将牙周膜组织快速放入 1% 双抗的 PBS 中清洗 6 次。洗掉多余的双抗和可能的污染。

（5）用眼科剪将其剪成约 1mm×1mm×1mm 的组织块，将组织块移入离心管，加入 3mg/mL Ⅰ型胶原酶，置于 37℃ 水浴消化 20 分钟后，观察消化的情况。

（6）待牙周膜组织在轻轻吹打出现松散时，可加入等体积的含 10% FBS 的 α-MEM 培养液终止消化。

（7）吸走残余的组织碎片（如果组织块剪得较大，可能需要过 200 目滤网），将细胞悬液在 15mL 的离心管中离心，弃上清液。

（8）加入新鲜的含 10%FBS 的 α-MEM 培养液进行细胞重悬。

（9）细胞计数后，种板培养。

（10）24 小时后观察细胞的贴壁情况。进行细胞换液，去除没有贴壁的死细胞。

（11）每3天换液一次，培养达到融合后传代或使用。对于原代细胞而言，一般使用前5代细胞进行实验。

十一、成牙骨质细胞的培养

（一）生物学特征

传统观点认为成牙骨质细胞就是由牙囊细胞分化而来的。研究证明，应用骨形成蛋白（BMP）、釉基质衍生物（EMD）和牙本质非胶原蛋白（dNCP）等诱导牙囊细胞可以形成成牙骨质细胞表型。Handa等将牙囊细胞植入重度免疫缺陷小鼠背部培养后，发现牙囊细胞可分化出成纤维细胞和成牙骨质细胞表型。培养4周，牙囊细胞在羟基磷灰石结节周围和韧带样纤维组织的对接区域生成牙骨质样矿化组织。Kemoun等应用BMP诱导牙囊细胞形成成牙骨质细胞表型的实验证明，成牙骨质细胞可以由牙囊细胞分化而成。牙囊细胞受到BMP诱导可以表达牙骨质黏附蛋白（CAP）和牙骨质蛋白（CEMP）－23等成牙骨质细胞的标志蛋白。

上皮根鞘（Epithelial Root Sheath，ERS）是牙根发育中决定性的结构，是牙冠发育完成后成釉器内釉、外釉上皮在颈环处增生，向未来根尖孔方向生长，形成2层上皮的鞘。西佼等利用细胞角蛋白14标记ERS细胞，追踪其断裂后的结果发现：ERS细胞的凋亡可能会为成牙骨质细胞分化提供骨桥蛋白（OPN）等矿化相关蛋白，部分ERS细胞可能直接参与早期牙骨质的形成。在牙根部成牙骨质细胞中检测到$Dlx-2$基因的表达，$Dlx-2$同源异性蛋白转录因子在早期牙发育时起调控作用。在牙根形成过程中可以从牙根部上皮组织内检测到$Dlx-2$的存在，而在牙乳头和牙囊中却检测不到，因此认为ERS可以通过上皮－间充质转化来参与牙骨质的形成，由此证明成牙骨质细胞具有上皮源性。Yamamoto等检测了牙骨质形成过程中ERS和牙囊细胞中角蛋白、波形蛋白和转录因子Runx2的表达后得出：角蛋白作为上皮细胞的标记物只能在ERS中检测出来，而波形蛋白和Runx2作为间充质的标记物也仅能在牙囊细胞中检测到，ERS不表达。ERS不能进行上皮－间充质转化形成成牙骨质细胞，成牙骨质细胞可能由牙囊细胞分化而来。还有部分学者认为，ERS仅在牙根发育阶段分泌某些蛋白和信号分子参与牙骨质的形成。目前关于成牙骨质细胞的来源尚无定论，还需进一步的研究证实。

在功能方面，成牙骨质细胞的功能包括表达矿化相关蛋白如骨钙素（OCN）、骨涎蛋白（BSP）等，分泌基质形成钙化结节，形成牙骨质，表达CAP促进牙周膜细胞和牙龈成纤维细胞在牙根表面的黏附。成牙骨质细胞表达的OCN、BSP和CAP等在牙骨质形成和纤维黏附过程中起重要作用。李岩峰等通过体外实验观察到：成牙骨质细胞表达矿化相关蛋白，在钙化条件下持续培养，可重叠生长并分泌骨基质形成钙化灶。BSP在成牙骨质细胞形成细胞结节后开始不断地增殖、分化、分泌矿化基质，形成矿化结节。在这一过程中，成牙骨质细胞一直表达BSP、碱性磷酸酶（ALP）和CAP，并具有时序上的变化。有研究表明，在矿化过程中BSP参与了矿化中心的形成，并能诱导牙骨质样结构的矿化。CAP是成牙骨质细胞特有的标记物，仅可由成牙骨质细胞产生。吕昕等的研究表明，CAP虽然是一种具有活性的牙骨质非胶原蛋白，但其活性单一，仅促进成纤维细胞的黏附，而对成纤维细胞的有丝分裂无影响。另有实验证明，CAP 能明显促进牙周韧带细胞和牙龈成纤维细胞在牙根表面的黏附及迁移。

（二）细胞鉴定方法

成牙骨质细胞同成骨细胞一样表达矿化相关蛋白，包括骨钙素（OCN）、骨桥蛋白（OPN）和骨涎蛋白（BSP）。骨钙素是一种相对分子质量非常小的含酸 γ-碳氧血红蛋白，而骨桥蛋白和骨涎蛋白则为磷酸化的糖蛋白，是牙骨质中非常重要的非胶原蛋白，它们都与成牙骨质细胞形成牙骨质的功能密切相关。CAP 是一种胶原蛋白，能够促进间充质细胞的黏附。CAP 仅在牙骨质和成牙骨质细胞中有表达，因此被认为是鉴别成牙骨质细胞与其他细胞的标志性分子。Arzate 等的实验发现，成牙骨质细胞瘤条件下培养基来源的蛋白（Cementoblastoma Conditioned Medium-Derived Protein，CP）是一种相对分子质量为 70kDa 的分子，与 CAP 有同种性，也可作为成牙骨质细胞的生物学标志。

牙骨质衍生生长因子（CGF）是一种胰岛素生长因子-1 样的相对分子质量为 14kDa 的多肽。它也被认为是牙骨质所特有的，但可单独或与其他因子如表皮生长因子交互作用于成牙骨质细胞及牙骨质周围的成纤维细胞、牙周膜细胞甚至成骨细胞。CGF 似乎也可作为成牙骨质细胞的一种标志性分子。

（三）组织取材来源

一般取材于人。

（四）原代培养方法

（1）一般取材于在正畸治疗时拔下的健康前磨牙。

（2）在超净台里对磨牙进行消毒处理后，放入高浓度双抗（5%）的 PBS 中清洗 3 次。之后放入 1% 双抗的 PBS 中清洗 6 次。

（3）除去前磨牙的牙周膜组织（尽量去除干净），之后从磨牙上刮取牙骨质组织。

（4）将刮取的牙骨质组织用 1% 双抗的 PBS 清洗干净后，把牙骨质组织切细。

（5）用 I 型胶原酶进行消化。第一次用 2mg/mL 浓度的消化酶在 37℃ 水浴下消化半小时后，弃去消化液。用新鲜的 I 型胶原酶在 37℃ 的细胞培养箱中消化过夜，消化酶浓度为 0.5mg/mL。

（6）第 2 天取出消化细胞，用 15%FBS 的 DMEM 培养基终止消化。

（7）将细胞悬液在 15mL 的离心管内，1000r/min 离心 5 分钟。

（8）弃去上清液，加入新鲜的 15%FBS 的 DMEM 培养液进行重悬。

（9）进行细胞计数，之后种板培养（如果担心传代影响细胞的活性，可将获得的细胞重悬液经过计数后直接使用）。

十二、牙龈上皮细胞的培养

（一）操作步骤

（1）临床获取正常人牙龈组织（或动物牙龈组织，如比格犬等），用含有 1% 体积分数的青霉素和链霉素的 PBS 反复冲洗组织 3 次，将组织块修剪成 3mm×3mm×3mm

大小的牙龈组织块。

（2）将牙龈组织块转移至新的 EP 管中，加入 Dispase Ⅱ 溶液，4℃下消化过夜；PBS 清洗后，体视显微镜下分离牙龈上皮层和真皮层。

（3）将分离后的上皮层组织转移至新的含 PBS 的小皿中，眼科剪剪碎上皮组织；加入适量 TE 消化酶；37℃消化 5 分钟后加入含血清的培养基终止消化；吹打成单细胞悬液。

（4）细胞悬液经 1000r/min 离心 5 分钟后，弃去上清液，加入新的含 10％FBS 的培养液（KSFM），重悬细胞后接种至培养瓶中；每 2 天更换培养液。

（5）待细胞生长至 85％左右即可传代。

（二）细胞鉴定方法

牙龈上皮细胞阳性表达 CK14，阴性表达 Vemintin。

（谢　静）

十三、牙龈结合上皮细胞的提取

（一）生物学特征

牙龈上皮可分为口腔龈上皮、沟内上皮和结合上皮，其中牙龈结合上皮是一种未成熟分化的上皮，区别于口腔龈上皮和沟内上皮，牙龈结合上皮楔形条带，从龈沟底向根尖黏附牙体表面，由数层细胞组成，无角化，无钉突，通过半桥粒和基底膜与下方结缔组织相连，其作为牙龈与牙根表面对接过渡的起始部位，形成软、硬组织交界处生理性封闭，是牙周组织抵抗外界侵袭的第一道天然屏障。

（二）相关特异性标志

虽然牙龈结合上皮与沟内上皮在解剖部位上承接毗邻，但可先将龈沟底的沟内上皮与下方组织分离后再获取牙根表面组织，这样就可获取比较单一的牙龈结合上皮。同时，就蛋白表达差异而言，口腔龈上皮和沟内上皮中 E－钙黏蛋白呈阳性表达，而在牙龈结合上皮中则很少发现，基质金属蛋白酶－7（Matrix Metalloproteinase－7）仅在牙龈结合上皮呈阳性表达，沟内上皮和口腔龈上皮中均不表达，同时细胞角蛋白 19（Cytokeratin 19，CK19）、P－钙黏蛋白（P－Cadherin）以及层黏连蛋白－5（Laminin－5）在结合上皮呈强阳性表达，而口腔龈上皮中三者表达相对较少，多表现为在基底层细胞中有少量阳性表达。虽然牙龈结合上皮和口腔龈上皮的生物学特征差异明显，但是临床观察发现，口腔龈上皮在一定条件下可以转变为牙龈结合上皮。因完全切除牙龈相关手术而需要切除牙龈结合上皮时，在术后愈合时，口腔龈上皮迁移至根面后与牙面附着，形成新的牙龈结合上皮，这种转化机制尚不清楚。

（三）取材及培养

（1）选择人或动物健康牙龈的牙齿作为取材部位。拔牙前常规牙、牙龈充分消毒，然后用手术刀尖自龈沟底直接插入抵到牙槽嵴顶，然后紧贴牙面做沟内切口（注意此时手术刀应该与颈部牙面平行），切除冠方牙龈，拔除牙齿后去除不与牙根附着的软组织（主要是冠方包括口腔龈上皮、沟内上皮以及纤维等的多余组织），然后将与牙面紧贴的组织刮下。

（2）将刮下含有牙龈结合上皮的组织剪碎，700U/mL Ⅰ型胶原酶置于37℃的细胞培养箱中消化30分钟，约每10分钟摇动一次。待消化完成以后加入含血清的培养基终止消化，以1000r/min离心3～5分钟，去除上清液，加入EpiCM（ScienCell）上皮培养基（含2%上皮生长因子、2%胎牛血清、100U/mL青霉素以及100g/mL链霉素），重悬细胞并接种至25cm²培养瓶中，置于37℃、5%CO₂细胞培养箱中。

（3）48小时后吸除未贴壁组织块，换液，当细胞在25cm²培养瓶中生长至80%融合时，于37℃用0.25%胰蛋白酶消化原代混合细胞，3～5分钟后可见间充质细胞变圆变白而牙龈结合细胞无明显变化，立即吸除胰蛋白酶消化液，PBS冲洗3次。加入上述的EpiCM培养基进行培养，每2天换液一次，便可获得纯化牙龈结合上皮细胞（图8-1）。

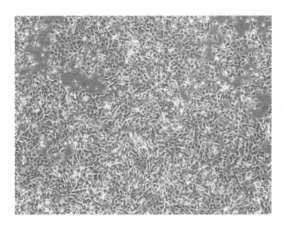

图8-1 比格犬纯化牙龈结合上皮细胞

【注意事项】

有文献报道，将刮下含有牙龈结合上皮的组织直接放置于含有0.5g/L中性蛋白酶（DispaseⅡ，Roche公司，瑞士）的角化上皮专用培养基（Epi-Life，Gibico公司，美国）中，37℃消化5～6小时，而后直接显微镜下机械分离牙龈上皮组织与下方的结缔组织，之后将分离后的上皮组织置于Epi-Life角化上皮专用培养基中继续培养。

十四、Malassez上皮剩余细胞的培养

（一）操作步骤

（1）收集新鲜拔除的健康正畸牙，用PBS冲洗干净，用刀片刮除牙根冠方1/3的牙周膜及牙龈组织，直至露出冠方牙骨质。

（2）牙体组织用含500U/mL青霉素和链霉素的PBS反复冲洗，用刀片刮取剩余的牙周膜组织并用眼科剪剪碎，转移至干净的EP管中。

（3）剪碎的牙周膜组织用TE酶于37℃消化1小时，每20分钟吹打一次。

（4）加入含10%FBS的α-MEM培养基进行中和消化，1000r/min离心5分钟后弃上清液，加入含10%FBS的α-MEM培养基重悬，接种细胞及未消化完全的组织块于6孔板中。

（5）3 天后观察有细胞从组织块中爬出，此时弃去原培养基，PBS 冲洗，换为含 1％FBS、1％上皮细胞生长因子及 1％青霉素/链霉素的上皮培养基（避光），继续在 37℃的 5％CO_2 细胞培养箱中培养，每 3 天更换培养基。

（6）约 2 周后出现少许上皮细胞与成纤维细胞共存，当上皮细胞生长至 30％时进行差速消化。弃去成纤维细胞，纯化上皮细胞。

（7）上皮细胞生长至 85％左右即可传代。

（二）细胞鉴定方法

Malassez 上皮剩余细胞阳性表达上皮细胞相关标记物，如 CK14、E-Cad 等。

第三节　非牙源性相关细胞

在本节中，我们将介绍与牙源性细胞密切相关的主要细胞。这些细胞在骨骼-牙系统中发挥着重要的作用。

一、成骨细胞的培养

骨骼作为一个高度活跃的坚硬器官，其功能包括支撑运动、保护身体、制造红细胞和白细胞以及储藏矿物质等。骨骼系统的稳定通过成骨细胞介导的骨形成和破骨细胞介导的骨吸收形成的动态平衡实现，在骨形成和骨吸收的动态平衡中骨骼系统完成了自我更新。成骨细胞约占骨细胞谱系细胞总量的 4％～6％，若成骨细胞在骨形成过程中功能异常，将会导致整个骨骼系统以及全身性疾病的发生。

（一）生物学特征

成骨细胞呈立方状，活跃在骨表面，其主要功能是通过合成及组装细胞外基质来形成新骨。成骨细胞属于结缔组织细胞，起源于多能的骨髓间充质干细胞（Bone Marrow Mesenchymal Stem Cells，BMSCs），主要经历了骨髓克隆形成单位、前体成骨细胞直至定型发育为成骨细胞并完成成骨功能或成为骨衬细胞而相对静止。成骨细胞在骨形成过程中要经历细胞增殖、细胞外基质成熟、矿化和细胞凋亡四个阶段，也受到多种全身和局部调节因子的精细调控，其作用包括促进、抑制以及双向调节。整个过程的调控依赖转录因子调节通路，其中，Runx2 和 Osterix（Sp7）是较为关键的转录因子。敲除了这两种转录因子的老鼠呈现出完全软骨样的骨骼并且完全没有骨形成。

在成骨细胞分化进程中，首先，当 Runx2 和 Col1a1 在骨祖细胞中大量表达时，细胞增殖启动。在这个时期，细胞开始获得 ALP 活性并被认为是成骨前体细胞。ALP 的表达逐渐达到高峰，为矿化期磷酸盐的聚集提供有利条件。接着，前体成骨细胞开始向成熟成骨细胞转变。骨基质的形成包括有机基质的合成和无机物的沉积矿化两个过程。成骨细胞主要合成Ⅰ型胶原（此点主要区别于成软骨细胞，后者主要合成Ⅱ型胶原）以及非胶原蛋白如骨钙蛋白（Osteocalcin，OCN）、骨粘连蛋白（Osteonectin，ONN）、骨涎蛋白（Bone Sialoprotein，BSP）以及骨桥蛋白（Osteopontin，OPN）等。

在倒置显微镜下观察，刚接种的成骨细胞呈球形，细胞悬于培养液中并逐渐贴壁，

24 小时后，存活细胞已完全贴壁展开，此时细胞形态不规则，多呈三角形、多角形，有较多突起，单核呈卵圆形，有 1~3 个核仁，胞质丰富，边缘清晰。生长期细胞分离相多见，细胞突起互相连接，融合时，细胞呈铺路石状，并可重叠生长，重叠生长的细胞逐渐形成细胞小结，随后胶原堆积及钙盐沉积，形成不透光矿化结节。如不及时传代，继续生长，细胞密度增大，可逐渐失去极性，细胞形态不易辨认。连续培养十几代的细胞，可见胞体增大、胞质稀薄、胞核缩小、分裂相少见等退行性改变。电镜下胞浆内具有典型的蛋白合成结构——丰富的粗面内质网及核糖体，高尔基体也较发达。

（二）细胞鉴定方法

1. 形态观察

倒置显微镜下观察（图 8-2），培养的成骨细胞贴壁后形态不规则，多呈三角形、多角形，有较多突起，单核呈卵圆形，有 1~3 个核仁，胞质丰富，边缘清晰。生长期细胞分裂相多见，细胞突起相互连接。融合后细胞呈铺路石状并可重叠生长。

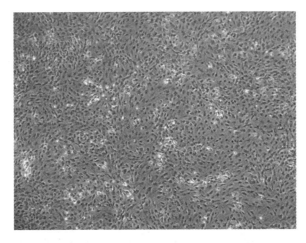

图 8-2　铺满的正常成骨细胞（小鼠 C57 源，头盖骨分离获得，P1 代，20×）

2. ALP 活性检测

功能活跃的成骨细胞 ALP 组织化学染色阳性，常用的方法有偶氮偶联法和钙钴法。采用偶氮偶联法检测时，成骨细胞基质中可见红色 ALP 阳性颗粒；采用钙钴法检测时，胞质中阳性反应呈现灰黑色颗粒或块状沉淀。

3. 基质前体染色

成骨细胞大量合成骨基质成分，组织化学 PAS 染色可显示成骨细胞胞质中大小不一的红色颗粒或团块状阳性物质。

4. 胶原蛋白

Ⅰ型胶原蛋白免疫组织化学染色，可见成骨细胞经染色后呈棕色，Ⅲ型胶原蛋白免疫组织化学染色后成骨细胞偶呈浅棕色，表明成骨细胞产生少量Ⅲ型胶原，而主要合成Ⅰ型胶原。

5. 成骨细胞矿化结节

成骨细胞具有体外矿化的特征，表现为肉眼可见的白色矿化结节，是成骨细胞骨形成功能的形态表现，通常用茜素红法、Von kossa 法及四环素荧光标记法染色显示成骨细胞矿化结节。茜素红法标记的矿化结节呈红色，Von kossa 法标记的矿化结节呈黑色，四环素荧光标记法标记的矿化结节发光呈黄色。另外，通过矿化结节计数，可反映成骨细胞的矿化功能。

6. WB 及 PCR 检测

检测 Col−1、OPN、OCN、BSP、ALP 等分化相关标志的蛋白或 mRNA 水平。

（三）组织取材来源与细胞差异性

1. 骨来源

新生动物或胚胎动物（大鼠、小鼠、鸡、兔）的颅骨及人的胚胎颅骨及松质骨为常用骨源。但不同骨来源培养的成骨细胞的分化、增殖及代谢功能有无差异，目前对此还没有详细的研究。

2. 骨膜来源

骨膜是膜性成骨的细胞来源。有学者直接将骨膜细胞接种到羟基磷灰石支架上进行培养，可培养出成骨细胞，也有学者从骨膜中成功分离出成骨细胞，均具有良好活性，表达骨特定因子，如骨钙素和骨桥蛋白。

3. 骨髓间充质干细胞来源

骨髓分为造血和基质两大系统，分别含有造血干细胞和基质干细胞，成骨能力来源于基质。BMSCs 具有强大的增殖能力和多分化潜能，在适当的条件下，具有向成骨细胞分化的潜能。

（四）原代培养方法

1. 成骨细胞的原代培养

成骨细胞的原代培养主要以酶消化法为主。本节以新生小鼠为例。

（1）取新生小鼠（出生后 1 天以内，4～10 只，视需要细胞的多少而定），处死，75％乙醇浸泡。

（2）从颈部剪下小鼠的头，用镊子去除头顶皮肤，剪下头盖骨。

（3）将头盖骨置于加入双抗的 PBS 内，清除骨膜、血管等结缔组织。

（4）用已加入双抗的 PBS 反复清洗 2 次，尽可能洗去骨片上多余的血液残留，防止污染。

（5）将洗净的头盖骨骨片移入 0.25％胰蛋白酶溶液内，37℃消化 30 分钟，以清除骨表面可能存在的纤维组织。

（6）尽量去除胰蛋白酶并用 PBS 洗 2 次后，剪碎骨片（不一定要特别碎），并加入 0.1％ Ⅰ型胶原酶，37℃过夜消化。如果有条件，可以在 37℃的摇床上慢摇过夜。

（7）第 2 天将含细胞的悬液吸入 15mL 离心管内，并加入含 10％FBS 的 α−MEM，终止消化。观察骨片的量，如果骨片被基本消化完毕，则不需要过滤网；如果悬液内还剩有很多骨组织碎片，则需要过滤网滤去骨组织。

（8）将 15mL 的离心管以 1000 r/min 离心 5 分钟。吸走上清液，沉淀的细胞团块用培养液重悬成为细胞悬液，按所需密度接种于细胞培养瓶中，置于 37℃ 的 5%CO_2 细胞培养箱中培养。

（9）24 小时后，观察细胞的贴壁情况，如果细胞贴壁基本完成，则更换一次新鲜的含 10%FBS 的 α-MEM。以后每 2~3 天换液一次，培养长满后，进行传代。

2. 常见的几种成骨细胞系的培养

（1）MC3T3-E1（图 8-3）：广泛的小鼠源性的前成骨细胞模型，一般采用 10%FBS 的 α-MEM 培养基。

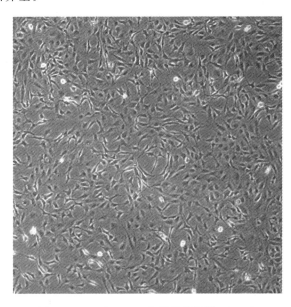

图 8-3　MC3T3-E1 细胞明场图片（20×）

（2）hFOB：人胚永生化成骨细胞系，表达 ALP、OCN 等多种成骨细胞特异性标志，已经被证实与人成骨细胞具有高度同源性，是研究正常成骨细胞体外生物学特征的较好模型，其培养一般采用 10%FBS 的 α-MEM 培养基。

（3）MG-63：人骨肉瘤细胞系，是用来研究激素对成骨细胞调节作用的良好模型，其分泌的细胞外基质与原代细胞存在的差异限制了其在成骨细胞表型分化和基质矿化方面的研究应用，一般采用 10%FBS 的 α-MEM 培养基。

（4）SaOS-2：人骨肉瘤细胞系，具有成熟的成骨细胞表型，ALP 活性很高，细胞因子和生长因子的表达与人成骨细胞相似，对激素敏感，基质矿化作用明显，一般采用 10%FBS 的 α-MEM 培养基。

二、成软骨细胞的培养

成软骨细胞也称软骨周细胞，由骨祖细胞增殖分化而来，在软骨内骨化过程中，成软骨细胞在生长的软骨基质中形成软骨细胞。它的细胞核可被碱性染料染色。这些细胞在软骨发生过程中起着极其重要的作用，因为它们在软骨细胞和软骨基质的形成中都起着调控作用。

（一）生物学特征

成软骨细胞在嵌入软骨基质中时就成了软骨细胞，由蛋白多糖和胶原纤维组成，直到它们在基质腔内。一旦它们嵌入软骨基质中，它们就会通过分泌更多的软骨细胞外基质来产生软骨基质，而不是通过进一步分裂来产生软骨基质。所以成软骨细胞与软骨细胞类似，也要分泌Ⅱ型胶原与蛋白聚糖。在成体和发育的过程中，大部分成软骨细胞位于软骨膜内层。这是一层薄薄的结缔组织，可以保护软骨，当受到激素如生长激素（Growth Hormone，GH）、甲状腺激素（Thyroid Hormone，TH）和糖胺聚糖（Glycosaminoglycan）刺激时，成软骨细胞有助于扩大软骨。

由于查到的文献大多数都将成软骨细胞与软骨细胞混在一起，作者认为成软骨细胞就是早期软骨细胞开始分泌基质且还未成熟时候的前体细胞，增殖能力比成熟的软骨细胞略强。

（二）细胞鉴定方法

（1）细胞形态观察：见细胞培养方法（形态改变可受细胞接种密度等因素影响而不同）。

（2）转录因子 SOX9：SOX9 是成软骨细胞分化的重要转录因子，可以通过检测 SOX9 的表达鉴定。

（3）细胞甲苯胺蓝染色：成软骨细胞可被碱性染料染成蓝色，而被含硫的酸性黏液物质染色则呈红色。

（4）Ⅱ型胶原免疫组织化学染色：成软骨细胞会特异性分泌Ⅱ型胶原，这是与其他细胞不同的特征。

（5）阿尔新蓝染色：成软骨细胞会特异性分泌蛋白聚糖（Aggrecan），阿尔新蓝染色可使其着蓝色。

（三）组织取材来源

主要依靠股骨和胫骨骨髓细胞诱导分化获得。

（四）原代培养方法

已有的文献很少报道直接提取成软骨细胞的方法，大多数是由骨髓间充质干细胞诱导而来，步骤如下：

1. BMSCs 的分离与培养

将 4 只 C57 小鼠以脊椎脱臼法处死，在无菌条件下完整取下两侧股骨与胫骨。尽量去除股骨与胫骨表面附着的软组织。将股骨与胫骨用含高浓度双抗（5%）的 PBS 清洗 2~3 次，然后放入正常双抗（1%）的 PBS 中，去除高浓度的双抗的同时做到骨组织的无菌性。剪开两侧干骺骨，充分暴露髓腔，用注射器吸取含10%FBS、1%双抗的 α-MEM 培养基冲洗骨髓腔，直至骨髓被全部冲出，且整个骨组织变透明变白。将冲出的骨髓组织缓慢吹打，尽可能地将其吹散。不能吹散的组织，经过细胞滤网后清理掉。吹散的骨髓细胞，利用 15mL 离心管进行收集。将收集的骨髓细胞以 1000r/min 离心，弃掉上清液。离心下来的骨髓细胞用新鲜的含 10%FBS 的 α-MEM 培养基进行重悬。将重悬的骨髓细胞铺板，在 37℃、5%CO₂、1%湿度的细胞培养箱里面进行细胞培养。第 3 天进行细胞换液。之后隔天换液，至细胞分裂增殖 80%~90%单层融合时进行传代。

2. BMSCs 扩增

BMSCs 一般可传代至第 3 代，获得足够多的细胞数量后进行进一步的实验操作。

3. BMSCs 成软骨细胞诱导

配制成软骨细胞诱导液：含转化生长因子 TGF-β1 10ng/mL、胰岛素 6.25μg/mL、转铁蛋白 6.25μg/mL、地塞米松 100nM、维生素 C 50μg/mL、牛血清白蛋白 1.25mg/mL。P3 骨髓间充质干细胞完全铺满瓶底后，将含 10%胎牛血清的 L-DMEM 培养基吸净，PBS 冲洗 2 次，每瓶中加入不含血清的软骨细胞诱导液 10mL，旋松瓶盖，放入 37℃ 的 5%CO₂ 细胞培养箱内培养。每天镜下观察细胞变化情况，适时照相。每隔 2~3 天更换诱导液 1 次，并收集每次所换培养液于无菌瓶内，-20℃保存，待诱导完成后检测其中的蛋白聚糖含量。细胞放入 37℃、5%CO₂ 细胞培养箱内培养，每隔 3 天换液 1 次。诱导 24 小时后镜下观察见骨髓间充质干细胞呈典型长梭形，排列较规则，与诱导前相比，局部形成较多似漩涡状排列区。到第 5 天时细胞密度更大，间隙不明显，形态变得不规则，排列无明显规律。诱导至第 8 天时，细胞出现近似软骨细胞的马赛克样排列，100 倍镜下多角形细胞、类圆形细胞、短梭形细胞共同存在。诱导至第 11 天时，细胞在一些生长密集区域均出现复层生长，复层生长的细胞在镜下折光性强，因而显得更亮。14 天时，复层生长较为明显，出现分布不均的白色发亮区，在 200 倍镜下，见白色发亮区为呈复层生长的类圆形细胞。

三、软骨细胞的培养

（一）生物学特征

软骨组织是高度特异性的组织，主要由软骨细胞和软骨基质构成。软骨基质约占软骨总重量的 90%，而软骨细胞只占软骨组织的很小一部分。致密的软骨基质是软骨能够发挥负重、缓冲压力、吸收震荡和减小摩擦等生理作用的结构基础。与大多数组织不同，软骨组织内无血管、淋巴管和神经，营养物质经软骨基质渗透进入软骨细胞。这种组织学结构使软骨细胞在损伤因子侵入的条件下，无法有效启动机体固有的防御性修复应答。

生理情况下，成熟软骨细胞处于相对静止状态，增殖能力与合成软骨特异性细胞外基质（ECM）的能力极其有限。

（二）细胞鉴定方法

1. 软骨细胞特征性染色

（1）甲苯胺蓝染色：在胞质内有大量蓝紫色异染颗粒，异染颗粒为软骨细胞分泌的呈酸性的蛋白聚糖，可表明软骨细胞表型。

（2）阿尔新蓝染色：与软骨组织和细胞内的酸性黏多糖（硫酸软骨素）结合使其被染成蓝色。

（3）免疫组织化学染色：Collagen Ⅱ（Col2）、Aggrecan、SOX－9 等标志性 Marker 的高表达是软骨细胞的特征性表型。

（4）用 PCR 方法检测其 SOX9、Col2、Aggrecan 和 ColX 的表达情况。

2. 辅助鉴别

从形态上来说，软骨细胞为多边形，胞核为圆形或椭圆形，位于细胞中心。

（三）组织取材来源与细胞差异性

软骨分为纤维软骨、透明软骨和弹性软骨，肋软骨和关节软骨均属于透明软骨，分离培养原代软骨细胞可从肋软骨和关节软骨部位取材。

以小鼠为例。新生小鼠：从新生 C57 乳鼠（3～5 日龄）的膝关节分离透明软骨细胞（此时的膝关节软骨未发生钙化，均为透明软骨）。细胞活性好，增殖快，具有典型软骨细胞的多边形形态。

成年鼠或动物模型鼠：从膝关节处分离透明软骨细胞，要用刀片刮去透明软骨组织，尽量不带入透明软骨下方的钙化组织。成年软骨细胞活性差，增殖速度很慢，细胞形态不典型，培养时可加大 FBS 浓度。

（四）原代培养方法

现以新生小鼠为例，介绍完整的软骨原代培养方法。

1. 原代细胞提取的准备工作

（1）Ⅱ 型胶原酶溶液的制备：取粉末状胶原酶 100mg（Sigma），加入 10mL DMEM 培养基，分装为 10 份，每份 1mL，放在－20℃保存。用的时候取 1mL，加入 9mL DMEM 培养基，使最终浓度为 0.1%。

（2）在超净台中准备三个皿，倒入 PBS（也可用无血清的 DMEM 培养基），中间皿加双抗使其浓度为 5%，另外两个皿加双抗使其浓度为 0.5%。取得组织后，将其依次放入这三个皿中，即 0.5%双抗的 PBS→5%双抗的 PBS→0.5%双抗的 PBS。

2. 原代培养过程（以小鼠为例）

（1）将小鼠置于 75%酒精中处死、灭菌。

（2）在超净台中，将小鼠剥去后膝膝关节上皮，用眼科剪收集膝关节处透明软骨。

（3）将收集到的软骨依次放入三个准备好的 PBS 皿中（注意控制组织在 5%双抗的 PBS 中的放置时间，2～3 分钟，时间不能太长）。

（4）在低浓度双抗的 PBS 中修剪软骨周围上皮组织和筋膜组织，尽量修剪干净，只保留膝关节。

（5）将组织放入干净的皿，加 0.25%的胰蛋白酶 1～2mL 浸没组织（胰蛋白酶体积≈组织体积的 10 倍），剪碎组织后置于孵箱中消化 30 分钟。

（6）取出组织，移除上清液后，加入 0.1%的 Ⅱ 型胶原酶浸没组织，并转移至

15mL 离心管中，37℃水浴箱摇晃消化 2～3 小时。也可采用过夜消化的方式，细胞量更多。此时要将 0.1％的 II 型胶原酶与 DMEM 培养基以 1：2 的比例混合加入组织中，再将其置于细胞培养箱中过夜消化（约 12 小时）。

（7）在消化后的软骨细胞悬浮液中加入等体积含 10％胎牛血清（FBS）、1％青霉素－链霉素的 DMEM 培养基，中和反应。

（8）将混合液以 1000r/min 离心 5～8 分钟。

（9）取出离心管，弃掉上清液。同时在离心管中加入含 10％FBS 的新鲜 DMEM 培养基，使软骨细胞再次重悬。

（10）进行细胞计数，将重悬的软骨细胞按一定密度接种到培养瓶中，并放入 37℃ 的 5％CO$_2$ 细胞培养箱中培养，将分离得到的软骨细胞标记为原代（P0 代）。

3. 传代培养

上述处理过的原代软骨细胞间隔一天换液。若 2～3 只 C57 乳鼠膝关节细胞放一个 T25 培养瓶，换液时预计已基本长满。待细胞长满融合（90％以上）后开始传代，传代第一次称为 P1 代（图 8-4）。传代时，一瓶 T25 培养瓶加入 1mL 0.25％胰蛋白酶消化，在显微镜下观察消化情况，软骨细胞与培养基的连接较为紧密，消化时间略长，1～2 分钟后可观察到细胞形态变圆，细胞变亮，此时加入 2mL 含 10％ FBS 的 DMEM 培养基终止消化。吸弃上述液体，加入 4～5mL 培养基反复吹打，再转瓶继续培养，8～10 小时后基本贴壁。

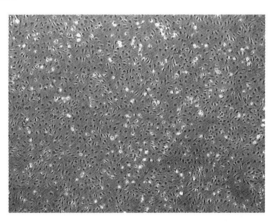

图 8-4　小鼠来源的原代透明软骨细胞（P1，10×）

四、破骨细胞的培养

（一）生物学特征

骨量平衡的重要维系条件是成骨细胞和破骨细胞的功能平衡。破骨细胞是一种有组织特异性的多核巨细胞，是体内行使骨吸收功能的最主要细胞（甚至可能是唯一的骨吸收细胞），参与骨组织中有机物和无机物的降解和清除，其活性受到微妙的调节和控制。破骨细胞的调控与各种代谢性骨病的发生发展密切相关，大多数骨骼疾病是由于破骨细胞的活性失调，骨骼重建中骨吸收-骨形成不平衡导致。很多免疫性疾病和肿瘤转移也与破骨细胞活性失调息息相关。这些疾病包括石骨症、骨质疏松症、牙周病、类风湿性关节炎、多发性骨髓瘤和转移性癌症等。

破骨细胞源于造血干细胞的单核/巨噬细胞系。骨髓造血干细胞先分化成单核细胞，单核细胞再融合形成多核巨细胞。通过小鼠基因突变模型的研究和人类骨疾病相关突变基因的寻找，一系列调控破骨细胞分化、成熟和功能的因子被证实和发现。其正调控因子受到广泛的关注和研究，最主要的正调控因子为核因子 κB 受体活化因子配体（Receptor Activator of NF-κB Ligand，RANKL）以及巨噬细胞集落刺激因子（Macrophage Colony Stimulating Factor，M-CSF）。相比而言，对破骨细胞负调控机制的研究较为有限。有研究报道，鸟苷酸结合蛋白亚基 13（Gna13）为破骨细胞分化和活化的负调控因子。成熟的破骨细胞有以下几个特点：

（1）细胞形态：胞体直径 $20\sim100\mu m$，呈油煎蛋形、漏斗形、长条形或不规则形。细胞多核，破骨细胞是融合的巨细胞，细胞核从 3 个到上百个，平均每个细胞可以有 $10\sim20$ 个核。胞质含丰富的线粒体、溶酶体、游离核糖体及高尔基复合体等细胞器，并有伪足和突起。

（2）破骨细胞的细胞骨架结构与其功能相适应：破骨细胞具有独特的细胞骨架结构，骨吸收时细胞发生极化，靠近骨表面的细胞膜特化成基底膜，其上集中了各种骨吸收相关的蛋白原件并发生着活跃的胞吞和胞吐作用。

（3）表达一系列特异性因子，包括抗酒石酸酸性磷酸酶（TRAP）、组织蛋白酶 K（CTSK）、降钙素受体（CTR）和 β3-整合素（β3-Integrin）等。

（4）形成褶皱膜（Ruffled Membrane）和肌动蛋白环（F-Actin Ring）骨架结构：破骨细胞分化成熟后，基底膜向骨表面伸出特化成绒毛状平行排列的结构，称为褶皱膜。在细胞内由致密的肌动蛋白分子形成环状骨架结构，称为肌动蛋白环。肌动蛋白环与细胞膜表面的分子相结合使破骨细胞锚定在骨基质表面，并在破骨细胞与骨基质之间形成一个密封的区域，称为密闭区（Sealing Zone）。

（5）破骨细胞可分泌 H^+ 以及溶解骨组织矿物盐和降解有机质相关的酶类。破骨细胞通过质子泵和 II 型碳酸酐酶向骨表面分泌 H^+，酸化此区域形成骨吸收陷窝，酸化过程为多种酶［如抗酒石酸酸性磷酸酶（TRAP）、抗酒石酸酸性三磷酸腺苷酶（TrATP）、II 型碳酸酐酶（CA II）、组织蛋白酶 K（CTSK）、基质金属蛋白酶-9（MMP-9）等］的降解提供了适宜的 pH 值环境，骨溶解的发生依赖此过程并在骨吸收陷窝中进行。

（二）细胞鉴定方法

（1）细胞形态：破骨细胞体积大，形态不规则，呈油煎蛋形、漏斗形、长条形或不规则形，有短突起，细胞内有多个核，从 3 个到上百个，平均每个细胞可以有 $10\sim20$ 个核。

（2）抗酒石酸酸性磷酸酶（TRAP）染色：TRAP 阳性的多核细胞（3 个或 3 个以上）为破骨细胞，胞浆呈红色阳性反应，胞核呈阴性反应。

（3）噬骨试验与扫描电镜：破骨细胞可侵蚀骨片，在骨片上形成骨吸收陷窝，陷窝呈圆形、椭圆形或不规则形。

（4）降钙素受体（CTR）染色。

（5）降钙素反应。

（三）组织取材来源与细胞差异性

（1）机械分离骨组织中的成熟破骨细胞：新生鼠或兔，妊娠 6 个月以内的引产胎儿等，胫骨、股骨除去软组织、骨膜和软骨后的骨干内表面组织。细胞培养时间短，细胞存活时间较短，细胞分化程度高，难以传代，只能进行原代培养，细胞数量少。

（2）骨髓单核细胞诱导分化：鼠、兔、人的长骨骨髓腔。细胞培养时间最长，费用高，但相对细胞量多，细胞存活时间较长。

（3）血液单核细胞诱导分化：血液单核细胞诱导分化与骨髓单核细胞诱导分化类似。

（四）原代培养方法

这里我们介绍一下用骨髓单核细胞诱导破骨细胞的方法。

（1）取 6~8 周 C57/B6 小鼠，用灭菌手术器械取出后腿的股骨和胫骨，剔除肌肉组织。

（2）骨组织在无菌的加双抗的冷 1×PBS 中清洗 3 次后，移入超净台。在无菌并添加双抗的冷 1640 培养液中清洗 5 次，然后置于冰上。

（3）用灭菌手术剪剪去骨干骺端软骨组织，用 5mL 注射器连接 27G 针头，吸取 α－MEM 培养液，将针头插入骨腔中，推出培养液将骨髓吹出直到骨组织呈白色。

（4）将骨髓收集到 50mL 离心管中，吹打均匀，用组织滤器过滤掉组织块，或者在室温静置 10 分钟取上清液去除组织块。

（5）将去除了组织块的骨髓细胞悬液，在 4℃ 以 1000r/min 离心 6 分钟，去上清液，收集整个骨髓细胞。

（6）往收集到的骨髓细胞中加入红细胞裂解液（每只小鼠 2mL），对细胞进行重悬。在室温下持续缓慢混匀裂解 5 分钟，再加 PBS 稀释终止反应。

（7）在 4℃ 以 1000r/min 离心 5 分钟，去上清液，此时基本清除了红细胞。

（8）离心所得沉淀用 α－MEM 全培养液（含 10% 胎牛血清、1% L－谷氨酰胺和 1% 青链霉素，pH 值为 6.9）重悬后，细胞密度 50% 以上铺板。

（9）先用巨噬细胞因子（MCSF 浓度的选择需要看单核细胞的数量，如果单核细胞的数量足够多，那么 MCSF 的浓度可以适当降低，比如 10ng/mL；如果单核细胞的数量不够多，则需要用到高浓度的 MCSF，比如 40~60ng/mL，促进单核细胞的增殖）诱导全培养液诱导两天，再换破骨细胞诱导（RANKL，其浓度的确定也需要摸索）全培养液培养。

（10）RANKL 诱导换液当天即为 D0，破骨细胞诱导全培养液培养 24 小时、48 小时、72 小时、96 小时和 120 小时分别记为 D1、D2、D3、D4 和 D5。D3 能够观察到呈不规则形状的多核融合 TRAP 染色阳性的破骨细胞（附图 28），D4 和 D5 能够观察到饱满的呈圆形或多边形的多核融合 TRAP 染色阳性的成熟破骨细胞。

五、骨髓间充质干细胞的培养

（一）生物学特征

骨髓间充质干细胞（Bone Marrow Mesenchymal Stem Cells，BMSCs）占骨髓细胞总数的 0.01% 以下。Friedenstein 等首次分离出 BMSCs。BMSCs 是来自中胚层的干细胞，主要存在于骨髓中。BMSCs 具有以下生物学特性：

（1）增殖能力、多向分化能力和造血支持能力。在体外特定的诱导条件下，BMSCs 可以向成骨细胞、软骨细胞、脂肪细胞、神经细胞、肝样细胞、髓核样细胞等方向分化。基于这些特点，BMSCs 已被认为是一种可移植的细胞治疗来源。

（2）免疫调节作用。BMSCs 被认为可能在免疫抑制和组织愈合中发挥作用，人类间充质干细胞只表达低水平的 MHC－Ⅰ类分子，不表达 MHC－Ⅱ类分子及共刺激分子，如 CD40、CD80、CD86 和 CD40L 等，这些特性使间充质干细胞能免于 NK 细胞介导的细胞溶解作用，说明间充质干细胞具有低免疫原性。

（3）移植后具有向损伤区域主动趋化和迁移的特性，即归巢能力。归巢并迁移至靶组织的能力是 BMSCs 发挥生物学效应的重要环节。由于 BMSCs 具有这一特点，使其可以作为运载各种基因的工具。

（4）自我更新的能力。

（5）BMSCs 具有旁分泌功能，能够分泌多种物质，如神经营养因子、细胞因子和趋化因子等，调节损伤局部微环境，减轻炎症反应，促进受损组织的修复。目前 BMSCs 在治疗呼吸系统疾病、神经系统疾病和泌尿系统疾病中均有研究报道，但由于 BMSCs 具有很强的增殖特性，其在组织或细胞移植中的应用存在致瘤的风险。

近年来，BMSCs 在治疗心脏疾病中被研究报道，其可以通过替换血管平滑肌、心肌细胞及内皮细胞，并且提供大量的血管生成因子、抗凋亡因子〔如血管内皮生长因子（Vascular Endothelial Growth Factor，VEGF）、肝细胞生长因子（Hepatocyte Growth Factor，HGF）和胰岛素样生长因子（Insulin－Like Growth Factor，IGF）〕等来改善心脏损伤。

（二）细胞鉴定方法

细胞治疗国际社会（International Society for Cellular Therapy，ISCT）提出的 BMSCs 的鉴定标准为：

（1）能贴壁。

（2）能分化为软骨细胞、成骨细胞和脂肪细胞。

（3）有 95% 以上的细胞表达表面标志，如 CD105、CD73 和 CD90，小于 2% 的细胞表达 CD45、CD34、CD14、CD11b。除了这些间充质干细胞共同的特征，BMSCs 还特异性表达 CD146，这一特点被认为可与造血干细胞相区别。尽管如此，有研究表明，没有一种标记物是 BMSCs 特异性表达的，因此需要大量的标记物来鉴定这个细胞群体。在形态和培养特征方面，细胞呈梭形，核浆比大，能连续传代培养。在体外特定的诱导条件下，BMSCs 可以分化为成骨细胞、软骨细胞、脂肪细胞、神经细胞、肝样细胞以及髓核样细胞等。

（4）能自我更新。

BMSCs 表面 Marker 见表 8-2。

表 8-2 BMSCs 表面 Marker

Marker	Cultured BMSCs	Native BMSCs
STRO-1	+	+
GD$_2$	+	+
SSEA$_4$	+	+
CD11b	−	−
CD14	−	
CD29	+	
CD34	−	+
CD44	+	
CD45	−	−
CD49a	+	+
CD49b	+	
CD49c	+	
CD49d	−	
CD49e	+	
CD51	+	
CD73	+	+
CD90	+	+
CD105	+	+
CD106	+	+
CD133	+	+
CD140b	+	+
CD146	+	+
CD166	+	+
CD200	+	+
CD271	−	+

（三）组织取材来源与细胞差异性

人 BMSCs 取材于髂前上棘，大动物取材部位与人类相似，小动物主要从其股骨和胫骨取。

骨髓内的 BMSCs 与分离培养的 BMSCs 不同质，是由不具有、部分具有及具有多向干性的祖细胞组成。这些异质的前体细胞虽然在形态上类似于多能间充质干细胞，但在其基因转录范围存在差异性。有人提出，在这些细胞群中，细胞增殖、分化和成熟是独立的。在经过多代传代后，BMSCs 的分化潜能下降，尤其是成骨和成骨分化之间的平衡被打破，这可能是由于氧压力的变化及关键的分化调节因子的作用，如 Runx2、C/EBPα以及 PPARγ。

（四）原代培养方法

这里以 C57 小鼠为例，介绍原代 BMSCs 的培养方法。

（1）将 4 只 C57 小鼠以脊椎脱臼法处死，在无菌条件下完整取下两侧股骨与胫骨。

（2）尽量去除股骨与胫骨表面附着的软组织。

（3）将股骨与胫骨用含高浓度双抗的 PBS（5％）清洗 2~3 次，然后放入正常双抗（1％）的 PBS 中，去除高浓度双抗的同时做到骨组织的无菌性。

（4）剪开两侧干骺骨，充分暴露髓腔，用注射器吸取含 10％FBS、1％ 双抗的 α-MEM 培养基冲洗骨髓腔，直至骨髓被全部冲出，且整个骨组织变透明变白。

（5）将冲出的骨髓组织缓慢吹打，尽可能地将其吹散。

（6）不能吹散的组织，经过细胞滤网后清理掉。吹散的骨髓细胞，利用 15mL 离心管收集。

（7）将收集的骨髓细胞在 1000r/min 下离心，弃掉上清液。离心下来的骨髓细胞用新鲜的含 10％FBS 的 α-MEM 进行重悬。

（8）将重悬的骨髓细胞铺板，在 37℃、5％CO_2、1％湿度的细胞培养箱里面进行细胞培养。第 3 天进行细胞换液。之后隔天换液，至细胞分裂增殖 80％~90％单层融合时进行传代（图 8-5）。

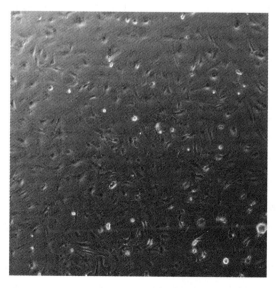

图 8-5　骨髓源的原代小鼠间充质干细胞（20×）

六、原始口腔上皮细胞的培养

脊椎动物胚胎第 3 周，发育的前脑生长迅速，其下端出现一个突起，称为额鼻突，其下方为下颌突，约人胚胎第 24 天，其外上方长出两个突起，为上颌突。此时额鼻突、上颌突及下颌突的中央形成一个凹陷，即原始口腔，衬覆单层外胚层细胞，可增殖分化形成分泌牙釉质的成釉细胞、唾液腺和口腔黏膜。

（一）生物学特征

1. 牙的发育

牙齿的发生和发育是神经嵴（Neural Crest）来源的外胚间充质（Ectomesenchyme）细胞和外胚层（Ectoderm）来源的上皮细胞之间相互作用的过程。人胚胎第 5 周，原始口腔上皮覆盖着外胚间充质细胞。原始口腔上皮由两层细胞组成，外层是扁平上皮细胞，内层为矮柱状的基底细胞。随后，在未来的牙槽突区，外胚间充质细胞开始诱导上皮增生。局部增生的上皮及间充质共同组成牙胚（Toothgerm）、前庭板和位于舌腭侧的牙板。此后，前庭板形成口腔前庭沟，牙板形成牙釉质，外胚间充质形成牙髓、牙本质、牙骨质、牙周膜和固有牙槽骨。

人类牙胚和小鼠牙胚具有同源性，拥有相似的牙齿发育信号调控网络，因此常将小鼠作为牙发育的研究对象。对于模型动物小鼠来说，第一腮弓特定位置的上皮细胞在 E10.5 时开始增殖变厚，形成牙源性上皮，能够对底下位置的间充质进行诱导，至 E11.5 形成牙板。牙板的形成决定了将来牙齿发生的位置，是牙齿发育的起始，此阶段称为牙板期（Laminastage）。当胚胎发育至 E12.5 时，增厚的牙胚上皮开始下陷，其下面的间充质细胞开始向牙胚上皮下陷的位置迁移聚集，到 E13.5 时形成蕾状结构，此阶段称为蕾状期（Bud Stage）。E14.5 开始，蕾状上皮细胞继续增殖下陷，并发生折叠形成帽状结构，其下面的间充质细胞继续聚集，此阶段称为帽状期（Cap Stage）。帽状期牙胚的中部有釉结（Enamelknot），起到调控牙齿形态的作用，其下面的间充质聚集形成牙乳头。E14.5 之后，牙胚形态继续发生一系列的变化，至 E16.5 到达钟状期（Bell Stage），牙胚上皮变成钟状结构，牙胚上皮细胞开始分化为成釉细胞，牙胚间充质细胞开始分化为成牙本质细胞。成牙本质细胞在基底膜内侧分泌牙本质，随后，牙本质诱导成釉细胞分泌牙釉质。在 E11.5 之后，成牙能力从上皮转移到间充质，当间充质与非牙源性上皮结合后能诱导牙齿形成，而上皮失去了这种能力。

在牙齿发生过程中，担负牙上皮和间充质间诱导信号传递的生长因子主要有四大类：骨形成蛋白（BMP）、成纤维细胞生长因子（FGF）、刺猬蛋白家族（Shh）和 Wnt 信号系统。上皮发出的信号分子如 BMP、Shh、FGF 等诱导或抑制间充质内的基因（如 *MSX*、*DLX*、*LHX*、*PAX* 等）表达的同时，信号分子内部也可能存在拮抗作用，在牙胚发育中形成复杂的信号网络，来决定牙胚的发展方向。在牙发育过程中，BMP4 起着中心调控作用。BMP4 信号通路通过抑制间充质中 DKK2 的表达，来启动间充质的成牙能力。BMP4 早期先表达于牙上皮，随后在蕾状期其表达转移至牙间充质。BMP2 在釉质形成、牙本质形成以及牙周支持组织形成中起着重要作用。非典型 BMP

信号通路主要调节牙上皮细胞的增殖，而 Wnt/β－catenin 信号通路则主要通过维持 Pitx2 的表达来控制牙发育，并部分调控牙发育期间牙上皮细胞的增殖。Shh 则首先表达于牙上皮增厚区，然后在帽状期的釉结区域表达加强，其与上皮细胞的增殖调控有关。

2. 唾液腺的发育

所有唾液腺的发育都遵循相似的发育模式。唾液腺发育可分为 6 个阶段：①深层间充质诱导口腔上皮形成腺上皮蕾；②上皮条索形成及生长；③上皮条索末端开始分支和腺体组织持续分化；④上皮条索反复分支形成腺小叶；⑤导管中空形成管腔样结构；⑥细胞分化。哺乳动物的唾液腺腺体组织是口腔上皮及其邻近间充质通过相互的诱导作用而形成的，调节腺组织的发生、生长和腺上皮细胞的最终分化。功能性腺体组织（腺实质）由口腔上皮向间充质生长形成的腺上皮蕾形成。腮腺和小唾液腺上皮蕾起源于外胚层。

3. 口腔黏膜的发育

口腔黏膜的发育也是上皮与间充质相互作用的结果。在胚胎第 3 周，原始口腔衬覆单层外胚层细胞。唇内面、口底、牙龈、颊部和硬腭上皮来源于外胚层，而舌上皮来源于内胚层和外胚层。胚胎第 5~6 周时，原始口腔的内衬上皮由单层细胞变成双层细胞。到胚胎第 8 周，前庭牙板复合体明显变厚，胚胎第 10~14 周，其中心区域的细胞发生变性退化，形成口腔前庭，唇颊黏膜和牙槽黏膜分开。此时已出现多层上皮结构。角化口腔上皮包括基底层、棘层、颗粒层、角化层，非角化口腔上皮包括基底层、棘层、中间层和表层。所有口腔上皮细胞的细胞分裂只发生在基底层。分裂后的细胞向表面迁移，最后脱落。

（二）细胞鉴定方法

牙胚上皮细胞：Pitx2 是牙胚上皮的特异性蛋白，被认为是牙上皮的标记基因。在牙胚发育过程中，Pitx2 属于 FGF 信号通路介导的转录因子之一，对牙齿的发生及形态发育起着重要的作用。利用免疫组织化学方法证明了 CD29 和 K15 两个表皮细胞标志蛋白在牙上皮原代细胞中的阳性表达，从而鉴定所分离细胞的上皮源性。通过免疫组织化学方法检测了 SSEA－4 和 OCT－4 两个胚胎源性蛋白在牙胚上皮细胞的表达，表明所分离牙上皮细胞的胚胎源性。牙上皮的相关蛋白的表达，如 FGFB、Shh、BMP4 和 Pitx2 等，在牙胚上皮原代细胞中均呈阳性，表明所分离的牙胚上皮原代细胞能够在体外继续表达组织特异性相关蛋白，该细胞可作为进一步研究牙齿发育机制的种子细胞。

（三）组织取材来源

（1）人牙胚组织来源于药物流产或者引产婴儿。

（2）鼠原始口腔上皮细胞来源于早期胚胎。

（四）原代培养方法

1. 人牙胚上皮细胞的分离培养

（1）取新鲜人胚期的上下颌，置于有 1％双抗的 PBS 中清洗 2 次，在体视显微镜下剥取各个牙胚，之后放入 PBS 中，并用含双抗的 PBS 清洗 3 次。

（2）将牙胚置于 2U/mL 的 Dispase Ⅱ 消化液中，在 37℃下消化 40 分钟左右，至牙胚上皮与间充质组织分开。

（3）在体视显微镜下，将已分开的牙胚上皮与间充质剥离，获得牙胚上皮组织，放置于盛有 PBS 的细胞培养皿中待用。

（4）将分离好的牙胚上皮组织用带 1％双抗的 PBS 漂洗 3 次，置于 0.25％胰蛋白酶中，于 37℃的恒温细胞培养箱中消化，隔 15 分钟吹散一次，直至细胞分离成单细胞。

（5）将已消化好的牙胚上皮细胞用含血清的细胞培养液终止消化，用移液枪轻轻吹打均匀后，1600r/min 离心 5 分钟。

（6）弃上清液，用 Keratinocyte Serum Free Medium（KSFM）细胞培养液轻缓重悬沉淀，均匀接种于细胞培养皿中，置 37℃的 5％CO_2 细胞培养箱培养。

（7）培养 24 小时后观察细胞贴壁情况，换新鲜的 KSFM 细胞培养液，除去悬浮的未贴壁的死细胞。

（8）隔天半量换液，细胞密度达到 50％以上时每天换液，至 85％左右传代。

2. 大鼠口腔黏膜上皮细胞的分离培养

（1）取材：SD 大鼠 2％戊巴比妥钠腹腔注射麻醉后，固定四肢于杀鼠板上，棉签蘸取碘伏消毒口腔黏膜，取口腔黏膜全层组织，去除结缔组织，修剪成 0.3cm×0.5cm 大小，移入超净台。

（2）细胞爬片预处理：无菌的细胞爬片置于 6 孔板中，100μL 移液枪吸取纤维连接蛋白（Fibronectin），均匀涂布于爬片上，形成 100ng/cm^2 的纤维连接蛋白包被。之后在超净台内自然吹干，待用，接种细胞之前用 PBS 冲洗。

（3）将组织块在 4℃用含 1％双抗的 PBS 彻底清洗 6 次。

（4）将组织从 PBS 中取出，放入用 D－KSFM 培养液为溶剂配制的 1.2U/mL 的 Dispase Ⅱ 中，并在 4℃冰箱过夜消化，16～18 小时。

（5）第 2 天取出组织块，用 PBS 多次冲洗。

（6）用眼科镊分离上皮层。

（7）分离出来的上皮层加入 0.25％胰蛋白酶（需含 0.02％EDTA）在 37℃下消化 20 分钟，轻轻吹打，后用含 10％ FBS 的 DMEM 或 F12 终止消化。

（8）将含细胞的 DMEM 或 F12 培养液过细胞筛（用 200 目），之后以 1000r/min 离心 5 分钟。

（9）用含 10％ FBS 的 DMEM/F12 终止消化，吸管吹打成单细胞悬液，200 目细胞筛过滤，以 1000r/min 离心 5 分钟，KBM－GOLD Basal 培养基重悬。

（10）通过活细胞计数，使细胞悬液以 $1×10^5/cm^2$ 的密度接种于培养板中，置 37℃的 5％CO_2 饱和湿度的细胞培养箱中静置培养。第 2 天观察细胞的贴壁和生长情况，进行首次换液。以后每两天换液一次。

七、黏膜基底层细胞的培养

（一）生物学特征

黏膜上皮分为有角化上皮和无角化上皮，由表面到深层，前者分为角化层、颗粒层、棘层和基底层，后者分为表层、中间层、棘层和基底层。其中基底层位于最深面，是一层立方形或矮柱状细胞。基底层以上是数层多边形细胞，细胞之间有细胞间桥连接，再上为几层梭形或扁平细胞。光学显微镜下基底层细胞胞核呈圆形，染色深。基底层细胞和邻近的几层棘细胞有增殖能力，成为生发层。生发层细胞能不断分裂增生，以补充表层衰老或损伤脱落的细胞。口腔上皮细胞再生能力强，正常情况下为生理性再生，受到异常因素刺激，可出现病理性增生（如白斑等）。

基底层细胞借助基底膜与深层固有层相连，基底层细胞与基底膜之间借助半桥粒相连，半桥粒的结构特点是在基底层细胞的胞膜内侧可见致密的附着斑，细胞内的角蛋白丝插入该附着斑内。

此外，在黏膜基底层还有少量黑色素细胞，其是由神经嵴细胞迁徙而来，光学显微镜下细胞质透明，含有黑色素颗粒。还有朗格汉斯细胞，呈树状突起，常规染色胞质透明、核深染，电镜下有特殊的棒状或球拍样颗粒，与免疫功能相关。

（二）细胞鉴定方法

1. 黏膜上皮细胞形态

细胞贴壁前体积较小，呈圆形、类圆形，轮廓清晰光滑，有立体感。接种后12小时，部分细胞下沉贴附于培养孔底，24~72小时细胞陆续贴壁。细胞逐渐伸展，扁平变大，是伸展前的2~3倍，折光性减小，细胞核清晰可见，位于胞质中央。完全伸展的细胞呈扁平的卵圆形，大小均一，胞浆丰富，胞核含2~3个核仁，增殖不明显。接种5天后细胞增殖加速，核分裂相多见，细胞数量迅速增多，进入指数生长期。原代培养11天左右细胞相互融合、连接成片，细胞为多角形，呈典型的铺路石状。

2. 免疫染色

可通过基底层细胞的特异性 Marker 来鉴定细胞。这些 Marker 包括 Ki-67、Integrin α6、Integrin β1、BrdU 等。角蛋白 CK19 和 ABCG2（ATP Binding Cassette Subfamily G，Member 2）是基底层干细胞的 Marker，而角蛋白 K13、CK10 是分化的标志。

（三）组织取材来源

兔或人的颊黏膜。

（四）原代培养方法

（1）无菌条件下切取兔（或人）口腔颊部黏膜2cm×2cm，剪下的黏膜组织块放入含双抗（200U/mL青霉素和200U/mL链霉素，也有人减半青霉素和链霉素的浓度，pH值7.2）的D-Hank's（或PBS）液中，漂洗5~6次，用眼科剪将黏膜组织修剪成0.2cm×0.2cm的边缘整齐的小块。

（2）用 2~2.4U/mL 的 Dispase Ⅱ（该酶作用于基底层细胞与基底膜连接的半桥粒，所以成纤维细胞污染少）在 37℃ 条件下过夜消化 16~18 小时，将黏膜表皮从基底膜剥离（也有人放在含 2mg/mL Dispase Ⅱ 的 MCDB 153 培养基中，37℃ 和 5%CO_2 条件下消化约 1 小时）。

（3）将分离的上皮块放入 0.05% 胰蛋白酶（wt/vol，其中含有 0.02mM EDTA）溶液中，在 37℃ 下消化约 10 分钟。之后吹打分散，使上皮细胞分散成单个细胞。

（4）用含 10%FBS 的培养基终止消化，1000r/min 条件下离心，弃上清液。

（5）用 Keratinocyte-SFM 培养基重悬细胞，在细胞计数后，在 37℃ 和 5%CO_2 条件下进行细胞培养。[也有人使用完全 MCDB153 培养基，其中包含 50pM 三碘甲腺原氨酸（Triiodothyronine，T3）、10ng/mL β-神经生长因子（Beta Nerve Growth Factor）、200ng/mL 氢化可的松（Hydrocortisone）、5ng/mL 上皮生长因子（Epithelial Growth Factor）、5% 胰岛素-转铁蛋白-硒钠（Insulin-Transferrin-Selenium，ITS）和 5% FBS]。

（6）细胞培养箱培养过程中，每 2 天换一次液。

（7）若想获得的基底层细胞浓度较大，可将细胞接种于 Ⅳ 型胶原上，前 10 分钟贴壁的细胞含有大量的基底层细胞。

八、口腔癌细胞系

1955 年，Eagle 利用一名 54 岁男性患者的颊癌组织，分离和鉴定出了 KB 细胞株，这是第一个直接采用体外细胞培养方法建立的口腔肿瘤的细胞株。此后，建立口腔癌细胞株的研究进入低谷。直到 20 世纪 80 年代初，建立细胞系的研究再次启动，出现了多种口腔癌细胞株，为拓展口腔肿瘤的生物学研究奠定了坚实的基础。

（一）Tca8113 细胞系

1. Tca8113 细胞系的建立

该细胞系属于人舌鳞状细胞癌，由上海第二医科大学何荣根等在 1981 年建立，是我国建立的第一株人口腔癌细胞系。该细胞来源于舌癌患者（21 岁，女性，T2N1aM0，Ⅰ级），采用组织块体外培养的方法建系。其生长稳定，早期具有恶性肿瘤特征，体内成瘤率高（10/11），符合原发灶鳞状细胞癌的特征。建系之初的群体倍增时间为 38.8 小时，培养 3 天分裂指数峰值为 61‰，有较高的贴壁率，软琼脂集落形成率高，染色体稳定在 66 条，具有特定的标记染色体。

如附图 29 所示，镜下观察，细胞呈均一的多角形上皮样细胞，镶嵌状排列，少数为多核巨细胞和巨核细胞，可表现为接触抑制消失。胞浆色淡，核仁清晰，大小不一，核分裂相多见。透射电镜观察，细胞核大且不规则，核膜凹陷，胞浆内游离核糖体丰富，可见成束张力原纤维。细胞间具有典型的桥粒和半桥粒结构特征。

2. 耐药 Tca8113 细胞系的建立

耐药肿瘤细胞系是研究肿瘤耐药机制的重要体外模型之一。在 Tca8113 细胞系建立之后，国内也开展了相关耐药细胞株的筛选工作。周晓健等采用递增药物浓度、间歇加药的方法，历时一年余，建立了对顺铂（CDDP）耐药的细胞株 Tca8113/CDDP，耐药剂量 $3\mu g/mL$，同时该细胞株对博来霉素、表阿霉素等具有交叉耐药性。此外，张建国等采用相似的方法，建立了对长春新碱（VCR）耐药的 Tca8113/V100 细胞株，该细胞株在 VCR $100\mu M$ 条件下能够稳定生长并连续传代，对阿霉素、氨甲蝶呤、5－氟尿嘧啶等化疗药物也具有不同程度的耐受性。

3. 高转移能力 Tca8113 细胞系的建立

癌细胞是一个异质性的群体，筛选具有转移能力的细胞，是探讨癌细胞转移分子机制的前提和关键。吴军正等将 Tca8113 细胞进行体外培养后，利用裸鼠构建转移模型，通过尾静脉注射方法，获得了 Tca8113 转移的脑组织。经过体外原代培养并连续传代，建立了舌癌脑转移细胞系 Tb。与 Tca8113 细胞相比，Tb 细胞生长速度快，S 期细胞百分比高，细胞线粒体更为发达，可见分泌颗粒。目前通过裸鼠分离和筛选特定器官转移的癌细胞株，已经成为研究肿瘤演进机制的常规方法，是鉴定癌细胞转移关键分子通路和关键分子的不可或缺的体外模型。

（二）BCaCD885 细胞系

该细胞系属于人颊黏膜鳞状细胞癌。1990 年，华西医科大学（现为四川大学）口腔医学院廖小宜等利用颊癌患者（46 岁，男性，T4N1bM0）组织建立了国内第一个颊癌细胞系。形态学观察（附图 30）：该细胞以多边形为主，异形性大，排列紧密时呈镶嵌鳞状，有基底样细胞向棘细胞分化形态。电镜下可见细胞核畸形、核仁大而致密，胞浆内具有张力原纤维结构，细胞间具有桥粒结构，排列成团，具有鳞状上皮特征。该细胞具有较高的贴壁率，24 小时贴壁率为 97%；群体倍增时间 40.5 小时，培养 3 天分裂指数峰值为 79‰；半固体琼脂培养克隆形成率为 29.8%；平板集落形成率为 10.3%，裸鼠体内成瘤率为 100%；染色体众数为亚三倍体，存在染色体畸变。

（三）国外口腔癌研究常用细胞系

目前国外的细胞系包括口腔癌的亚解剖单位来源的肿瘤，如颊部、舌、口底、腭部等的肿瘤。根据基础研究的需要，笔者对国外常见的口腔癌细胞系进行了整理，详见表 8-3。

表 8-3 **国外常用的口腔癌细胞系及取材来源情况**

	细胞名称	性别	年龄	TNM	临床分期	取材部位	病变类型	原发部位
颊癌	JSQ-3	—	—	T3N0	Ⅲ	颊部	原发灶	颊部
	TR-146	女	67	—	—	颊部	复发灶	颊部
	KB	男	64	NS	—	颊部	原发灶	颊部
	UT-SCC-54A	女	58	T2N0M0	Ⅱ	颊部	原发灶	颊部
	UT-SCC-54B	女	58	T2N0M0	Ⅱ	颊部	复发灶	颊部
	PCI-22A	男	59	T4N1M0	Ⅳ	颊部	原发灶	颊部
	UM-SCC-83B	男	79	—	—	颊部	—	颊部
	PCI-22B	男	59	T4N1M0	Ⅳ	颈部	淋巴道转移	颊部
	Hep3	男	62	—	—	淋巴结	淋巴道转移	颊部
舌癌	UM-SCC-9	女	71	T2N0M0	Ⅲ	舌	原发灶	舌
	UM-SCC-47	男	53	T3N1M0	Ⅲ	舌	—	舌
	UM-SCC-49	男	63	T2N1M0	Ⅲ	舌	原发灶	舌
	UM-SCC-84	男	35	T2N0M0	Ⅲ	舌	原发灶	舌
	UM-SCC-92	女	—	T2N0M0	Ⅱ	舌	原发灶	舌
	UM-SCC-97	女	38	T1N0M0	Ⅰ	舌	原发灶	舌
	SCC-4	男	55	T3N0M0	Ⅲ	舌	原发灶	舌
	SCC-9	男	25	T2N1M0	Ⅲ	舌	原发灶	舌
	SCC-15	男	55	T4N1M0	Ⅳ	舌	原发灶	舌
	SCC-25	男	70	T1N1M0	Ⅲ	舌	原发灶	舌
	SCC-68	男	60	T4N0M0	Ⅳ	舌	原发灶	舌
	SCC-210	男	60	T3N0M0	Ⅳ	舌	原发灶	舌
	SCC-220	男	66	T4N1M0	Ⅳ	舌	原发灶	舌
	HN-1	男	51	T2N1M0	Ⅲ	舌	原发灶	舌
	HN-3	男	63	T3N0M0	Ⅲ	舌	复发灶	舌
	HN-5	男	73	T2N0M0	Ⅱ	舌	复发灶	舌
	HN-6	男	54	T2N0M0	Ⅱ	舌	复发灶	舌
	HN-7	男	56	T2N0M0	Ⅱ	舌	复发灶	舌
	HN-8	男	56	T2N0M0	Ⅱ	舌	复发灶	舌
	HN-9	女	67	T2N0M0	Ⅱ	舌	复发灶	舌

细胞名称	性别	年龄	TNM	临床分期	取材部位	病变类型	原发部位
HN-SCC-131	-	-	T2NxM0	-	舌	原发灶	舌
HN-SCC-151	-	-	T3N0M0	Ⅲ	舌	原发灶	舌
HN-SCC-294	-	-	T2N0M0	Ⅱ	舌	原发灶	舌
TR-126	女	58	-	-	舌	复发灶	舌
PCI-24	男	81	T2N0M0	Ⅱ	舌	原发灶	舌
PCI-38	男	56	T3N1M0	Ⅲ	舌	原发灶	口内
PCI-50	男	92	T2N0M0	Ⅱ	舌	原发灶	舌
PCI-101	男	53	T4N2M0	Ⅳ	舌	原发灶	舌
UT-SCC-J	男	58	T1N1M0	Ⅲ	舌	原发灶	舌
UT-SCC-14	男	25	T3N1M0	Ⅲ	舌	原发灶	舌
UT-SCC-15	男	51	T1N0M0	Ⅰ	舌	复发灶	舌
UT-SCC-16A	女	77	T3N0M0	Ⅲ	舌	原发灶	舌
UT-SCC-21	男	79	T3N0M0	Ⅲ	舌	原发灶	舌
UT-SCC-24A	男	41	T2N0M0	Ⅱ	舌	原发灶	舌
UT-SCC-25	男	50	T2N0M0	Ⅱ	舌	复发灶	舌
UT-SCC-30	女	77	T3N1M0	Ⅲ	舌	原发灶	舌
UT-SCC-32	男	66	T3N0M0	Ⅲ	舌	原发灶	舌
UT-SCC-40	男	65	T3N0M0	Ⅲ	舌	原发灶	舌
UT-SCC-41	男	76	T3N0M0	Ⅲ	舌	复发灶	舌
UT-SCC-52	男	51	T2N1M0	Ⅲ	舌	原发灶	舌
EV-SCC-7	男	19	T4N0M0	Ⅳ	舌	原发灶	舌
EV-SCC-17P	男	34	T4N0M0	Ⅳ	舌	原发灶	舌
EV-SCC-19P	男	62	T3N1M0	Ⅲ	舌	原发灶	舌
EV-SCC-14M	男	59	T2N2bM0	Ⅳ	淋巴结	原发灶	舌
AMC-HN-1	男	54	T1N0M0	Ⅰ	舌	原发灶	舌
AMC-HN-4	女	65	T4N0M0	Ⅳ	舌	复发灶	舌
UD-SCC-1	男	64	T3N2bM0	Ⅳ	舌	原发灶	扁桃体
UD-SCC-4	男	47	T3N1M0	Ⅲ	舌	原发灶	舌
UD-SCC-6	男	64	T2N0M0	Ⅳ	舌	原发灶	舌

舌癌

细胞名称		性别	年龄	TNM	临床分期	取材部位	病变类型	原发部位
	TU-202	—	—			—	—	舌
	UPCI-SCC-090	—	—	T2N0	—	舌	—	—
	UPCI-SCC-131	男	73	—	—	舌	—	—
	UPCI-SCC-172	男	68	—	—	舌	—	—
	CAL33					舌		
	CAL27	男	56	—	—	舌	原发灶	舌
	UM-SCC-18	男	68	T2N1M0	Ⅲ	舌背	复发灶	舌背
	UM-SCC-19	男	67	T2N1M0	Ⅲ	舌背	原发灶	舌背
	UM-SCC-50	女	59	T4N3bM0	Ⅲ	舌背	原发灶	舌背
	UM-SCC-89	男	53	T3N0M0	Ⅲ	舌背	原发灶	舌背
	UM-SCC-91	男	65	T4N0M0	Ⅳ	舌背	原发灶	舌背
	SCC-200	男	74	T2N2M0	Ⅳ	舌背	原发灶	舌背
	MDA-686LN	—	—	—	—	—	舌背	—
舌癌	PCI-7	男	45	T4N2M0	Ⅳ	舌背	原发灶	舌背
	PCI-9A	男	56	T4N3M0	Ⅳ	舌背	原发灶	舌背
	PCI-10	男	61	T2N1M0	Ⅲ	舌背	原发灶	舌背
	PCI-30	男	54	T3N1M0	Ⅲ	舌背	原发灶	舌背
	TU-159	男	44	T3N0M0	Ⅲ	舌背	原发灶	舌背
	HNSCCUM-02T	男	44	T3N3bM0	Ⅳ	舌根	原发灶	舌根
	UM-SCC-26	男	50	T3N1M0	Ⅲ	颈部	淋巴道转移	舌背
	UM-SCC-27	男	62	T1N0M0	Ⅰ	颈部	淋巴道转移	舌
	MDA-1986	—	—	—	—	淋巴结	淋巴道转移	舌
	PCI-9B	男	56	T4N3M0	Ⅳ	淋巴结	淋巴道转移	舌背
	PCI-36	女	65	T2N0M0	Ⅱ	颈部	复发、淋巴道转移	舌
	PCI-45	男	47	T4N3M0	Ⅳ	颈部	淋巴道转移	舌
	UT-SCC-16B	女	77	T3N0M0	Ⅲ	颈部	转移灶	舌
	UT-SCC-24B	男	41	T2N0M0	Ⅱ	颈部	转移	舌
	EV-SCC-17M	男	34	T4N0M0	Ⅳ	淋巴结	转移灶	舌
	EV-SCC-19M	男	62	T3N1M0	Ⅲ	淋巴结	转移灶	舌

细胞名称		性别	年龄	TNM	临床分期	取材部位	病变类型	原发部位
	PCI－2	男	51	T3N0M0	Ⅲ	口底	原发灶	口底
	PCI－23	女	65	T2N0M0	Ⅱ	口底	原发灶	口底
	PCI－33	男	65	T1N0M0	Ⅰ	口底	转移灶	口内
	PCI－100	男	72	T3N1M0	Ⅲ	口底	原发灶	口底
	UT－SCC－2	男	60	T4N1M0	Ⅳ	口底	原发灶	口底
	UT－SCC－20A	女	58	T1N0M0	Ⅰ	口底	原发灶	口底
	UT－SCC－20B	女	4	—	—	口底	残余病灶	口底
	UT－SCC－28	女	58	T2N0M0	Ⅱ	口底	原发灶	口底
	UT－SCC－31	男	58	T3N2bM0	Ⅳ	口底	原发灶	口底
	UT－SCC－36	男	46	T4N1M0	Ⅳ	口底	原发灶	口底
	UT－SCC－45	男	76	T3N1M0	Ⅲ	口底	原发灶	口底
	UT－SCC－47	男	78	T2N0M0	Ⅱ	口底	原发灶	口底
口底癌	EV－SCC－4	男	45	T3N1M0	Ⅲ	口底	原发灶	口底
	AMC－HN－6	男	61	T4N2M0	Ⅳ	口底	复发灶	口底
	HFH－SCC－8	男	42	T1N1M0	Ⅲ	口底	原发灶	口底
	HFH－SCC－15	女	66	—	Ⅲ	口底	原发灶	口底
	TU－167	女	70	T4N2bM0	Ⅳ	口腔	原发灶	口腔
	UM－SCC－1	男	73	T2N0M0	Ⅱ	口底	复发灶	口底
	UM－SCC－14A	女	58	T1N0M0	Ⅰ	口底	复发灶	口底
	UM－SCC－14B	女	59	T1N0M0	Ⅰ	口底	复发灶	口底
	UM－SCC－14C	女	58	T1N0M0	Ⅰ	口底	复发灶	口底
	UM－SCC－51	男	49	T3N2bM0	Ⅳ	口底	—	—
	SCC－66	—	—	T4xN0	—	口底	原发灶	口底
	PCI－27	男	51	T4N0M0	Ⅳ	颈部	淋巴转移	口底
	UM－SCC－45	女	46	T3N2bM0	Ⅳ	颈部	转移灶	口底
	UM－SCC－7	男	64	T2N1M0	Ⅲ	牙槽	原发灶	牙槽
	UM－SCC－8	女	76	T2N1M0	Ⅲ	牙槽	复发灶	牙槽
	UM－SCC－29	男	66	T3N2aM0	Ⅳ	牙槽	原发灶	牙槽
牙龈癌	EV－SCC－1	男	55	T2N0M0	Ⅱ	牙槽	原发灶	牙槽
	UM－SCC－2	女	63	T2N0M0	Ⅱ	牙槽嵴	复发灶	牙槽嵴
	SCC－203	男	43	T2N2M0	Ⅳ	牙槽嵴	复发灶	牙槽嵴
	UT－SCC－1A	女	75	T2N1M0	Ⅲ	牙龈	复发灶	牙龈

续表8－3

细胞名称		性别	年龄	TNM	临床分期	取材部位	病变类型	原发部位
牙龈癌	UT－SCC－1B	女	75	T2N1M0	Ⅲ	牙龈	复发灶	下颌骨
	UT－SCC－27	男	71	T2N0M0	Ⅱ	上颌牙龈	复发灶	上颌牙龈
	UT－SCC－44	女	71	T4N2bM0	Ⅳ	上颌牙龈	原发灶	上颌牙龈
	UT－SCC－46A	男	62	T1N0M0	Ⅰ	上颌牙龈	原发灶	上颌牙龈
	UT－SCC－46B	男	62	T1N0M0	Ⅰ	上颌牙龈	原发灶	上颌牙龈
	UT－SCC－33	女	86	T2N0M0	Ⅱ	下颌牙龈	原发灶	下颌牙龈
	UT－SCC－37	女	61	T2N0M0	Ⅱ	下颌牙龈	原发灶	下颌牙龈
	UT－SCC－43A	女	75	T4N1M0	Ⅳ	下颌牙龈	原发灶	下颌牙龈
	UT－SCC－43B	女	75	T4N1M0	Ⅳ	下颌牙龈	原发灶	下颌牙龈
	UT－SCC－55	男	76	T4N1M0	Ⅳ	下颌牙龈	原发灶	下颌牙龈
	T3M－1	男	33	NS	－	胸水	远处转移	下牙龈
腭癌	UM－SCC－69	男	35	T4N0M0	Ⅳ	硬腭	原发灶	硬腭
	HN－SCC－135	－	－	T1N1M0	Ⅲ	硬腭	原发灶	硬腭
	SCC－71	－	－	T4N1	Ⅳ	软腭	原发灶	软腭
	HN－SCC－3	－	－	T3N3bM0	Ⅳ	软腭	原发灶	软腭
	HN－SCC－166	－	－	T4N0M0	Ⅳ	软硬腭	原发灶	软硬腭
磨牙后区癌	SCC－73	－	－	T4N0	Ⅳ	磨牙后区	原发灶	磨牙后区
	SCC－182	男	71	T3N0M0	Ⅲ	磨牙后区	原发灶	磨牙后区
	SCC－213	男	71	T4N0M0	Ⅳ	磨牙后区	原发灶	磨牙后区
	SQ－29	－	－	T3N1	Ⅲ	磨牙后区	原发灶	磨牙后区
	SQ－38	－	－	T3N0	Ⅲ	磨牙后区	原发灶	磨牙后区
	SQ－39	－	－	T3N2a	Ⅳ	磨牙后区	原发灶	磨牙后区
	PCI－3	男	50	T3N0M0	Ⅲ	磨牙后区	原发灶	磨牙后区
	MDA－1483	男	66	T2N1M0	Ⅲ	磨牙后区	原发灶	磨牙后区
	PCI－13	男	50	T4N1M0	Ⅲ	磨牙后区	原发灶	磨牙后区
	PCI－31	男	48	T3N0M0	Ⅲ	磨牙后区	原发灶	磨牙后区
	PCI－42	男	58	T4N2M0	Ⅳ	磨牙后区	原发灶	磨牙后区
	HFH－SCC－4	男	62	T4N0M0	Ⅳ	磨牙后区	原发灶	磨牙后区
	HFH－SCC－33	男	72	T4N2M0	Ⅳ	磨牙后区	原发灶	磨牙后区
	UM－SCC－48	男	51	T4N0M0	Ⅳ	颈部	转移灶	磨牙后区
	PCI－34	男	67	T4N2M0	Ⅳ	磨牙后区	转移灶	口内

续表8-3

	细胞名称	性别	年龄	TNM	临床分期	取材部位	病变类型	原发部位
其他	HSC-2	男	69	—	—	口腔	—	口腔
	UPCI-SCC-026	—	—	—	—	口腔	—	口腔
	UPCI-SCC-040	—	—	—	—	口腔	—	口腔
	UPCI-SCC-072	—	—	—	—	口腔	—	口腔
	UPCI-SCC-074	—	—	—	—	口腔	—	口腔
	PE/CA-PJ41	女	67	—	—	口腔	—	口腔
	PE/CA-PJ34	男	60	—	—	口腔	—	口腔
	PE/CA-PJ49	—	—	—	—	口腔	—	口腔

九、涎腺恶性肿瘤细胞系

（一）SACC-83 细胞系

该细胞系属于人涎腺腺样囊性癌细胞系，组织来源为舌下腺，1987 年由北京大学口腔医学院李盛琳等建立。经过电镜证实，SACC-83 细胞系主要由闰管细胞和分泌细胞组成，细胞器和染色质丰富。这一点反映了腺样囊性癌可能具有双重起源。该细胞分裂指数峰值 44‰，裸鼠皮下成瘤率 100%，但是成瘤时间较长，这与腺样囊性癌的临床生物学行为一致；染色体众数 98~100 条，亚四倍体。在此基础上，SACC-LM 细胞株被筛选出来，该细胞株具有肺部高转移潜能。

（二）Acc-2、Acc-3 细胞系

这两种细胞系于 1988 年由上海第二医科大学何荣根等建立，均属于腺样囊性癌细胞系，但是两者的组织来源不同：Acc-2 来源于腭部腺样囊性癌（28 岁，女，T3N2aM0），Acc-3 取材自腮腺腺样囊性癌（49 岁，男，T4N1aM0）。相差显微镜下呈多角形上皮样细胞，分裂相多见，有多极核分裂，排列紧密呈铺路石状，可表现为接触抑制消失。裸鼠皮下成瘤率 100%，组织学形态与原发灶标本略有区别，更接近实体型腺样囊性癌。这两种细胞均保留显著的上皮样特征和腺样特征，说明腺样囊性癌可能起源于一种多能储备干细胞，可以分别代表小涎腺和大涎腺来源的腺样囊性癌。此后，关晓峰等于 1996 年利用裸鼠模型从 Acc-2 细胞系中筛选出肺高转移性腺样囊性癌细胞株 Acc-M，其肺转移率由 18% 提高至 96%，为研究腺样囊性癌的肺转移机制提供了可靠的体外模型。

（三）MEC-1 细胞系

该细胞系属于人黏液表皮样癌细胞系，组织来源为腭部，1990 年由第四军医大学口腔医学院司徒镇强等建立。该细胞系主要表现为单层贴壁生长，贴壁率较高，4 小时贴壁率 86.9%；群体倍增时间约 30 小时，分裂指数高峰值为 27‰；染色体 44~46 条，亚二倍体。在该细胞成功建系之后，又进一步对 MEC-1 进行筛选，通过裸鼠模型获

得了高转移细胞株 Mc3。该细胞增殖活跃，克隆形成率高，S 期细胞比例高，实验性肺转移率提高。此外，对该细胞也进行了化疗药物筛选，建立了 5－氟尿嘧啶耐药的细胞株MEC－1/5－FU，耐药剂量 1.980μg/L。

（四）NACC 细胞系

该细胞系属于人小涎腺腺样囊性癌细胞系，1999 年由广西医科大学农晓琳等建立。该细胞系取材于腭部腺样囊性癌患者（女性，T1N0M0）。NACC 细胞系是由不同分化程度和发育周期的癌细胞组成的细胞群体，方块形细胞可能为闰管细胞，星形及类梭形细胞为肌上皮细胞，核大、细胞质及细胞器少的细胞可能为未分化多能干细胞。体外培养细胞呈多角形镶嵌状排列，细胞质少，核大且不规则，核仁清晰。其 4 小时贴壁率为70%，3 天达到分裂高峰，峰值分裂指数 6.8%。裸鼠皮下成瘤率 100%，染色体 68～70 条，90% 以上为亚三倍体。

（五）国外涎腺恶性肿瘤细胞系

国外涎腺恶性肿瘤细胞系简况见表 8－4。

表 8－4　国外涎腺恶性肿瘤细胞系简况

细胞名称	性别	年龄	TNM	分化	临床分期	取材部位	病理	原发部位
HSY	男	51	T2N0M0	Ⅱ	Ⅱ	原发肿瘤	腺癌	腮腺
TYS	女	81	T2NM0	Ⅰ	Ⅲ	原发肿瘤	高分化鳞状细胞癌－表达 CEA	小涎腺
ACCY	男	54	－	－		原发肿瘤	腺样囊性癌	舌
ACCAY	女	63	－	－	－	原发肿瘤	腺样囊性癌	下颌下腺
ACCS	女	56	－	－	－	原发肿瘤	腺样囊性癌	上颌窦

参考资料：

[1] DUPIN E, COELHO-AGUIAR J M. Isolation and differentiation properties of neural crest stem cells [J]. Cytometry Part A，2013，83A：38－47.

[2] CALLONI G W, LE DOUARIN N M, DUPIN E. High frequency of cephalic neural crest cells shows coexistence of neurogenic, melanogenic, and osteogenic differentiation capacities [J]. Proceedings of the National Academy of Sciences，2009，106：8947－8952.

[3] 江宏兵，田卫东，汤炜. 颅神经嵴干细胞的体外培养及其多向分化潜能研究 [J]. 中华口腔医学杂志，2005，40（4）：319－322.

[4] 田卫东，江宏兵，刘磊. 诱导颅神经嵴干细胞向第一鳃弓外胚间充质细胞分化的实验研究 [J]. 中华口腔医学杂志，2004，22（3）：229－231.

[5] DENG M J. Multilineage differentiation of ectomesenchymal cells isolated from the first branchial arch [J]. Tissue Engineering，2004，10：10.

[6] 侯景秋，闫征斌，杨旭. 第一鳃弓外胚间充质细胞定向脂肪细胞的分化 [J]. 中国组织工程研究与临床康复，2011，5（19）：3559－3562.

［7］ ARZATE H，OLSON S W，PAGE R C，et al． Isolation of human tumor cells that produce cementum proteins in culture ［J］． Bone Miner，1992，18：15－30．

［8］ MATSUYAMA T，IZUMI Y，SUEDA T． Culture and characterization of human junctional epithelial cells ［J］． Journal of Periodontology，1997，68：229－239．

［9］ 王勇平，廖燚，蒋垚． 成骨细胞的体外培养与鉴定 ［J］． 中国组织工程研究与临床康复，2011，15：6231－6234．

［10］ GOSSET M，BERENBAUM F，THIRION S，et al． Primary culture and phenotyping of murine chondrocytes ［J］． Nature Protocols，2008，3（8）：1253－1260．

［11］ 于世凤． 口腔组织病理学 ［M］． 7版． 北京：人民卫生出版社，2012．

［12］ 金岩． 口腔颌面发育生物学与再生医学 ［M］． 北京：人民卫生出版社，2011．

［13］ JONES K B，KLEIN O D． Oral epithelial stem cells in tissue maintenance and disease：the first steps in a long journey ［J］． International Journal of Oral Science，2013，5（3）：121－129．

［14］ 冯元勇，李宁，陈毅，等． 人口腔癌细胞系的建立 ［J］． 青岛大学医学院学报，2007，43（1）：89－90．

［15］ 何荣根，徐秀祺，周晓建，等． 人舌鳞状细胞癌 Tca8113 细胞系的建立及其生物学特性 ［J］． 肿瘤，1983，3（3）：97－100．

［16］ 何荣根，张晓姗，周晓健，等． 涎腺腺样囊性癌 Acc－2 和 Acc－3 细胞系的建立和形态学观察 ［J］． 华西口腔医学杂志，1988，6（1）：1－3．

［17］ 李焰，吴军正，司徒镇强，等． 人涎腺粘液表皮样癌耐药细胞系的建立及其生物学特性 ［J］． 医学争鸣，2002，23（18）：1637－1640．

［18］ 李盛琳，刘绣屏，章魁华． 人涎腺腺样囊性癌（SACC－83）细胞系的建立及其生物学特性 ［J］． 中华口腔医学杂志，1990，25（1）：29．

［19］ 关晓峰，邱蔚六，何荣根，等． 肺高转移性涎腺腺样囊性癌细胞株的筛选 ［J］． 中华口腔医学杂志，1996，21（2）：74－77．

［20］ 农晓琳，蒙敏，李佳荃，等． 人类小涎腺腺样囊性癌 NACC 细胞系的建立及腺样囊性癌生物学特性的研究 ［J］． 广西医科大学学报，1999，16（6）：717－719．

［21］ BALLÓ H，KOLDOVSKY P，HOFFMANN T，et al． Establishment and characterization of four cell lines derived from human head and neck squamous cell carcinomas for an autologous tumor-fibroblast in vitro model ［J］． Anticancer Research，1999，19（5B）：3827－3836．

［22］ BECKHARDT R N，KIYOKAWA N，XI L，et al． HER-2/neu oncogene characterization in head and neck squamous cell carcinoma ［J］． Archives of Otolaryngology-Head & Neck Surgery，1995，121（11）：1265－1270．

［23］ BUCHHAGEN D L，WORSHAM M J，DYKE D L，et al． Two regions of homozygosity on chromosome 3p in squamous cell carcinoma of the head and neck：comparison with cytogenetic analysis ［J］． Head Neck，1996，18（6）：

529—537.

[24] EASTY D M, EASTY G C, CARTER R L, et al. Ten human carcinoma cell lines derived from squamous carcinomas of the head and neck [J]. British Journal of Cancer, 1981, 43 (6): 772—785.

[25] FRANK C J, MCCLATCHEY K D, DEVANEY K O, et al. Evidence that loss of chromosome 18q is associated with tumor progression [J]. Cancer Research, 1997, 57 (5): 824—827.

[26] KIM S Y, CHU K C, LEE H R, et al. Establishment and characterization of nine new head and neck cancer cell lines [J]. Acta Oto-Laryngologica, 1997, 117 (5): 775—784.

[27] KRAUSE C J, CAREY T E, OTT R W, et al. Human squamous cell carcinoma: establishment and characterization of new permanent cell lines [J]. Arch Otolaryngol, 1981, 107 (11): 703—710.

[28] MOORE A E, SABACHEWSKY L, TOOLAN H W. Culture characteristics of four permanent lines of human cancer cells [J]. Cancer Research, 1955, 15 (9): 598—602.

[29] MYERS J N, YASUMURA S, SUMINAMI Y, et al. Growth stimulation of human head and neck squamous cell carcinoma cell lines by interleukin 4 [J]. Clinical Cancer Research, 1996, 2 (1): 127—135.

[30] OKABE T, SATO N, KONDO Y, et al. Establishment and characterization of a human cancer cell line that produces human colony-stimulating factor [J]. Cancer Research, 1978, 38 (11 Pt 1): 3910—3917.

[31] PEKKOLA-HEINO K, KULMALA J, GRENMAN R. Sublethal damage repair in squamous cell carcinoma cell lines [J]. Head Neck, 1992, 14 (3): 196—199.

[32] PEKKOLA-HEINO K, SERVOMAA K, KIURU A, et al. Increased radiosensitivity is associated with p53 mutations in cell lines derived from oral cavity carcinoma [J]. Acta Oto-Laryngologica, 1996, 116 (2): 341—344.

[33] VAN DYKE D L, WORSHAM M J, BENNINGER M S, et al. Recurrent cytogenetic abnormalities in squamous cell carcinomas of the head and neck region [J]. Genes Chromosomes Cancer, 1994, 9 (3): 192—206.

[34] WEICHSELBAUM R R, BECKETT M A, VIJAYAKUMAR S, et al. Radiobiological characterization of head and neck and sarcoma cells derived from patients prior to radiotherapy [J]. International Journal of Radiation Oncology, Biology, Physics, 1990, 19 (2): 313—319.

（张　壮）

第九章　口腔细胞共培养技术

第一节　概述

从 1885 年 Roux 首次尝试鸡胚中分离细胞进行体外培养，到 1943 年 Earle、Dulbecco 等创建单层细胞培养体系，体外细胞培养技术经历了漫长的发展演变过程才逐渐形成一种稳定成熟的细胞培养体系。目前，因步骤简单、操作方便、消耗少、可普遍推广等优点，单层细胞培养体系一直被广泛运用于细胞科学领域。然而研究发现，单层细胞培养技术由于难以模拟组织或细胞天然生长微环境，往往导致培养细胞逐渐丧失原有细胞表征，表现出与体内细胞完全不同的生物学特征，例如软骨细胞在单层细胞培养过程中，往往由于去分化而类似成纤维细胞形态，同时由原本分泌 II 型胶原转变为分泌 I 型胶原。正常体内细胞生长是由其三维空间、细胞间诱导以及机体生长发育等多因素共同调控。然而，单层细胞培养技术由于生长空间二维限制以及细胞间单因素诱导等，难以真实反映体内细胞生长状态，所以如何构建出模拟体内环境的体外培养体系，一直是细胞培养技术的研究热点。为了更好地模拟体内不同种类细胞的真实生长环境，体外细胞培养技术的发展趋势是由二维培养到三维培养，由单种细胞到多种细胞混合培养，团细胞到类器官培养等，模拟体内真实内环境。

另外，在常规的二维细胞培养中，20 世纪 70 年代末开始兴起的细胞共培养技术，通过模拟体内不同细胞间相互诱导、相互作用的培养环境，也成为解决单层细胞培养中不同细胞种类间生物信息交换缺失问题的方式之一。细胞共培养技术一般是将两种或两种以上细胞同时或先后在同一个体系中进行培养，模拟细胞间相互生物信息交换、诱导，从而研究细胞增殖、迁移、表型分化等，特别应用于涉及上皮-间充质细胞之间相互作用、相互转化等系列研究，同时也常用于干细胞定向分化相关研究，例如将成熟体细胞与干细胞共培养后可以诱导干细胞向该种体细胞表型分化。此外，由于细胞共培养可以反映细胞与外界环境相互作用，因此可观察出不同细胞群在药物干预下细胞间的相互作用，从而成为药物研发、药物毒理学等领域的重要研究方法之一。

第二节　细胞共培养技术的分类

细胞共培养根据共培养细胞之间是否发生直接接触可简单分为直接接触式共培养与非接触式共培养，两者虽能达到一定程度的细胞间诱导，但因各自特点而在使用时侧重点有差异。直接接触式共培养：在一定培养条件下，将两种细胞按一定比例在同一培养皿中共同培养，细胞直接接触后通过细胞间封闭/锚定连接等进行细胞间信号交流从而完成细胞间相互诱导。进一步根据采用培养方式不同，直接接触式共培养可分为二维共培养以及三维共培养。当共培养细胞在二维平面上一起生长时，即为二维共培养；而以生物材料等三维支架为基础，共培养细胞在三维支架材料上附着、生长后通过细胞间的突起而直接接触发挥相互诱导，即为三维共培养。三维共培养能够最大限度地模拟细胞立体生长空间，从而使培养细胞无论是蛋白、核酸表达还是细胞功能等都与体内细胞状态类似，因此其多用于组织工程、药物筛选、细胞的分化衰老等基础生命科学的相关研究。

一般而言，采用直接接触式共培养时，细胞间因直接接触而具备较高诱导效能，诱导前后细胞易表现出明显的生物学差异。然而这种诱导方式虽然高效，但是在实际操作中，细胞由于混杂组合，很难进行明确的单因素诱导分析。因此，采用非接触式共培养，以培养基为媒介，细胞之间通过旁分泌、自分泌相关细胞因子、离子、胞外囊泡等而形成一个微环境，从而实现细胞之间的诱导交流。比如常使用的悬挂式 Transwell 小室，将两种或两群细胞通过小室形成上下物理隔离层，而后通过小室底膜的微孔让培养基、生长因子、细胞等单向或者双向流动，从而实现上下层细胞间相互诱导。这种模式中相互诱导能力相对较弱，但对分析单一干扰因素的诱导机制、干预后表型差异等的论证力度相对较高，因此多用于研究特定因子/药物干预等介导细胞内和细胞间信号传导、细胞与细胞外基质的相互作用等机制。

具体而言，根据实际操作方法，有以下 6 种培养方法。

一、单层共培养

将所需研究的共培养细胞按一定比例（通常为 1∶1），接种于同一培养容器中，让其充分混合后直接接触生长，而后研究两者相互诱导一段时间后各自细胞表型的差异。由于混合培养后在细胞获取过程中对细胞筛选要求较高，因此此法多用于两种细胞生物学特征差异较大（例如将上皮细胞或者间充质细胞混合培养后通过差速消化各自分离）或者其中一种细胞带有特异性标记/特异性表面标记物而容易直接筛选、鉴别、分离等（例如病毒转染标记细胞）情况。具体操作中，一般将两种细胞各自消化后，直接用 DMEM 培养基以目标比例混合均匀后，按照 $30000/cm^2$ 的密度接入培养皿中进行培养，常规换液培养。例如，探索牙根发育中 Hertwig 上皮细胞对牙囊细胞诱导后分化差异，将原代 Hertwig 上皮细胞消化后与等量原代牙囊细胞混合接种培养，培养特定时间后可见 Hertwig 上皮团呈鹅卵石/铺路石状排列，其周边或者细胞团中间交错含有长梭形的间充质牙囊细胞（图 9-1），而后通过胰蛋白酶差速消化法分离、提取间充质细胞，进而进行相关生化检测。

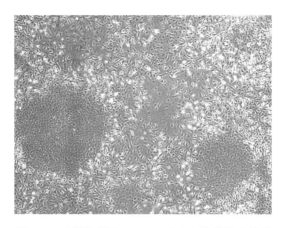

图 9-1　牙囊细胞与 Hertwig 上皮细胞单层共培养

二、分层渗透共培养

分层渗透共培养一般使用 Transwell 小室作为培养容器。Transwell 小室分为上、下室，将两种细胞分别接种在上、下室，一般两室之间通过一层通透性多孔薄膜相隔，薄膜常选用聚碳酸酯膜。一般而言，薄膜孔径小于 $3.0\mu m$ 时，细胞所分泌生长因子能通过孔隙而细胞不能迁徙通过，因此，若研究细胞共培养，则应选择 $3.0\mu m$ 以下孔径（具体可参考第六章第三节）。

培养原理：分别在上、下室接种细胞（上室 A 细胞，下室 B 细胞），由于孔径为双向联通，对生长因子、离子、外泌体等无明显物理遮挡，A、B 各自分泌胞外小分子等可上下流动，一定平衡时间后达到上、下室一样浓度。因此理论上 A、B 细胞都可以作为各自的诱导细胞。但为了检测诱导后细胞迁移能力的改变，常将下室 B 细胞作为诱导细胞，A 细胞作为观察细胞，A 细胞经过诱导后穿过膜小孔向膜下迁移，而后通过对底层膜染色可以确定 A 细胞的迁移数量（附图 31）。如果为了尽量多收集诱导后细胞进行相关蛋白或基因表达水平检测，则可以将下室 B 细胞作为观察细胞，A 细胞作为诱导细胞。

操作方法：按照实验设计，A、B 细胞各自接种于对应小室（建议选择 Corning 相关培养皿），接种密度根据不同孔板建议密度选择（为了得到最佳诱导效果，建议按照至少 2∶1 比例接种诱导细胞以及观察细胞），上、下室加入各自细胞培养基，如果需要检测培养液中相关因子浓度变化，培养液不宜过多，上、下层接触即可，考虑细胞培养箱内温度导致培养基蒸发损失问题，建议预实验检测出单位时间内培养基体积变化范围。如果要观察细胞诱导上、下室内细胞形态变化，可考虑使用 Corning PET 膜，其透光度好，在显微镜下上室下表面、下室细胞都清晰可见。

已有的研究结果证明，通过分层渗透共培养可使观察细胞发生部分诱导细胞样分化，例如骨髓间充质干细胞和心肌细胞共培养后其可以表现出富有节奏收缩活动的心肌细胞样分化等。然而这种分层渗透共培养的诱导能力相对要弱于直接单层共培养，例如嗜铬细胞和神经祖细胞进行单层共培养以及分层渗透共培养，直接共培养中细胞表现出更多的成熟神经元标记物——β-微管蛋白。脐血干细胞与肝脏非实质细胞分层渗透共培养组虽然得到类似肝脏细胞，然而其代谢活性（白蛋白和尿素的产量）低于单层共培养组。因此，其多用于验证某种单因素对观察细胞的生物学影响，其论证强度较高，说服力较好。

三、悬浮共培养

悬浮培养是通过不断搅动或摇动液体培养基给培养细胞/细胞团施加可变外力，使其始终悬浮于液体培养基中，处于一种微重力状态的培养模式。由于悬浮培养过程中细胞容易自组装形成多细胞球体，因此利用这个特点进行细胞共培养，不但可以促进不同细胞充分接触，而且能提高各自细胞的生存质量。目前，一些组织工程范畴内的悬浮培养技术，如微重力三维培养技术、微载体技术等，在细胞三维培养中应用较广。特别是近年来由美国空间生物技术研究人员采用微重力培养技术开发的旋转式细胞培养系统（Rotary Cell Culture System，RCCS）运用较广泛。RCCS（附图32）整个容器通过主机旋转驱动沿水平轴旋转，使其浮力、向心力、牵引力及自身重力达到平衡状态，细胞颗粒在水平轴内建立液体悬浮轨道，同时因随机变化的重力矢量或外力而悬浮，从而产生类似失重的微重力状态。细胞在这种微重力状态下能够接近自然三维方向生长、促进细胞外基质的分泌等。由于系统无推进器、空气升液器、气泡或搅拌器等，因而对细胞的破坏性应力减到最小，使生成的三维组织具有与父系相同的结构和功能，同时其又通过膜式气体交换器给培养基运送氧气和排出二氧化碳，确保细胞的正常呼吸代谢。悬浮共培养的操作方法如下：

（1）按说明组装机器，通电后放置于37℃细胞培养箱中。

（2）在培养容器中加入部分培养基后，细胞通过容器表面注入口加入培养容器，加满培养基后封闭注入口。

（3）调整主机转速（一般为7r/min）使得细胞悬浮于培养液中呈微重力状态，同时通过与培养容器连接注射器去除容器中的多余气泡，预留间隙通过外连培养基补充，确保培养容器中无气泡以及充满培养基。

（4）随着时间推移，细胞组装成聚，其沉降速率变快，细胞代谢产生部分气体，需要加大旋转速度，同时注射器吸出气泡。

（5）收集细胞：停止旋转工作，倒出培养容器中培养基后离心，获取共培养细胞。

悬浮共培养允许细胞自聚集、三维生长，模拟的培养环境非常接近体内环境，因而很多实验结果已经证实，这种悬浮共培养细胞的生物学性能明显优于常规平面贴壁共培养，往往表现出更好的诱导性。例如将鸡胚中取得的视网膜细胞与视网膜色素上皮细胞进行RCCS共培养，视网膜细胞于第2天就可新生出连接纤毛、多聚线粒体和视网膜外界膜，标志着视网膜细胞向感光细胞分化。同样，纤维内镜下获取人胃活检组织后，分别培养出上皮细胞以及间充质细胞，然后以琼脂糖为载体，进行RCCS-4悬浮共培养后，上皮以及间充质自组装成外层上皮内层间充质的类肠管结构，同时组织结构排列也更加类似生理胃肠结构。因此，部分学者认为RCCS能更好地模拟体内环境，让共培养细胞充分高效地相互诱导。

四、细胞层共培养

在组织工程技术中，将种子细胞制备成细胞膜片被认为是高效的方法之一。与传统的胰蛋白酶消化收集单细胞相比，细胞膜片技术因保留种子细胞分泌的胞外基质、细胞间紧密连接以及细胞－细胞基质连接，相对收获种子细胞时损伤小、保存度高而备受青睐。然而组织工程中使用的细胞膜片往往并非通过单一细胞来构建，常需联合上皮细胞以及间充质细胞混合共培养后协同使用。然而除了成膜性较好的间充质细胞，传统单层培养技术对细胞外基质分泌多、贴壁黏附强、细胞间粘接紧的上皮细胞来说，很难通过物理方法制备完整膜片，影响共培养后上皮细胞的完整获取。温敏材料的使用有助于解决这个问题。

温敏材料，一般多是根据聚 N－异丙基丙烯酰胺（PNIPA Am）形成的水凝胶温度－相变特点，而设计的生物智能温度敏感膜片。其作用原理如附图 33 所示，在 32℃以上为疏水性，PNIPA Am 不与水分子结合，同时膜表面的化学功能基团有利于细胞与之黏结；而当温度低于 32℃时，PNIPA Am 表现为亲水性，其结合水分子后体积变大，同时表面化学功能基团改变，表面势能减弱，在体积变化的剪切力以及表面势能减弱作用下，导致细胞外基质连同细胞一起脱落。生长在 PNIPA Am 膜上的细胞层可以经非酶处理而从 PNIPA Am 膜上脱落，从而获得保留了原有细胞表面连接结构的细胞层（Cell Sheet）。

细胞层共培养类似于单层共培养，将两种细胞接种于温敏膜上混合接触培养，待培养一定时间后，通过温度改变获取两种细胞混合的细胞层/膜片，然后进行相应体内移植等试验。这种方式可用于对体内移植、组织再生、药物致瘤性等进行生物学评估，尤其适用于上皮细胞相关生物性能研究。这种方式本质上类似于单层共培养，只不过依托特殊温敏材料获取整片生物膜片。在组织工程技术中，通过细胞层共培养，将平滑肌细胞和内皮细胞在温敏材料上共培养后，进行体内移植，相对于常规膜片方法，其最后形成的组织工程化血管更加高效、密度更大。

五、细胞团共培养

细胞团培养是将细胞离心后不平铺接种于培养板上，而是离心成细胞团后直接进行常规培养。细胞团共培养相对于平铺的单层培养，可以形成较大细胞密度，从而易通过所分泌细胞外基质形成的内源性支架，增强了细胞间的连接而维持细胞三维有序的发育空间，某种程度上模拟细胞生长体内微环境。有研究发现，细胞团共培养特别适合软骨组织工程，相对于常规单层培养，其有利于干细胞向软骨细胞分化以及分化后细胞表型的维持。不过这种方法相对于悬浮培养而言，其主要通过一种外力（物理方式）促进细胞聚合在一起，并非细胞在微重力状态下自组装，因此一般细胞团组装效率比较低下，同时后期采用常规单层培养，细胞团容易沉降而发生团块中央营养、呼吸代谢障碍等。

操作方法：将共培养细胞用胰蛋白酶消化后，在同一个离心管或者 EP 管内，类似单层共培养，按照一定比例充分混匀后，低速离心（1000r/min 离心 3 分钟），最后让细胞形成微小团块，之后直接培养，一般培养时间较短，3~5 天就需要收集细胞使用。

有学者采用这种方法将大鼠钟状期整个牙胚细胞作为种子细胞，将牙源性上皮细胞以及牙源性间充质细胞通过细胞团共培养，移植到成年大鼠肾被膜下，结果在没有人工支架材料的情况下可以形成组织工程化牙冠样结构。细胞团共培养相对于单层共培养而言，让细胞由二维平面接触变成三维立体接触，虽然有利于共培养细胞之间的生物学信息交流，但是这种方式所形成的组织量相对少，培养难度大。

六、三维支架共培养

三维支架共培养源于三维细胞培养。三维细胞培养（Three Dimensional Cell Culture，TDCC）是指通过将不同材料制备成具有三维结构的支架，然后与各种不同种类的细胞在体外共同培养，使细胞能够在载体的三维立体空间结构中迁移、生长，构成三维的细胞-载体复合物。这种三维细胞培养模式能够最大限度地模拟体内环境，使细胞呈空间立体生长，并形成类似体内组织的结构，最大限度地发挥细胞组织内生物活性，同时在基因表达及细胞功能等方面与体内生长的细胞相接近，而与单层培养的细胞有明显差异。大量研究结果已经证实，采用这种方法，共培养的细胞更加接近体内实际情况。如图9-2所示，在利用 HA/PCL 打印的三维立体支架上，复合牙囊细胞培养一段时间，固定常规脱水后进行扫描电镜检测，可发现支架空隙中有丰富的牙囊细胞支架，说明结合三维立体支架培养后，细胞具有良好的生长趋势。同时，目前较多文献也报道，在多孔亲水凝胶支架上共培养内皮细胞和神经干细胞，神经干细胞可以协助内皮细胞形成具有一定功能的"人工血管网络"，这些新生的"人工血管网络"与体内血管网络自然吻合，可以形成功能稳定的新血管网络。采用这种方式进行共培养，可以结合3D细胞培养、生物支架、缓释系统等多种研究方法的独特优势，大大提升细胞移植、机制分化研究等的适应范围，因此一直是细胞培养领域的大趋势以及研究热点。

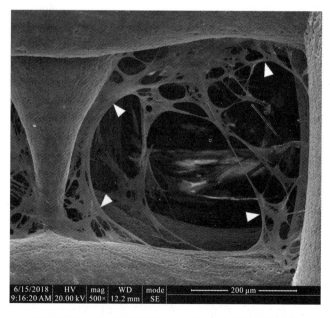

图9-2　3D 打印获取的 HA/PCL 三维立体支架中生长的牙囊细胞（白色箭头）

第三节 细胞共培养在口腔相关领域的使用

作为研究细胞旁分泌调控机制的常规方法，细胞共培养在口腔研究领域中的应用十分广泛，从发育学角度讲，颅颌面肌肉、骨、牙、腮腺以及神经等来源于神经嵴干细胞的多向分化，其中分化调控往往涉及不同胚层、不同类型细胞之间的定向调控，特别是牙发育，牙齿本质上由外胚层上皮细胞与外胚间充质细胞的高效特异诱导形成，比如牙板上皮－牙板上皮下间充质细胞的成牙信息转移、釉上皮－牙乳头干细胞的成釉/牙本质细胞的分化与诱导、牙囊细胞－Hertwig 细胞的成牙周膜/牙骨质分化诱导等各种形式的上皮－间充质诱导，而这种诱导方式多需采用细胞共培养进行机制研究等。同时，通过将牙周膜干细胞、根尖牙乳头干细胞、脱落乳牙干细胞等牙源性干细胞与不同成体细胞、不同诱导因素组合后，进行牙体不同成分的定向分化诱导，也是目前全牙再生领域的研究热点。作为此研究领域中的常规方法，细胞共培养在口腔领域涉及范围广泛，细胞样式繁杂，因此，本章以点带面，介绍牙根发育中牙囊细胞分化机制以及口腔再生牙周膜干细胞相关研究。

一、牙根发育中牙囊细胞分化机制

正常体内发育期牙囊细胞（Dental Follicle Cells，DFCs）受根周 HERS 细胞、牙乳头干细胞、牙本质基质诱导后发生成牙周膜、牙槽骨、牙骨质等多向分化。将 HERS 上皮细胞与 DFCs 直接共培养后进行体外成骨、成牙骨质等基因检测以及体内大鼠大网膜移植，均证实 HERS 细胞诱导 DFCs 表现出成骨、成纤维样分化。进一步的研究发现，体外 HERS 细胞与 DFCs 直接共培养时，DFCs 可激活 Wnt3a/ β－Catenin 信号通路调节其 *BSP*、*OCN* 以及 *ALP* 等成骨相关基因高表达，并且 DFCs 也可以通过 Fas－FasL 信号通路激活 HERS 细胞凋亡过程。另外，将 DFCs 与牙乳头干细胞通过 $0.4\mu m$ Transwell 间接共培养（上层为牙乳头干细胞，下层为牙囊细胞），牙乳头干细胞可促进 DFCs 的 *BMP2*、*OPG*、*BSP*、*OCN* 等高表达，同时降低 *RANKL* 表达，说明牙乳头干细胞可以促进牙囊细胞成骨样分化，同时抑制破骨样分化。研究还发现，牙囊干细胞与牙乳头干细胞直接接触式共培养，通过细胞亲脂染料染色追踪发现，牙乳头干细胞可通过 BMP/TGF－β、Wnt 等信号通路促进牙囊干细胞迁移运动，并提高其 *Runx2*、*Adam28*、*MSX1* 等成骨、增殖相关基因表达，而其调控牙周纤维样分化的基因 *SFRP1* 无差异，说明牙乳头干细胞对牙囊干细胞的成牙周分化调控作用不明显。而将牙囊干细胞与人脐静脉内皮细胞直接接触式共培养（细胞比例 1∶1 且共培养培养基为 1∶1 混合的上皮－间充质培养基）后，牙囊干细胞自身成骨相关蛋白、成血管生长因子、成血管化明显升高，其可能机制是血管内皮细胞分泌的成血管因子促进牙囊干细胞骨向分化。

就破骨细胞而言，将牙囊细胞与外周血单核细胞直接接触式共培养可以促进单核细胞的破骨样分化，然而通过 Transwell 间接接触式共培养，牙囊细胞自身可分泌 OPG 等抑制外周血单核细胞的破骨细胞样分化，说明牙囊细胞对单核细胞的破骨样分化具有双向调节作用。另外有研究表明，牙囊细胞可能通过 RUNX2-MiR-31-SATB2 通路激活破骨诱导信号，从而促进破骨细胞形成而有利于牙萌出。

二、牙周膜干细胞相关研究中的应用

（一）免疫调节机制研究中的应用

牙周膜干细胞（Periodontal Ligament Stem Cells，PDLSCs）在牙周炎症免疫调控中发挥十分重要的作用。首先，对于外周血单核细胞（Peripheral Blood Mononuclear Cells，PBMCs）而言，PDLSCs 可以抑制 PBMCs 分裂增殖，将 PDLSCs 与 PBMCs 直接接触式共培养后，或者采用干扰素（IFN－γ）处理的 PDLSCs 与 PBMCs 通过 Transwell 非接触式共培养后，PDLSCs 可通过外分泌转化生长因子（TGF－β1）、白细胞介素－6（IL－6）等可溶性因子来抑制 PBMCs 的分裂增殖，但不是促进 PBMCs 凋亡来发挥免疫调节作用。另外，PDLSCs 同样可以抑制淋巴细胞活性。通过 PDLSCs 与活化 T 细胞直接接触式共培养以及 Transwell 非接触式共培养后，PDLSCs 可能通过 PGE2 途径诱导 T 细胞增殖活性减弱。PDLSCs 与 B 细胞直接接触式共培养时，PDLSCs 可通过 PD－1／PD－L1 信号通路抑制 B 细胞增殖、分化和迁移。最后，将 PDLSCs 与脐血单核细胞通过直接接触式共培养和 Transwell 非接触式共培养后，发现 PDLSCs 能促进脐血单核细胞向破骨样细胞分化，尤其是两种细胞直接接触时，这说明 PDLSCs 对于脐血单核细胞以及 PBMCs 的调控有差异，具体原理还有待深入研究。

（二）定向分化研究中的应用

将 PDLSCs 与人牙龈成纤维细胞及前成骨细胞进行非接触式共培养，后两者均能增强 PDLSCs 的成骨分化能力及矿化作用，同时在根尖乳头干细胞与 PDLSCs 的定向分化实验中，将这两种细胞直接接触式或非接触式共培养，均能增加两者的增殖及成骨分化能力，目前较多的研究都证实了 PDLSCs 在体外共培养后成骨分化、矿化能力增强。同样，牙周炎症中获取炎症 PDLSCs 的研究发现，无论是牙囊细胞、Malassez 上皮剩余还是健康 PDLSCs，采用 Transwell 共培养后，炎症 PDLSCs 同样具有明显的成骨分化能力。

（三）再生医学研究中的应用

目前较多实验结果证实，采用细胞膜片技术所制备的 PDLSCs 膜片被认为是牙周组织工程再生比较高效的种子细胞获取方式，研究集中于牙周中组织工程血管再生以及促进 PDLSCs 的高效分化。

1. PDLSCs 的高效分化

多项研究结果已经证实，将 PDLSCs 膜片与支架材料（羟基磷灰石或者处理牙本质基质等）悬浮或者直接接触式共培养后，将复合物移植入裸鼠皮下，可形成类似天然牙周膜纤维组织，且在支架材料与新形成的纤维组织之间有矿化层生成，与天然的牙骨质结构类似。而将 PDLSCs 与猪膀胱获取的细胞外基质共培养后，比与常规 GTR 中 Ⅰ型胶原纤维共培养后，其成牙骨质、牙槽骨分化效果更佳。

2. PDLSCs 促血管再生

采用 $0.4\mu m$ Transwell 将 PDLSCs 与血管内皮细胞共培养后，PDLSCs 可以促进血管内皮细胞形成血管腔样结果。进一步的研究发现，将人 PDLSCs 与人脐静脉内皮细胞通过细胞层共培养后形成复合细胞膜片，将细胞膜片包绕在人处理后牙根上表面后进行三维共培养一段时间，再移植入免疫缺陷的小鼠体内，数周后检测到牙根周围有类牙周膜、类牙骨质形成，并且在类牙周膜中有血管腔形成。为了提高效率，改良 PDLSCs（转染 Beclin-1 pcDNA、激活其 SDF-1α-CXCR4 信号通路等）可明显促进血管内皮细胞的成管腔样改变。总之，PDLSCs 被认为是组织工程牙周再生的首选理想种子细胞。

参考资料：

［1］刁勇，许瑞安. 细胞生物技术实验指南［M］. 北京：化学工业出版社，2008.

［2］章静波. 细胞生物学实验技术［M］. 北京：化学工业出版社，2011.

［3］李虹. 医学生物学与医学细胞生物学实验教程［M］. 北京：科学出版社，2014.

［4］吕冬霞. 细胞生物学实验技术［M］. 北京：科学出版社，2012.

［5］SPECTOR D L. 细胞实验指南［M］. 黄培堂，译. 北京：科学出版社，2001.

［6］BOK J S, BYUN S H, PARK B W, et al. The Role of human umbilical vein endothelial cells in osteogenic differentiation of dental follicle-derived stem cells in vitro co-cultures［J］. International Journal of Medical Sciences，2018，15（11）：1160-1170.

［7］GE J, GUO S, FU Y, et al. Dental follicle cells participate in tooth eruption via the RUNX2-MiR-31-SATB2 Loop［J］. Chinese Journal of Dental Research，2015，94（7）：936-944.

［8］SUN H, LI Q, ZHANG Y, et al. Regulation of OPG and RANKL expressed by human dental follicle cells in osteoclastogenesis［J］. Cell and Tissue Research，2015，362（2）：399-405.

［9］YANG Y, GE Y, CHEN G, et al. Hertwig's epithelial root sheath cells regulate osteogenic differentiation of dental follicle cells through the Wnt pathway［J］. Bone，2014，63：158-165.

［10］SCHIRALDI C, STELLAVATO A, D'AGOSTINO A, et al. Fighting for territories：time-lapse analysis of dental pulp and dental follicle stem cells in co-culture reveals specific migratory capabilities［J］. European Cells & Materials，2012，24：426-440.

［11］BAI Y, MATSUZAKA K, HASHIMOTO S, et al. Formation of bone-like tissue by dental follicle cells co-cultured with dental papilla cells［J］. Cell Tissue Res，2010，342（2）：221-231.

［12］NAKCHBANDI I A, WEIR E E, INSOGNA K L, et al. Parathyroid hormone-related protein induces spontaneous osteoclast formation via a paracrine cascade

[J]. Proceedings of the National Academy of Sciences, 2000, 97 (13): 7296—7300.

[13] 张湘宜，任娅岚，陈思思，等. 细胞共培养在牙周膜干细胞相关研究中的应用 [J]. 现代生物医学进展，2018 (8)：41.

[14] KOHEI T, TERUO O. Hepatocyte transplantation: cell sheet technology for liver cell transplantation [J]. Curr Transplant Rep, 2017, 4 (3): 184—192.

[15] BAE Y K, KIM G H, LEE J C, et al. The significance of SDF-1α-CXCR4 axis in vivo angiogenic ability of human periodontal ligament stem cells [J]. Molecular Cell, 2017, 40 (6): 386—392.

[16] 杨盛，何然，张飞燕，等. 细胞共培养模型及其在中枢神经系统疾病研究中的应用 [J]. 药学学报，2016, 51 (3)：338—346.

[17] 王珊青，徐剑炜. 干细胞共培养的方法及其分化诱导 [J]. 中国组织工程研究与临床康复，2007, 11 (11)：2122—2125.

[18] PANDUWAWALA C P, ZHAN X, DISSANAYAKA W L, et al. In vivo periodontal tissue regeneration by periodontal ligament stem cells and endothelial cells in three dimensional cell sheet constructs [J]. Journal of Periodontal Research, 2017, 52 (3): 408—418.

[19] WEI W, YULIN A, YING A, et al. Activation of autophagy in periodontal ligament mesenchymal stem cells promotes angiogenesis in periodontitis [J]. Journal of Periodontology, 2018, 89 (6): 718—727.

[20] LIU A Q, HU C H, JIN F, et al. Contributions of bioactive molecules in stem cell-based periodontal regeneration [J]. International Journal of Molecular Sciences, 2018, 19 (4): 1016.

（陈　杰　郭维华）

第十章　口腔细胞注射技术

细胞注射（Cell Injection）或称细胞移植（Cell Transplantation），是将混于溶液或其他载体的细胞（通常为干细胞）通过注射器植入血管或局部组织中的过程，是干细胞体内研究和干细胞治疗的基本技术手段之一。细胞注射旨在将具有分化功能的干细胞输送至有先天性缺陷、退行性疾病或组织损伤的个体的病灶处，使其分化为健康功能细胞，替代受损或老化的细胞，实现组织再生。口腔细胞注射即利用注射器将牙源性干细胞经血液或直接输送至病灶，实现再生修复的目的。

第一节　注射细胞来源

干细胞（Stem Cells）是一类具有自我复制能力的多潜能细胞，在一定条件下可以分化成多种功能细胞。根据所处的发育阶段，干细胞可分为胚胎干细胞（Embryonic Stem Cells）和成体干细胞（Adult Stem Cells）（图10-1）。胚胎干细胞因受伦理和法律的限制而在研究和应用中存在争议，而成体干细胞是存在于机体已分化组织中的未分化细胞，能够自我更新并且在特定条件下实现特异性分化，是较为理想的干细胞研究及治疗来源。

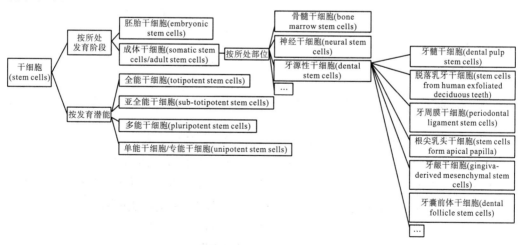

图10-1　干细胞的分类

牙源性干细胞（Dental Stem Cells）是一种特殊的干细胞，由于兼具优越的干细胞特性且来源广泛，近年来引起各领域的广泛关注。牙源性干细胞包括牙源性上皮干细胞

（Dental Epithelial Stem Cells）和牙源性间充质干细胞（Dental Mesenchymal Stem Cells），后者包括牙髓干细胞（Dental Pulp Stem Cells，DPSCs）、人脱落乳牙干细胞（Stem Cells from Exfoliated Deciduous Teeth，SHED）、根尖牙乳头干细胞（Stem Cells from Apical Papilla，SCAP）、牙周膜干细胞（Periodontal Ligament Stem Cells，PDLSCs）和牙囊前体干细胞（Dental Follicle Stem Cells，DFSCs）等，常作为口腔干细胞研究的对象。

第二节　细胞注射流程

细胞注射流程见图10-2。

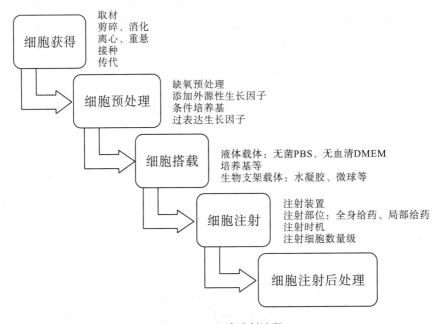

图10-2　细胞注射流程

一、细胞获得

在干细胞应用研究领域，原代培养的细胞尽管传代数目有限，但其生物学性能较为稳定，较少发生变异，因此较多被采用。相反，永生化的细胞系虽然可以产生大量细胞，但通常随着传代的增加而失去其初始细胞形态和分化能力，导致细胞在体内植入后的再生能力弱，并且在长期培养过程中细胞DNA、RNA和蛋白质可随时间推移而发生改变。此外，细胞系具有较高的成瘤风险，因此较少应用。原代培养的牙源性干细胞均分离自口腔组织，如牙髓、牙囊、牙周膜等，多数为贴壁细胞，常规操作步骤如下：

（1）取材：将所需组织自机体分离，分离后应即刻冲洗并置于无菌、低温的液体环境，由于口腔环境具一定的污染性，因此离体组织需即刻冲洗以避免污染。常用方法为用无菌PBS反复冲洗离体组织3~4次，并将组织置于无血清的细胞培养基中或无菌

PBS 中，置于冰上。取材的组织应尽快进行原代细胞的分离，避免影响细胞活性。

（2）剪碎、消化：将取材的组织尽量剪碎至呈絮状，无肉眼可见大团块，加入胶原酶和 Dispase 混合消化，至肉眼可见组织凝集。

（3）离心、重悬：一般采用 3000r/min 的速度，离心 5 分钟至组织沉降至离心管底，加入 PBS（或生理盐水）适当漂洗后，加入新鲜培养基，用移液枪轻柔吹打重悬。

（4）接种：将重悬的组织接种至孔板或培养皿中。

（5）传代：当细胞铺展至 80％孔板（培养皿）面积时进行传代，一般选取第 2～5 代细胞进行实验。

二、细胞预处理

一般来说，受损组织严重缺血、氧化应激、慢性炎症、纤维化、细胞外基质降解和免疫排斥可介导细胞凋亡，造成移植细胞存活率低。因此，延长干细胞存活并改善其对受损组织再生的治疗效果依赖于预防细胞移植后凋亡，抵抗营养缺乏，消除免疫排斥和增强缺血区域的抗缺氧能力。干细胞治疗中的细胞预处理可提高细胞存活率和分化潜能，并增强旁分泌抑制炎症因子、免疫反应和纤维化的作用，进而有效促进细胞植入后器官和组织的再生和功能恢复。细胞预处理常涉及如下四种方法。

（一）缺氧预处理

使细胞暴露于严重的缺氧状态可激活细胞防御，调控细胞基因表达，促进细胞的增殖或分化，通常应用的缺氧环境中氧气含量为 2％～5％。但缺氧预处理对不同种干细胞、同种干细胞的不同分化方向的影响不同。已有研究表明，缺氧预处理可以增强人类间充质干细胞（MSCs）的细胞活力和增殖能力，进而刺激分化，促进血管生成和神经发生；然而，缺氧环境对间充质干细胞的成脂分化和成软骨分化却有相当的抑制作用。

（二）添加外源性生长因子

研究表明，用 IGF-1 和 VEGF 等参与细胞生存途径的生长因子预处理干细胞可增强其治疗效果，此方法已被广泛用于增强干细胞治疗效果。此外，联合使用某些生长因子可进一步加强其增益效果，如 VEGF 结合 IGF-1 和 FGF-2 可对干细胞产生更强的促增殖分化作用，加速组织修复。

（三）条件培养基

健康的功能细胞可以在环境因素影响下分泌多种细胞增殖分化相关因子至培养基中，促进多种干细胞的增殖分化。一项研究表明，用暴露于氧化应激和高糖环境的健康心肌细胞的培养基预处理间充质干细胞可促进其增殖，增强血管生成能力。这是由于缺氧的培养基环境导致心肌细胞中 VEGF 表达上调，并分泌至培养基中，从而提高了培养基中的 VEGF 水平。另外，特定的条件培养基可直接影响细胞中的生长因子表达，促进细胞本身的增殖并实现定向分化，如使用软骨形成培养基预处理脂肪干细胞（Adipose-Derived Stem Cells，ADSCs）可有效增加胞内软骨形成因子（TGF-β2、TGF-β3 和 IGF-1）的分泌并减少血管生成因子（VEGF-A 和 FGF-2）的产生，增强细胞的成软骨分化，抑制成血管分化。

（四）过表达生长因子

应用遗传手段增强干细胞的生长因子表达也是细胞预处理有效而可控的方法之一，即在干细胞植入前通过非病毒或病毒技术将基因引入细胞中，非病毒技术虽然更安全，但转染效率低，通常不会导致转基因的整合，因此较少应用。病毒技术中常用病毒载体是逆转录病毒（Retrovirus），例如莫洛尼鼠白血病病毒（Moloney Murine Leukemia Virus，M MuLV）、血清 5 型腺病毒（Adenovirus Serotype 5，Ad5）、腺相关病毒（Adeno-Associated Virus，AAV）及慢病毒（Lentivirus）。然而，应用这种手段释放的生长因子的剂量的长期安全性和经病毒转染遗传修饰的干细胞的肿瘤发生风险同样值得关注。

三、细胞搭载

根据需要使细胞悬浮于一定的介质中，所应用的细胞载体与细胞注射部位、方式密切相关。载体可分为以下几类。

（一）液体载体

用无菌 PBS 或无血清 DMEM 培养基重悬细胞，一般需调整至细胞数量级为 $10^6 \sim 10^7/mL$。

（二）生物支架载体

生物支架载体常用水凝胶、微球等，不仅可以更好地保持细胞的活性，而且能共同搭载生长因子等外源性分子，可促进细胞增殖、定向分化等。

1. 水凝胶（Hydrogel）

水凝胶是能够被水溶胀而又不溶于水的聚合物网络，可混合细胞及药物分子，且具有良好的生物相容性，是组织工程领域中理想的三维支架材料，有着广泛的应用前景。水凝胶由于具有一定的流动性，因此可以通过注射传输到动物或人体内，为干细胞移植提供了便利。其主要优势如下：

（1）在注射过程中保护细胞，减少针尖剪切力对细胞产生的损害。

（2）具一定的塑形性，可延长干细胞的原位保留时间，减少细胞流失。

（3）为移植的干细胞提供生理学的三维环境，可为细胞自组装提供空间。

（4）可搭载并缓释生长因子等药物，持续干预干细胞增殖分化。

常用的可注射水凝胶可分为以下两种：

天然及半天然可注射水凝胶主要包括纤维素类水凝胶、壳聚糖类水凝胶。

人工合成的高分子水凝胶包括以 Poloxamer 为代表的聚氧化乙烯（PEO）-聚氧化丙烯（PPO）的嵌段共聚物和以聚乙二醇（PEG）-聚酯为代表的可降解嵌段共聚物等。

2. 微球（Microspheres）

微球目前作为药物传递方面应用最广泛的高分子材料，主要用于药物缓释载体及其研究，衍生自壳聚糖、藻酸盐、乳酸-共-羟基乙酸（PLGA）和硫酸软骨素等物质的微球已被用作药物载体。由于微球既具有一定的力学强度、可流动性，又具有良好的生物相容性，因此也是一种极具潜力的组织工程细胞支架材料。

四、细胞注射

（一）注射装置

常用手动注射器，针头大小的选择与细胞载体和注射部位密切相关，同时影响细胞的活性（细胞受针头剪切力影响）。小规格针头术中创伤小，但可能会影响细胞穿过针头时的活力，因为当细胞流过注射器和针头时，一方面由于注射器的内径通常大于针的内径，细胞在进入针头时会经历线速度的增加，产生拉伸力，这是注射期间细胞损伤的主要原因；另一方面由于注射器中的细胞和液体以不同于针壁的流速行进，产生相对运动，细胞会暴露于剪切力，造成细胞损伤。而大规格针头术中创伤大，且注射量不易控制，因此在体内实验和临床治疗中应慎重使用。

【注意事项】

（1）应尽量选用细针头，以避免重要的组织损伤，在此前提下尽量保证移植细胞的活性。

（2）每厘米针头应至少保证输送 10^5 个细胞。

（3）在细胞不过量的前提下应尽量浓缩注射物，减小注射体系的体积。

（二）注射部位

干细胞主要通过分化和旁分泌作用达到组织修复的目的。根据治疗和研究目的，可以通过全身注射或局部注射将干细胞植入体内。总的来说，每种干细胞注射途径都有其自身的优点和局限性，应综合考虑研究目标、靶器官的大小和使用的动物模型等因素选择。

1. 全身给药

静脉内注射是输送干细胞最常用的方法，通过循环系统模拟内源性干细胞的运输途径，最终使其归巢至靶点。但进入循环系统的部分干细胞仅分泌营养因子，无法到达靶点，仅少数细胞可最终到达受损部位。此外，经静脉注射的干细胞还可能在肺、脾、淋巴结或肝脏中被破坏，进一步降低了静脉移植干细胞的寿命。在此基础上，衍生出了介入注射和动脉内注射的方法。介入注射即通过介入技术直接将干细胞注射入心室，虽然侵入性较高，但干细胞到达靶点率较高。据统计，在啮齿动物研究模型中，通过静脉内注射的干细胞仅有不到 1％能到达靶器官，而通过心室内注射则可达 10％。动脉内注射能显著减少干细胞在肺部的破坏，从而增加注射细胞到达大型动物体内靶器官的可能性。具有高度选择性的动脉内注射还可防止植入的干细胞广泛分布于其他器官，提高靶点细胞率的同时降低全身不良反应。腹膜内注射简单快捷，也被应用于干细胞研究和部分干细胞治疗中，但该方法可能导致干细胞误入肠道，引起细胞流失和不良反应。且腹膜内注射的干细胞的修复力较静脉内注射者弱，因为经静脉内注射的干细胞的迁移能力和免疫抑制性可被激活，从而增强其免疫调节和组织修复作用。

2. 局部给药

局部给药是通过原位注射（如皮下、牙槽窝内）或器官内输注，使干细胞直接到达受损组织并立即产生局部作用的最有效途径。据报道，直接注射干细胞可用于修复实体器官及其相关组织的损伤，如心脏、脑、脊柱组织、肝脏、肾脏、睾丸、阴茎海绵体、尿道括约肌和骨骼肌等。但值得注意的是，原位注射具有一定的侵袭性，可能引发大量出血和继发性损伤。

（三）注射时机

组织或器官愈合过程包括三个阶段：损伤阶段（以小时计）、修复阶段（以天数计）和重塑阶段（以周计）。应用不同动物模型，不同细胞的最佳注射时机不同。一般情况下，考虑到治疗效果，不选择在急性损伤阶段注射干细胞，因为受损组织细胞释放大量毒素，形成细胞毒性环境，可损害干细胞的生物学和功能行为。此外，免疫排斥也与注射时机密切相关，但相关研究较少，仍需进一步研究。

（四）注射细胞数量级

植入适当数量的干细胞是组织再生的关键因素。用于移植的最佳细胞浓度因器官、组织和动物物种的不同而不同。干细胞植入量不足难以收获良好的治疗效果，但过量植入则会产生更加严重的副作用，如在单次治疗中静脉内注射过量干细胞可能导致肺毛细血管阻塞，将过量细胞（$>10^6/mL$）注射到肾动脉中会导致肾小球毛细血管中的细胞破裂。

因此，针对干细胞注射，基于以下两个因素，建议在维持细胞不过量的前提下（$<10^6/mL$）优选较小体积的细胞悬浮液：

（1）减少注射体系泄漏风险。

（2）降低静脉注射对循环系统的影响，减少局部注射组织水肿。

五、细胞注射后处理

细胞注射后一方面需关注细胞状态，另一方面需密切关注注射后组织、机体的反应。

（一）注射后细胞状态

细胞注射后应密切观察细胞的位置及存活状态，可借助荧光标记法结合影像学手段定位细胞，观察细胞有无异常分布，如局部注射后泄漏等。

（二）注射后组织、机体的反应

1. 炎症反应

细胞注射属侵入性操作，具有一定的感染风险，炎症反应不仅会降低植入细胞的存活性，甚至可造成局部组织坏死或菌血症。因此操作时应注意规范无菌操作，术前术后可酌情使用抗生素。

2. 免疫排斥反应

尽管成体干细胞具有较低的免疫原性，但仍存在免疫排斥的可能性，因此术后可以通过定期血液检查及大体观察评估免疫排斥程度。亦有相关动物研究中使用了他克莫司等免疫抑制剂控制免疫排斥效应。

第三节　应用与展望

口腔干细胞（牙源性干细胞）来源广泛，可以分化成多个谱系，分泌与增殖和免疫调节相关的重要因子，在组织修复再生中意义重大。虽然基于细胞注射的干细胞疗法前景十分广阔，但挑战仍然存在，尚需更多的研究来确定不同牙源性干细胞的生理机制和生物学特性，以提高其治疗效果，并确保其安全性。

此外，选择最佳细胞种类、传代数、载体、注射途径、时间、细胞数量对于增强细胞分泌和免疫调节、增益干细胞治疗作用也至关重要。最终，干细胞注射可能会成为治疗目前缺乏有效治疗手段的许多疾病的有力武器。

参考资料：

[1] WANG L, ZHANG C, LI C, et al. Injectable calcium phosphate with hydrogel fibers encapsulating induced pluripotent, dental pulp and bone marrow stem cells for bone repair [J]. Materials Science & Engineering C-Materials for Biological Applications, 2016, 69: 1125-1136.

[2] TRUBIANI O, GIACOPPO S, BALLERINI P, et al. Alternative source of stem cells derived from human periodontal ligament: a new treatment for experimental autoimmune encephalomyelitis [J]. Stem Cell Research & Therapy, 2016, 7: 1.

[3] SHIMOJIMA C, TAKEUCHI H, JIN S, et al. Conditioned medium from the stem cells of human exfoliated deciduous teeth ameliorates experimental autoimmune encephalomyelitis [J]. Journal of Immunology, 2016, 196 (10): 4164-4171.

[4] OMI M, HATA M, NAKAMURA N, et al. Transplantation of dental pulp stem cells suppressed inflammation in sciatic nerves by promoting macrophage polarization towards anti-inflammation phenotypes and ameliorated diabetic polyneuropathy [J]. Journal of Diabetes Investigation, 2016, 7 (4): 485-496.

[5] LI P, ZHAO Y, GE L. Therapeutic effects of human gingiva-derived mesenchymal stromal cells on murine contact hypersensitivity via prostaglandin E2-EP3 signaling [J]. Stem Cell Research & Therapy, 2016, 7: 103.

[6] JANG J Y, PARK S H, PARK J H, et al. In vivo osteogenic differentiation of human dental pulp stem cells embedded in an injectable in vivo-forming hydrogel [J]. Macromolecular Bioscience, 2016, 16 (8): 1158-1169.

[7] ISHIKAWA J, TAKAHASHI N, MATSUMOTO T, et al. Factors secreted from dental pulp stem cells show multifaceted benefits for treating experimental rheumatoid arthritis [J]. Bone, 2016, 83: 210-219.

[8] HIROSE Y, YAMAMOTO T, NAKASHIMA M, et al. Injection of dental pulp stem cells promotes healing of damaged bladder tissue in a rat model of chemically induced cystitis [J]. Cell Transplant, 2016, 25 (3): 425−436.

[9] CHEN Y, ZHANG F, FU Q, et al. In vitro proliferation and osteogenic differentiation of human dental pulp stem cells in injectable thermo-sensitive chitosan/beta-glycerophosphate/hydroxyapatite hydrogel [J]. Journal of Biomaterials Applications, 2016, 31 (3): 317−327.

[10] ORSINI G, JIMENEZ-ROJO L, NATSIOU D, et al. In vivo administration of dental epithelial stem cells at the apical end of the mouse incisor [J]. Frontiers in Physiology, 2015, 6: 112.

[11] HATA M, OMI M, KOBAYASHI Y, et al. Transplantation of cultured dental pulp stem cells into the skeletal muscles ameliorated diabetic polyneuropathy: therapeutic plausibility of freshly isolated and cryopreserved dental pulp stem cells [J]. Stem Cell Research & Therapy, 2015, 6: 162.

[12] CAO Y, LIU Z, XIE Y, et al. Adenovirus-mediated transfer of hepatocyte growth factor gene to human dental pulp stem cells under good manufacturing practice improves their potential for periodontal regeneration in swine [J]. Stem Cell Research & Therapy, 2015, 6: 249.

[13] AMER M H, WHITE L J, SHAKESHEFF K M. The effect of injection using narrow-bore needles on mammalian cells: administration and formulation considerations for cell therapies [J]. Journal of Pharmacy and Pharmacology, 2015, 67 (5): 640−650.

[14] BAIK H S, PARK J, LEE K J, et al. Local application of periodontal ligament stromal cells promotes soft tissue regeneration [J]. Oral Diseases, 2014, 20 (6): 574−581.

[15] YANG H, SHIN S, AHN J, et al. Local injection of pulp cells enhances wound healing during the initial proliferative phase through the stimulation of host angiogenesis [J]. International Endodontic Journal, 2013, 39 (6): 788−794.

[16] LADJAL H, HANUS J L, FERREIRA A. Micro-to-nano biomechanical modeling for assisted biological cell injection [J]. IEEE Transactions on Biomedical Engineering, 2013, 60 (9): 2461−2471.

[17] HE X, DZIAK R, MAO K, et al. Integration of a novel injectable nano calcium sulfate/alginate scaffold and BMP2 gene-modified mesenchymal stem cells for bone regeneration [J]. Tissue Engineering Part A, 2013, 19 (3−4): 508−518.

[18] CHEN M, SU W, LIN X, et al. Adoptive transfer of human gingiva-derived mesenchymal stem cells ameliorates collagen-induced arthritis via suppression of Th1 and Th17 cells and enhancement of regulatory T cell differentiation [J]. Arthritis and Rheumatism, 2013, 65 (5): 1181−1193.

[19] JI D Y, KUO T F, WU H D, et al. A novel injectable chitosan/polyglutamate polyelectrolyte complex hydrogel with hydroxyapatite for soft-tissue augmentation [J]. Carbohydrate Polymers, 2012, 89 (4): 1123−1130.

[20] DING S J, SHIE M Y, HOSHIBA T, et al. Osteogenic differentiation and immune response of human bone-marrow-derived mesenchymal stem cells on injectable calcium-silicate-based bone grafts [J]. Tissue Engineering Part A, 2010, 16 (7): 2343−2354.

[21] RYOKO Y, YOICHI Y, KENJI I, et al. Self-assembling peptide nanofiber scaffolds, platelet-rich plasma, and mesenchymal stem cells for injectable bone regeneration with tissue engineering [J]. Journal of Craniofacial Surgery, 2009, 20 (5): 1523−1530.

[22] KRAMER P R, KRAMER S F, PURI J, et al. Multipotent adult progenitor cells acquire periodontal ligament characteristics in vivo [J]. Stem Cells and Development, 2009, 18 (1): 67−75.

[23] YOICHI Y, JAE S B, RYOTARO O, et al. Bone regeneration following injection of mesenchymal stem cells and fibrin glue with a biodegradable scaffold [J]. Journal of Cranio-Maxillofacial Surgery, 2003, 31 (1): 27−33.

（盖 阔 郭维华）

第十一章　口腔细胞 3D 打印技术

第一节　概述

3D 打印（Three-Dimensional Printing）是 1986 年由 Charles·W. Hull 提出的"立体光固化"（Sterolithography）技术发展而来的，该技术通过分层打印紫外光固化材料而形成一个坚实的三维结构。这一技术随后被应用于打印生物材料支架模具，进而直接用于三维生物支架打印，最后发展为能够同时打印细胞与支架的 3D 生物打印技术。

3D 生物打印（3D Bioprinting）是引用 3D 打印的理念，在计算机辅助设计下，利用生物材料或者活性细胞构成的生物墨水逐层叠加构造，形成一定的仿生形态或细胞微环境，即制造具有三维立体结构且具有生物活性功能的组织/器官。自 2006 年 Mironov 等首次系统介绍"生物打印"这一概念以来，3D 打印技术以及细胞生物学和材料科学迅速发展，不断有学者尝试将 3D 生物打印运用于组织工程领域。如今，3D 生物打印成为前沿的生命科学技术之一，以此为基础的人工组织与器官构建技术具有巨大的科学意义与应用价值。

迄今为止，3D 生物打印的相关组织/器官研究主要包括皮肤、血管、肝脏、软骨、心脏、耳、脂肪等。这项技术的优势在于它能够通过精确定位生物材料、生物化学分子和活细胞的层间位置，控制功能性成分的空间位置，根据不同组织/器官特性添加相适应的生物材料，最终形成类似组织/器官的力学性能并产生一定的生物学功能。本章概述了 3D 生物打印的特点及打印方式，就其在口腔医学领域的研究进展进行论述。相信不远的将来，3D 生物打印能够解决临床组织/器官移植的短缺问题并且建立组织/器官体外实验模型，促进生命科学研究的发展。

第二节　3D 生物打印的主要策略

目前 3D 生物打印的主要策略包括仿生学、自发自组装和迷你组织块。3D 生物打印采用哪一种策略取决于最终的应用，需要考虑所构建组织的要求、系统复杂性以及实验需求。

一、仿生学

仿生学是将生物工程技术应用于 3D 生物打印领域，对组织/器官的细胞及细胞外基质的特定功能成分进行完全重建，通过 3D 生物打印重建适宜的微环境。仿生学要求在微观层面复制生物组织结构，因此需要对组织微环境有透彻的理解，包括功能细胞和支持细胞的种类及其特定排列、可溶性或不溶性因子的梯度分布情况、细胞外基质的成分、微环境生物力学等。

二、自发自组装

利用干细胞的特性以及胚胎器官发育规律来再生复杂的三维生物组织结构，这一方法被称为自发自组装。3D 生物打印直接打印原始细胞球体，通过融合以及细胞自组装来模拟器官发生。发育组织中的细胞自行产生其细胞外基质成分，通过细胞信号分子梯度作用，自发组织排列形成所需的生物微结构和功能。自组装的组织发生的首要驱动力来自细胞，其指导组织的组成、定位、功能和结构。细胞来源通常是成体干细胞（Adult Stem Cells，ASCs）或诱导多能干细胞（Induced Pluripotent Stem Cells，iPSCs），因此需要考虑细胞的分化模式、免疫相容性以及移植等问题。运用这一策略需要深刻理解胚胎发育机制、组织/器官发生，并且能够有效调控微环境从而促使 3D 生物打印的组织发生符合胚胎发育机制。

三、迷你组织块

组织/器官由微小的功能模块或微型组织构成，其被定义为组织的基本结构和功能单元，如肾脏的肾小球单位、唾液腺的腺泡和导管、牙本质的牙本质小管等。通过 3D 生物打印制造基本功能模块进而整合形成更大的宏观组织，克服了自发自组装模拟发育过程的难点。此策略可以通过两种主要方法实现：①通过满足生物学原理的自组装细胞球来构成宏观组织；②进行精确且高分辨率的组织单元结构设计，然后经由自组装形成宏观功能组织。因此该策略整合了仿生学和自发自组装两种方法。

第三节　3D 生物打印的主要技术手段

3D 生物打印按照其工作原理分为以下几种：喷墨生物打印（Inkjet Based Bioprinting）、微挤压式生物打印（Pressure Assisted Bioprinting）、激光辅助式生物打印（Laser Assisted Bioprinting）和立体光固化技术（Stereolithography）。在组织/器官的重建方面，这几类打印系统各有优缺点。

一、喷墨生物打印（附图 34）

喷墨生物打印是最早出现、目前最常见的 3D 生物打印技术。最初应用于生物打印的喷墨生物打印机是由普通 2D 打印机改造而来，将传统的油墨替换成由生物材料和相应细胞成分组成的生物墨水，电子控制升降台取代纸张以实现三维空间的构建。目前应用于生物材料打印的喷墨生物打印机使用热或电形成生物墨滴,并精确印刷到特定位置,最终构成所需组织/器官,具有可控的分辨率、精度以及速度。

热喷墨技术是通过对打印喷头进行局部加热产生压力脉冲从而挤出形成墨滴,其打印速度快、经济实惠且应用广泛,但细胞及材料暴露于热和机械刺激,还存在墨滴种类无序、大小不一以及易发生喷头堵塞等问题。

压电式喷墨打印是通过对打印喷头内部的压电晶体施加脉冲电压,使其变形后产生的压力挤压喷头形成墨滴,通过调整系列参数能够控制墨滴大小以及出墨频率,因此喷头不易堵塞,保证了墨滴的均一和定向喷射,也消除了高温和机械应力对细胞和蛋白质等活性成分的损伤。但其对生物墨水的黏性有一定的要求,高黏性的墨水需要更大的喷出压力,而有研究认为压电喷墨技术仍可能会破坏细胞膜导致细胞溶解。

喷墨生物打印的优点是高分辨率(单位液滴可小于 $50\mu m$,包含 $1\sim2$ 个细胞)、打印速度快(高达 10000 墨滴/秒)、打印成本低以及能够形成细胞浓度梯度。由于喷墨生物打印通常使用能够形成液体的低黏度墨水($3.5\sim12mPa/s$),因此无法形成一定的厚度以及所需的机械强度,限制了其应用于颅颌面区域支持组织的再生,如颞下颌关节、下颌骨等。而一些不受力且组织高度有序的软组织需要高分辨率的细胞定位沉积,如腱膜、易受外伤影响的表情肌、耳鼻软骨、颌面部的血管,正适合使用喷墨生物打印。

二、微挤压式生物打印(附图 35)

微挤压式生物打印是在喷墨的基础上改良而来的,基本原理是通过气动压力或柱塞/螺杆的机械驱动力将材料从喷头挤出,形成连续长丝,并通过层层堆积形成所需的三维结构。微挤压式生物打印可应用的生物材料范围广,可以采用多种生物交联机制,材料的黏度范围从 $30mPa/s$ 至 $6\times10^7mPa/s$ 。高黏度的材料能够打印出具有一定机械强度的支持结构,而低黏度的材料则为细胞活力和功能提供适宜环境。

微挤压式生物打印应用范围更广,打印环境温度适宜,可打印高密度的细胞以满足组织工程器官所需,部分研究团队甚至使用仅含有细胞的生物墨水完成了三维组织结构的构建。但其打印后的细胞存活率为 $40\%\sim95\%$,随打印压力增大而降低,低于喷墨生物打印。细胞存活率低与打印方式对细胞施加的剪切力有关,虽然能够通过降低压力以及增大喷头直径来维持细胞活力,但这必将损失打印分辨率以及打印速度。可以选择具有剪切稀化特性的生物材料作为生物墨水,但这将限制材料的选择。因此在保证细胞存活率的同时,提高打印分辨率及速度是微挤压式生物打印面临的重大挑战。此外,微挤压式生物打印高浓度的生物墨水依然容易造成喷嘴堵塞。

目前,已有部分研究应用该技术制造骨或软骨组织,并获得了一定的机械强度,这也表明了其应用于口腔颅颌面相关的骨组织重建的潜力。

三、激光辅助式生物打印(附图 36)

激光辅助式生物打印基于激光诱发向前转移技术,利用激光束对细胞的作用,使细胞转移到指定位置。该打印系统通常包括脉冲激光源、聚焦系统、金属激光能量吸收层和涂有液体生物材料的打印层以及接收层。激光聚焦于吸收层,其吸收激光能量为涂有生物材料的打印层提供驱动力，将生物材料推至接收层，接收层包含生物聚合物或细胞培养基来支持细胞黏附和生长。激光辅助式生物打印的分辨率受多种因素影响，激光脉冲能量、生物材料的厚度和黏度、打印层和接收层之间的距离、接收层湿润度等均会影响激光打印组织的分辨率。

激光辅助式生物打印分辨率高、精确性高，由于该技术不需要传统喷头，因此不会对细胞造成机械应力，也不存在喷头堵塞的问题，细胞存活率可达95%以上。但该技术成本昂贵，打印耗时长。每个打印带对应各类打印细胞或凝胶，若多种类型细胞/材料共沉积将耗费大量时间，此外激光吸收层也可能造成金属污染。

由于激光辅助式生物打印精确性高，在打印单层细胞，尤其是皮肤黏膜等组织方面显示出了明显优势。

四、立体光固化技术（附图37）

立体光固化技术是最早出现的3D打印技术，但其在生物打印领域的应用还处于起步阶段。其原理是使用紫外光等激光束，作用于光敏树脂材料发生光聚合或光交联反应后固化形成单层结构，通过移动 z 轴，实现层层堆积后，最终构建完整的三维结构。目前立体光固化技术具有两种模式，即波束扫描和图像投影。波束扫描是通过计算机控制激光束移动，扫描过程中逐步固化单层结构；图像投影则是利用数字微镜装置（Digital Micromirror Device，DMD）使单层结构通过一次投影固化，这一方法大大节省了打印时间。

立体光固化生物打印能够提供小于 $6\mu m$ 的分辨率，高于其他生物打印技术。随着双光子技术的出现，立体光固化生物打印已经能达到纳米级别的分辨率（<200nm），同样不需要使用传统喷头，因此此技术也避免了喷头堵塞的问题，同时可以兼容高细胞密度的生物墨水。虽然能够提供最高的分辨率，但立体光固化生物打印要求使用具有细胞毒性的作为紫外光引发剂或光聚合性的低黏度生物墨水，这限制了其应用。但随着对光聚合性生物墨水的深入研究，应用此技术重建组织/器官已成为可能，以可见光作为立体光固化生物打印的能源不会损害细胞DNA，其获得的细胞存活率高达85%，目前利用该技术已经打印出了血管和软骨。

在口腔再生领域，有学者利用光固化水凝胶包裹成牙本质细胞样细胞OD21，使用可见光进行固化，可获得较高的细胞存活率以及良好的生物学性能和物理性能，有望应用于牙髓组织再生。使用光固化水凝胶作为细胞载体，进行牙胚三维结构的生理性重建，能够在体内实现牙源性干细胞的成牙分化、血管功能再生以及牙源性矿化组织的再生。

第四节　3D生物打印墨水

3D打印技术最初应用于非生物领域，常使用的材料包括金属、陶瓷、热塑性聚合物等，常需使用有机溶剂，其高温环境或所使用的交联剂往往不兼容活细胞和生物材料。相较于传统3D打印技术，3D生物打印所使用的材料在满足打印工艺要求的同时，还需要兼容活细胞并模拟细胞外基质的结构和机械性能，保证组织结构的机械和功能需求。

一、3D生物打印墨水的构成

3D生物打印所使用的3D生物打印墨水主要由生物支架材料、各种类型细胞及生物活性因子组成。细胞是构成"生物墨"的基础成分，打印不同组织/器官类似物需要正确选择细胞来源。组织/器官内含有多种细胞，除了发挥主要功能的细胞，还有其他起到支持、屏障等作用的细胞，参与血管生成或提供维持细胞增殖、分化的微环境。组织/器官仿生重建必须具备上述各类特异性功能的细胞。目前生物打印细胞包括支架打印组织原始细胞或打印干细胞通过增殖、分化形成所需细胞。生物支架材料发挥细胞外基质的功能，供细胞黏附增殖，在一定程度上引导和促进组织/器官再生。多种生物材料已经被应用于构成"生物墨水"，包括天然聚合物、合成有机高分子材料、陶瓷材料等。应用于三维生物打印的天然聚合物具有与机体组织微环境相似的天然生物活性，具有良好的生物相容性。合成聚合物的优点是其可改变自身的理化与力学性能，以满足不同组织/器官的需求，但其生物相容性较差，潜在的有毒降解产物以及降解性能限制了其应用。但人工合成的水凝胶具有可控的物理性能以及良好的亲水性和可降解性，在3D生物打印再生医学领域得到广泛应用。为了改善材料特性，可选择使用合成和天然聚合物的混合物来组成支架材料成分。

二、3D生物打印墨水的选择策略

（一）"生物墨水"中力学的支架材料成分需要满足的要求

细胞外基质为组织的构建提供框架，为细胞提供黏附以及移动的支撑；同时通过受体介导的信号传导调节细胞功能和分化。在以活细胞为基础的生物打印中，生物支架材料起到细胞外基质的作用。"生物墨水"中力学的支架材料成分需要满足以下要求：

（1）具有适当的交联机制以形成复杂的三维结构，避免在多种介质中或移植过程中发生结构坍塌。

（2）具有良好的孔隙率，支持细胞嵌入及黏附。

（3）具有适宜的生物降解速率，随细胞自身分泌外基质蛋白能够逐步替代材料降解。

（4）具有合适的表面形貌和化学特性。

（5）具有生物相容性，避免移植过程中的免疫排斥反应。

（6）模拟生理性微环境，包括高比表面积、适宜的细胞外基质成分比例以及疏水性。

（7）取材便利，价格经济，具有良好的性价比。

（二）在选择最佳"生物墨水"时要考虑的方面

值得注意的是，必须考虑"生物墨水"组成成分的变异性、潜在的细胞毒性、分解代谢物等方面。因此，必须针对每种特定细胞类型或实验模型优化生物支架材料。在选择最佳"生物墨水"时要考虑到细胞功能等重要因素，主要包括以下几个方面。

（1）黏度：高黏度的"生物墨水"通常为打印结构提供较好的机械支撑，而低黏度的"生物墨水"能够提供合适的环境以维持细胞活力和功能。

（2）增殖速率：选择的细胞能够充分扩增以满足打印和植入要求，同时不同细胞数量能够符合生理性占比。增殖速率过低可能导致移植后组织的活力丧失，而过高的增殖速率可能导致组织过度增生或凋亡。但增殖速率高低是相对的，还应根据所构建的模型来决定。例如骨髓间充质的微环境就希望细胞在保持活力的同时处于非增殖状态。

（3）细胞耐受性：用于生物打印的细胞必须足以承受打印过程以及移植后的各种应力，包括打印过程中的剪切力、移植后承受的生理性应力以及生物毒素、酶和生理性pH值环境等。

（4）分化潜能：虽然组织原始细胞可供选择，但它们的寿命有限，不利于长期移植。由于干细胞处于未分化的多能状态，具有多谱系的分化潜能和自我更新能力，干细胞为生物打印提供了丰富的细胞来源。选择干细胞时，应考虑实验室研究和治疗界限，以及由分化潜力决定的细胞来源、免疫活性以及长期植入的分化潜力。

第五节　3D生物打印在口腔医学领域的应用

通过3D生物打印活细胞构建组织/器官，已经在组织工程领域有广泛研究。但目前的生物打印技术所形成的组织/器官的结构与功能相对简单，活细胞构成的三维组织/器官生物打印仍需要深入探索。3D生物打印能够直接制造含有高细胞密度的组织结构，是高密度细胞分布的固态器官再生的优选。而主要由蛋白质和矿化物构成、细胞密度相对较低的承力组织，通过3D生物打印再生的策略仍有待进一步研究。

由于牙齿的形态和结构复杂，利用传统的组织工程技术很难完美解决牙再生存在的问题。与传统的组织工程技术相比，利用3D生物打印可以个性化地控制细胞及细胞外基质分布，精确复制出牙齿生物支架形态。研究表明，3D生物打印能够高度精确地还原天然牙的结构。

一、牙体及牙周复合体

牙体形成过程中，外胚层与外胚间充质细胞的相互诱导发挥了重要作用。通过3D生物打印可以对细胞的分布进行精准控制，形成具有丰富细胞层次的组织，以模拟牙发生初期上皮-间充质交界处相互诱导的过程。因此3D生物打印在牙体组织再生方面有良好的应用前景。Kim等尝试以多聚己内酯与羟基磷灰石的复合墨水为原料，通过3D生物打印在体内进行正常解剖结构的牙体组织再生，证明了以生物支架的方式实现牙体再生的可能性。但支架材料本身生物相容性较低，复合的细胞与基质间无直接相互作用，生长因子保留性差，因此未来研究可以进一步尝试在打印墨水中加入细胞成分及生长因子，提高所制备三维结构的生物活性。

牙周组织是牙体的支持组织，易受口腔致病菌的影响发生损伤、组织丧失，从而导致牙齿松动甚至脱落。3D生物打印也为牙周组织再生提供一种新的可行的研究途径。

通过 3D 生物打印制备的牙周复合体组织支架具有多相结构，能够模拟牙周膜复合体的多层结构，包括牙骨质、牙周膜、牙槽骨，相较于无定形和孔隙随机分布的传统支架，3D 生物打印制备的支架能够提供具有一定方向性的微通道，使细胞再生具有一定方向性，这一特点有利于再现牙周膜纤维结构。虽有不少学者已成功使用 3D 生物打印技术制备牙周再生支架，但目前尚缺乏直接利用含细胞成分的"生物墨水"打印牙周组织的研究。

牙髓组织主要包含神经、血管、淋巴和结缔组织，还有排列在牙髓外周的成牙本质细胞。3D 生物打印能够将不同类型的细胞精确印刷在相应的空间位置，例如形成成牙本质细胞仿生性的线性排列，对于牙髓组织再生是一个绝佳的选择。虽然目前尚无通过 3D 生物打印直接再生牙髓组织的研究，但已有不少学者使用不同生物打印技术成功再生牙髓组织的基础构成模块。在 3D 生物打印的组织/器官中，氧气和营养物质是由材料本身的扩散性质以及材料组成结构决定的，因此如何有效地重建血管化是仿生牙髓组织以及其他组织/器官再生的关键问题。有研究团队通过 3D 生物打印构建功能性毛细血管，这些运输网络由内皮细胞和其他类型细胞共培养组成，并证实具有有效的氧气和营养物质的输送以及废物排泄功能。3D 生物打印构成的水凝胶网络能够引导原代大鼠海马神经元的扩散、增殖和分化，从而形成错综复杂的组织工程神经元网络。这些研究为生物打印牙髓组织提供了研究基础。目前 3D 生物打印牙髓组织应用于临床的治疗策略仍未明确，通过打印制备牙髓组织结构作为完整的组织植入根管内与目前的临床实践标准不符。然而，相信随着 3D 生物制造牙体组织的生物材料发展，在牙再生领域会迸发更多新兴的临床方案。

近期，已有学者开始探究可用于牙再生领域的含细胞的"生物墨水"。薛世华等利用人牙髓干细胞、海藻酸钠－明胶水溶液共混物组成"生物墨水"进行 3D 生物打印，最终获得的结构中细胞存活率高且仍可增殖。Athirasala 等研发出一种新型墨水，混合藻酸盐水凝胶和牙本质基质中可溶性和不可溶性成牙相关信号因子，并且负载牙乳头干细胞，研究发现藻酸盐的成分含量增加时墨水的打印适用性提高，而不可溶性的牙本质基质蛋白比例增加时明显提高打印后的细胞活力，该研究认为藻酸盐和牙本质基质的比例 1：1 为最佳成分配比（即 1：1 Alg-Dent）。此研究进一步证明了在 1：1 Alg-Dent 水凝胶混合物中可溶性牙本质分子能够高度保留，证明了这些分子和牙本质基质发生新的交联反应。而且，$100\mu g/mL$ 的可溶性牙本质分子能够明显提高打印墨水中的牙乳头干细胞的成牙分化能力，证明了这一新型墨水的细胞相容性以及天然的成牙能力。这些研究均证明了将生物打印技术应用于牙体再生的可行性。相信随着 3D 生物打印在牙体及牙周组织再生领域的深入研究，未来会有更多的突破。

二、颅颌面组织

颅颌面部的疾病或者创伤易导致骨、软骨及皮肤组织的缺损，生物打印在此领域的研究进展对于临床上颅颌面部缺损的个性化修复具有重要意义。但受力负荷较大的组织如骨或软骨等多使用熔融沉积制造进行支架打印。熔融沉积制造是通过高温将材料融化为液态，以打印喷头将材料挤出且固化后形成三维立体模型，因此打印墨水中并不适宜复合活细胞成分。Goh 等通过该技术打印聚己内酯用于牙槽嵴位点保留。Reichert 的团队利用同一打印技术制备含有 20％磷酸三钙的聚己内酯成骨支架，实现类骨再生，且其机械性能接近自体骨移植的金标准。含有活细胞的 3D 生物打印相较纯支架材料的移植，具有一定增殖、自我修复功能，可促进局部组织再生，最终恢复组织的生理结构和功能。Kang 等利用复合人羊水来源干细胞的水凝胶混合聚己内酯和磷酸三钙等材料形成“生物墨水”，重建下颌骨缺损模型，打印过程中细胞能够保持活力，并且进行成骨向分化。该研究团队进一步进行了颅顶骨缺损组织的生物打印，植入大鼠体内 5 个月后形成了新生骨组织并且建立了有效的血管化。Skardal 等通过激光辅助式生物打印人羊水来源干细胞和骨髓间充质干细胞修复了小鼠背部皮肤缺损，观察到再血管化与再上皮细胞化，这为原位打印颅颌面皮肤组织提供了参考。

颅颌面部的软骨，如颞下颌关节盘、耳廓软骨等，具有复杂的解剖结构，组织再生时应考虑如何模仿纤维软骨复杂的三维结构及弹性特性。在颌面部的软骨再生方面，有不少学者进行了相关研究。通过 3D 生物打印能够重建人颞下颌关节盘各向异性的胶原排列，再生异质纤维软骨基质和类似天然组织的黏弹性特征，这对未来在临床应用至关重要。Mannoor 通过打印软骨细胞重建了具有传输声音的导电电子元件的人耳软骨结构。Kang 使用兔耳软骨细胞通过生物打印再生了具有外耳解剖形态、类似天然软骨的组织结构。然而目前这些 3D 生物打印的产物只是在体外实验获得成功，还需要深入研究如何将再生的组织/器官用于人体，在人体内行使功能。

唾液在口腔的动态平衡维持中起到重要作用。唾液腺功能低下伴随口干等症状（或称为口干症，是唾液腺分泌明显降低的临床表现），导致患者在咀嚼和发音时感到不适。头颈部癌症的放射治疗以及其他综合征（舍格伦综合征、贫血等）涉及唾液腺损伤。已有研究在体外通过构建细胞三维组织结构再生唾液腺体组织/类器官。Adine 等通过磁力 3D 生物打印（M3DB）牙髓干细胞构建唾液腺类器官并植入间接体内模型，M3DB 制造的微球较对照组表现出超过 90％的高细胞活力以及稳定的细胞内 ATP 活性，通过成纤维生长因子-10 促分化，微球表达唾液腺上皮成分包括分泌性上皮、导管、肌上皮和神经，并且产生唾液腺 α 淀粉酶、内钙释放以及跨上皮电阻，表面有不同神经递质引起的神经刺激。在植入后，类唾液腺器官明显刺激损伤唾液腺的上皮和神经生长。

参考资料：

［1］MIRONOV V，REIS N，DERBY B. Review：bioprinting：a beginning［J］. Tissue Engineering，2006，12（4）：631-634.

［2］INGBER D E，MOW V C，BUTLER D，et al. Tissue engineering and developmental biology：going biomimetic［J］. Tissue Engineering，2006，12（12）：3265-3283.

［3］KASZA K E，ROWAT A C，LIU J，et al. The cell as a material［J］. Current Opinion In Cell Biology，2007，19（1）：101-107.

［4］KIM J D，CHOI J S，KIM B S，et al. Piezoelectric inkjet printing of polymers：stem cell patterning on polymer substrates［J］. Polymer，2010，51（10）：2147-

2154.

[5] CHRISTIAN M, ZONGJIE W, KEEKYOUNG K, et al. 3D bioprinting for engineering complex tissues [J]. Biotechnology Advances, 2016, 34 (4): 422–434.

[6] JONES N. Science in three dimensions: the print revolution [J]. Nature, 2012, 487 (7405): 22–23.

[7] SEAN V M, ANTHONY A. 3D bioprinting of tissues and organs [J]. Nature Biotechnology, 2014, 32 (8): 773.

[8] MICHAEL J S, PRITESH M, BRYAN N B, et al. Cell and protein compatible 3D bioprinting of mechanically strong constructs for bone repair [J]. Biofabrication, 2015, 7 (3): 035004.

[9] MANDRYCKY C, WANG Z, KIM K, et al. 3D bioprinting for engineering complex tissues [J]. Biotechnology Advances, 2016, 34 (4): 422–434.

[10] KWANG S L, RAN H K, DONG Y Y, et al. Advances in 3D nano/microfabrication using two-photon initiated polymerization [J]. Progress in Polymer Science, 2008, 33 (6): 631–681.

[11] NELSON M, GREESHMA T, AVATHAMSA A, et al. Photopolymerization of cell-laden gelatin methacryloyl hydrogels using a dental curing light for regenerative dentistry [J]. Dental Materials, 2018, 34 (3): 389–399.

[12] ELIZABETH E S, WEIBO Z, NATHAN R S, et al. Developing a biomimetic tooth bud model [J]. Journal of Tissue Engineering and Regenerative Medicine, 2017, 11 (12): 3326–3336.

[13] MURAT G, JOSEPH M, ROSANE M S, et al. Designing biomaterials for 3D printing [J]. ACS Biomaterials Science & Engineering, 2016, 2 (10): 1679–1693.

[14] ANNA B, RICKARD S, INGEMAR E. Gene expression perturbation in vitro-a growing case for three-dimensional (3D) culture systems [J]. Seminars in Cancer Biology, 2005, 15: 405–412.

[15] DONGEUN H, YU S T, GERALDINE A H, et al. Microengineered physiological biomimicry: organs-on-chips [J]. Lab on a Chip, 2012, 12 (12): 2156–2164.

[16] MONIKA H, MADHURI D, DONNA S, et al. The bioink: a comprehensive review on bioprintable materials [J]. Biotechnology Advances, 2017, 35 (2): 217–239.

[17] JOHN W H. 3D cell culture: a review of current approaches and techniques, in 3D cell culture [J]. Methods in Molecular Biology, 2011, 695: 1–15.

[18] FS A I, LA P, HG C. Culture of hormone-dependent functional epithelial cells from rat thyroids [J]. Proceedings of the National Academy of Sciences, 1980,

77 (6)：3455－3459.

［19］ANDREAS B, DANIELA F D C, UTA P, et al. Controlling shear stress in 3D bioprinting is a key factor to balance printing resolution and stem cell integrity ［J］. Advanced Healthcare Materials, 2016, 5 (3)：326－333.

［20］IBRAHIM T O, YIN Y. Bioprinting toward organ fabrication：challenges and future trends ［J］. IEEE Transactions on Biomedical Engineering, 2013, 60 (3)：691－699.

［21］MARK F P, ALASTAIR M M, STEPHEN C B, et al. Multilineage potential of adult human mesenchymal stem cells ［J］. Science, 1999, 284 (5411)：143－147.

［22］FABIAN O, CEDRYCK V, SASO I, et al. Three-dimensional bioprinting for regenerative dentistry and craniofacial tissue engineering ［J］. Journal of Dental Research, 2015, 94 (9)：143S－152S.

［23］WAEL K, MOSTAFA E, ELKE V D C, et al. Validation of cone beam computed tomography-based tooth printing using different three-dimensional printing technologies ［J］. Oral Surgery, Oral Medicine, Oral Pathology and Oral Radiology, 2016, 121 (3)：307－315.

［24］IVANOVSKI S, VAQUETTE C, GRONTHOS S, et al. Multiphasic scaffolds for periodontal tissue engineering ［J］. Journal of Dental Research, 2014, 93 (12)：1212－1221.

［25］CHAN H P, HECTOR F R, QIMING J, et al. Tissue engineering bone-ligament complexes using fiber-guiding scaffolds ［J］. Biomaterials, 2012, 33 (1)：137－145.

［26］BERTASSONI L E, CECCONI M, MANOHARAN V, et al. Hydrogel bioprinted microchannel networks for vascularization of tissue engineering constructs ［J］. Lab on a Chip, 2014, 14 (13)：2202－2011.

［27］SHEPHERD H N H, PARKER S T, SHEPHERD R F, et al. 3D microperiodic hydrogel scaffolds for robust neuronal cultures ［J］. advanced functional materials, 2011, 21 (1)：47－54.

［28］AVATHAMSA A, ANTHONY T, GREESHMA T, et al. A dentin-derived hydrogel bioink for 3D bioprinting of cell laden scaffolds for regenerative dentistry ［J］. Biofabrication, 2018, 10 (2)：024101.

［29］HYUN W K, SANG J L, IN K K, et al. A 3D bioprinting system to produce human-scale tissue constructs with structural integrity ［J］. Nature Biotechnology, 2016, 34 (3)：312.

［30］ALEKSANDER S, DAVID M, EDI K, et al. Bioprinted amniotic fluid-derived stem cells accelerate healing of large skin wounds ［J］. Stem Cells Translational Medicine, 2012, 1 (11)：792－802.

[31] MANU S M，ZIWEN J，TEENA J，et al. 3D printed bionic ears [J]. Nano Letters，2013，13（6）：2634－2639.

[32] CHRISTABELLA A，KIAW K N，SASITORN R，et al. Engineering innervated secretory epithelial organoids by magnetic three-dimensional bioprinting for stimulating epithelial growth in salivary glands [J]. Biomaterials，2018，180：52－66.

（黄一冰　郭维华）

附　录

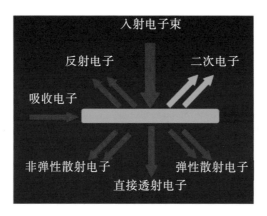

附图1　高能电子束与物质间相互作用产生的各类电子信息

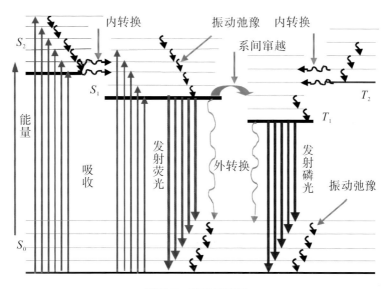

附图2　荧光原理图

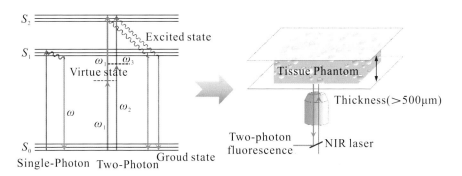

附图3　双光子激发原理图

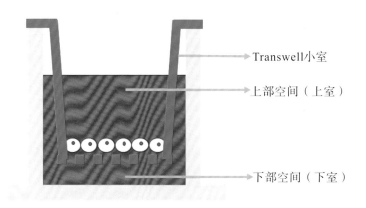

附图4　Transwell 迁移模式图

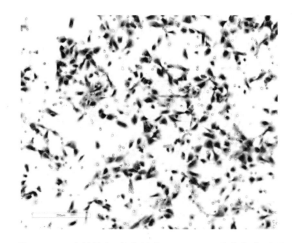

附图5　口腔鳞状细胞癌细胞 Transwell 迁移实验采图

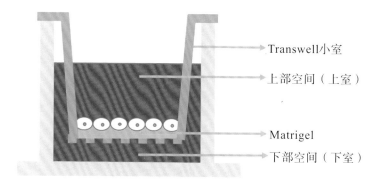

附图 6　Transwell 侵袭模式图

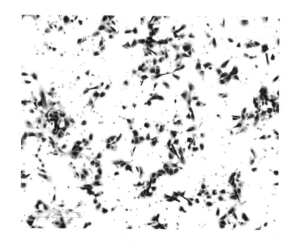

附图 7　口腔鳞状细胞癌细胞 Transwell 侵袭实验彩图

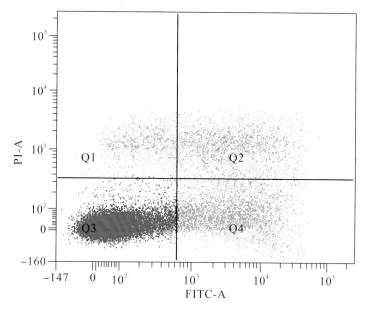

附图 8　流式细胞术检测细胞凋亡结果图示

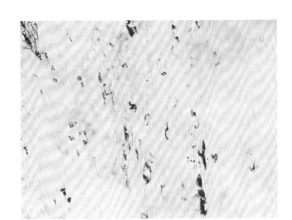

附图 9　牙囊细胞成脂诱导后油红 O 染色

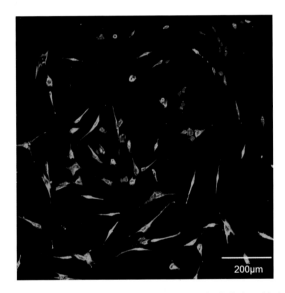

附图 10　牙囊细胞成神经诱导后 Tubulin 免疫荧光阳性表达

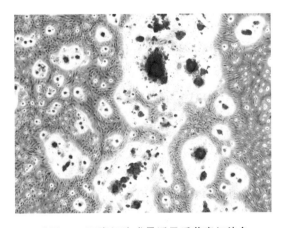

附图 11　牙囊细胞成骨诱导后茜素红染色

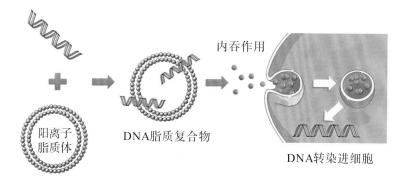

内吞作用

阳离子
脂质体

DNA脂质复合物

DNA转染进细胞

附图 12　阳离子脂质体转染原理示意图

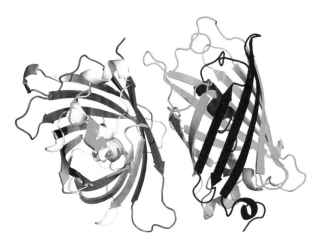

附图 13　绿色荧光蛋白（GFP）三维结构图（PBD：1GFL）

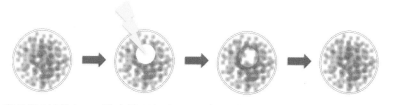

荧光染料标记
细胞表面分子

激光处理细胞
表面形成漂白

标记分子扩散
进表面漂白区

依漂白恢复时间
分析胞膜流动

附图 14　光漂白荧光恢复技术原理示意图

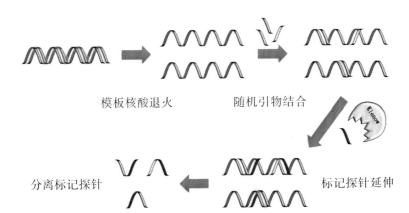

附图 15 随机引物核酸探针标记示意图

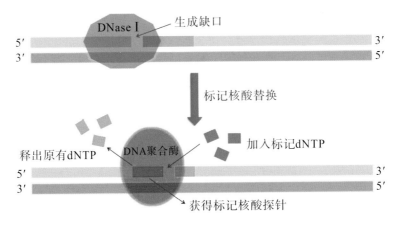

附图 16 缺口平移核酸探针标记示意图

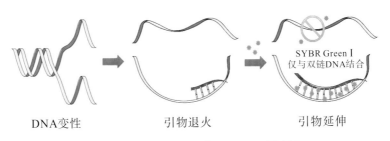

附图 17 SYBR Green 法 RT－PCR 示意图

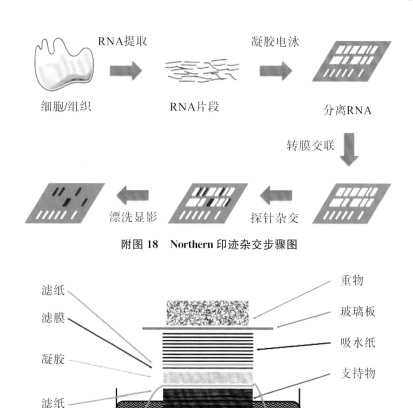

附图 18 Northern 印迹杂交步骤图

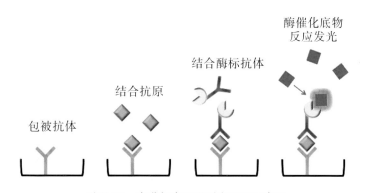

附图 19 虹吸作用转移法示意图

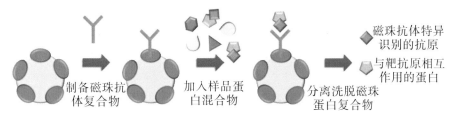

附图 20 酶联免疫吸附测定原理示意图

附图 21 免疫共沉淀原理示意图

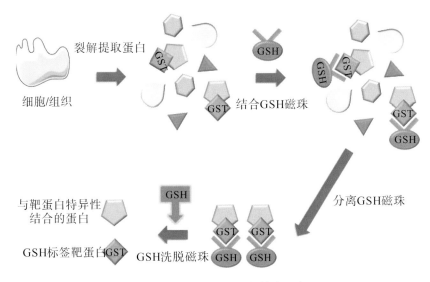

附图 22 GST 标签蛋白下拉技术示意图

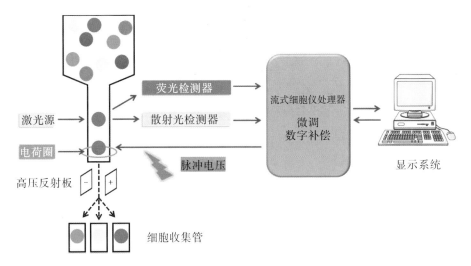

附图 23 流式细胞仪工作原理示意图

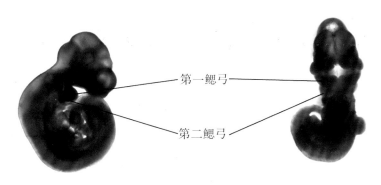

附图 24 d10.5 胚胎侧面和腹面图

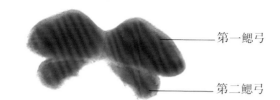

第一鳃弓

第二鳃弓

附图 25　第一鳃弓及第二鳃弓

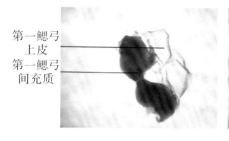

第一鳃弓
上 皮
第一鳃弓
间充质

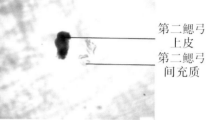

第二鳃弓
上 皮
第二鳃弓
间充质

附图 26　第一鳃弓上皮及间充质　　附图 27　第二鳃弓上皮及间充质

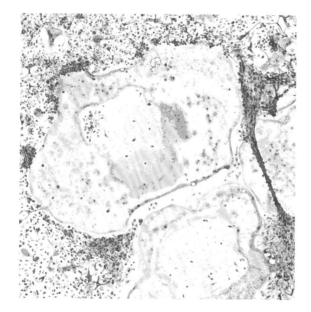

附图 28　骨髓源的单核细胞诱导产生的破骨细胞（10 ×）

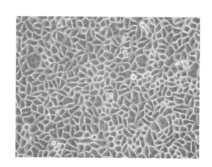

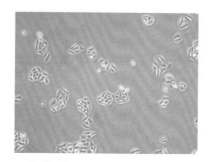

附图 29　Tca8113 细胞系

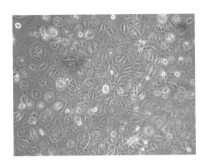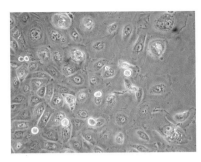

附图 30　BCaCD885 细胞系

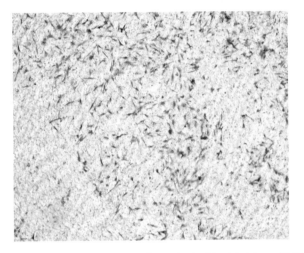

附图 31　上室下表面（Corning PET 膜）上间充质细胞经过 0.1％结晶紫染色

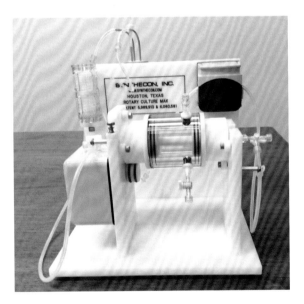

附图 32　旋转式细胞培养系统（RCMW™）

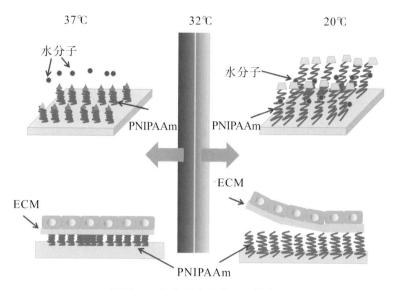

附图 33　细胞层共培养原理模式图

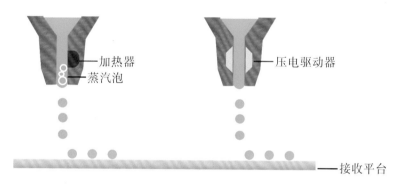

附图 34　喷墨生物打印

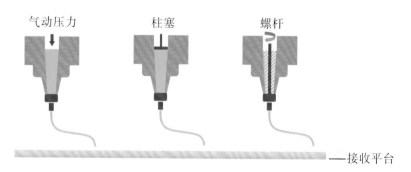

附图 35　微挤压式生物打印

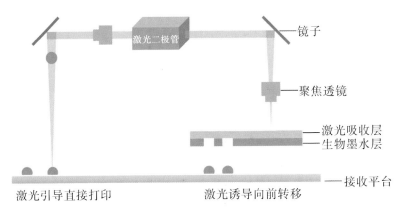

激光引导直接打印　　　　　　　激光诱导向前转移

附图 36　激光辅助式生物打印

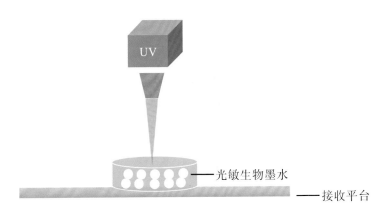

附图 37　立体光固化技术